JN271333

ロジャー・ゴスデン
田中啓子◉訳

老いをあざむく

〈老化と性〉への科学の挑戦

新曜社

Roger Gosden

CHEATING TIME
SCIENCE, SEX AND AGEING

Copyright © Roger Gosden, 1996

The right of Roger Gosden to be identified as the author of this work has been asserted by him in accordance with the Copyright, Designs and Patents Act 1988.

All rights reseved. No reproduction, copy or transmission of this publication may be made without written permission. No paragraph of this publication may be reproduced, copied or transmitted save with written permission or in accordance with the provisions of the Copyright Act 1956 (as amended). Any person who does any unauthorized act in relation to this publication may be liable to criminal prosecution and civil claims for damages.

First published 1996 by Macmillan.
Japanese translation rights arranged with
Macmillan Publishers Limited, London
through Tuttle-Mori Agency, Inc., Tokyo

性ホルモンと老いの研究の流砂に立ち向ったパイオニア、シャルル・エドゥアール・ブラウン-セカール教授（一八一七-一八九四）に本書をささげる。持論と未熟な方法への彼の傾倒は久しく嘲笑されてきたが、私はこの医学の夢想家を、なかんずく、その不屈の努力と献身を称賛する。

まえがき

クリスマスディナーの七面鳥が終わってすぐ、私はこの序文をどう書こうかと思案しだした。いまだに母の芳醇なプディングにそわそわする自分に気づいて、もしクリスマスがもっと頻繁にめぐってくるとしたら、私はいままで生きていられただろうかといぶかしく思った。母の秘密のレシピで私が知っているのは、台所にある甘味料、香料、アルコールのすべてを混ぜ合わせ、熟成させるためにできるだけ長く寝かせることだ。

彼女の息子も、この本をそんなふうにしてみたいという思いに駆られる。老化というテーマは、とりわけ性の話が加わるとき、どんなプディングにも負けないほど興味をそそり、人を惹きつける。しかし、あまりに多くを加えたり加熱しすぎたりすれば台無しになる。たいていの人は、飲み込むのにほどよい大きさの科学を喜び、事実をやたらに詰めこまれるのを好まない。だから意欲満々の科学者がお気に入りのテーマについて書き始めるときには、常に危険が伴う。

本書は身体の老化について知りたいすべての人のために書かれた。このテーマほど生物学全体の中でも多様で込み入っているものは他にあまりないので、私は自分がいちばんよく知っていること、すなわち生殖システムと閉経の問題に範囲を限定するのが賢明だろうと思った。これが本書の出発点だった。けれどもいざ書き始めてみると、しだいに別のテーマがまぎれ込んできた。老化の多種多様な面は不可分に絡み合っていて、一つの話を別の話にたよらずに組み立てることができない。とうとう私は幅の広い、しかも登りにくい道に賭ける決心をした。読者が木を見て森を見過ごすことがないように願う。成功したかどうか、その判断は読者にゆだねるしかない。

生物学や医学にほんの少しでも関心のある人なら誰でも、一通り読めば理解できる本になるようにベストをつくした。このテーマに大いに興味をもち、多少は未知の考え方に取り組みたいと思っている人たちにも得るところがあると思う。書く際に手本にしたのは、子供だった私が最初に科学に触れたすばらしい週刊誌「ニュー・サイエンティスト」であり、新聞で執筆していた優秀な科学ジャーナリストたちだった。それらの記事を見習い、包括的であることよりわかりやすさを心がけた。これは拾い読みをするための教科書ではない。読者に始めから終わりまでつきあっていただければと願っている。

たとえてみると、この本を書くのは山に登るようなものだった。道は、最初に予想したよりはるかに長く、険しかった。第I部では取り組むべき地形を述べている。何が老化で、何が老化でないか。また、誰が老化し、誰が「不死」かを説明する。専門的な詳細は場合によっては触れていないが、よく出てくるものについては説明している。第5章は、いったいなぜ老化は存在するのかという理由を説明した、いわば分水界である。老化の全体像が鳥瞰できる。一般に生物学者は、進化論に照らして、存在に関する「なぜ」という疑問に妥当な答えを見いだす。これは老化にも言える。生きている細胞が衰退する経過は、物理学の法則によって定められるのではなく、私たちの体を形づくってきたのと同じ力によって変わる。ここに人の力で変えられる可能性がある。

その後、私は生殖生物学と医学の世界を歩き回る。そこが自分の持ち場だからというだけではない。それもあることは確かだが、体の中でいちばん最初に老化が現れるのが生殖器官であるからだ。性ホルモンの量の変化が、体のほとんどすべての部分に大きな影響を及ぼす。このホルモンは、かつては不老長寿の秘薬だと考えられていた。しかし現在、ホルモンやそこから生まれたホルモン補充療法（ＨＲＴ＝hormone replacement therapy）には疑惑の目が向けられている。過去の考え違いについて詳しく説明したのは、そのなかに豊かな実りをもたらす誤りだったものがあったからである。

本書は、死を免れることのない存在である私たちを論じているので、そこで何と出会うのかを不安に思う人もいるかもしれない。老化は恐ろしいテーマだと考えられているし、それだけ長く生きる幸運に恵まれればという話ではあるが、誰でもが老化の悪影響をこうむる。残念ながら、私たちはまだ老化に勝つことはできない。だが、あらゆる手段を講じて時間をあざむくことを学びつつある。科学的な展望はかつて考えられていたほど暗いものではなくなっている。老化の波がじりじりとあとずさりしていくことを信じるのは非現実的な夢ではない。

なかには本書の性的な内容にしりごみする人もいるかもしれない。けれども弁解はしない。生殖と老化は分かつことができないコインの両面のようなものだ。それに本書にとくに猥褻《わいせつ》なところはない。ありのままの事実と生物学の理論だけである。しかし、政治と宗教のように、性と老化は真正面から受け止めるには荷が重すぎる問題だ。重苦しさをほぐそうとした私の試みが裏目に出て、こっけいな理論と熱心すぎる科学者の実験の話や逸話に、肝心の伝えたかったことが埋もれてしまっていなければいいのだが。

同僚の中には私が本書を書いた理由に当惑する人もいるはずだ。その時間を、実験や研究室で学生たちと使うこともできた。おそらくそうすべきだった。親しい友人たちは、この本の出版こそ深刻な中年の危機を証明するものだと笑うにちがいない。私はこの仕事が自分の楽しみだったことを白状しなければならない。だがそれは実験に似ていないこともない。大多数の科学者は、人類の進歩という高邁な理想に促されるより好奇心に導かれている。

この本には、自分で納得するために書いた一面もある。科学だけでなく多くの資料から大量の情報を集め、それを系統立ててまとめていく作業は、生物学の難解な疑問のいくつかに光をあて、自分の中で明確化する助けとなった。かつては自分の研究分野は熟知しているという確信のようなものを感じていたのだが、改めて、いつもの大学の授業という枠を離れて説明してみると、専門的な観点が視野を狭めていたことを痛感した。けれどもいま何よりも思うのは、まだ大学生だったとき、その後の私をずっと夢中にさせるこのテーマにめぐり会えたことが、いかに幸せだったかということである。
この本が読者に面白くなかったら、あるいは読者を啓発することができなかったら、その責任はすべて私にある。なぜなら本書のテーマは無味乾燥なものではない。おそらく科学全般の中で、「性」あるいは「老化」よりも人を惹きつける主題があるとすれば、「性と老化」しかない。たえず進歩は続いていて、どういう知識が一般の人々に求められているかはマスコミの報道量ではかられる傾向がある。私の望みは、この本を書いていたときの手ごたえや面白さを読者が共にしてくれることである。自然への驚異の念を損なうことなく私のテーマを伝え、いくつかの世間の誤解を拭い去ることに成功していたら、悪戦苦闘もやりがいがあったことになる。

ロジャー・ゴスデン
一九九六年十月
ウェストヨークシャー
リーズ大学臨床医学部

謝　辞

一般読者に向けて本を書くことは、たいていの科学者や医学者にとってそうたやすいことではないし、私も例外ではない。この仕事はわが伴侶キャロルがいなければ不可能だった。配偶者の忍耐と心配りに謝意を表す著者もいるが、私が彼女に負っているものははるかに大きい。彼女は最初の批評者であり相談相手であっただけでなく、初期の草稿をまとめあげるのを手伝ってくれたうえに、膨大な校訂の作業もしてくれた。私がやむを得ず他の仕事に追われていたとき、彼女は着実に仕事をこなして支えてくれた。おそらくそういう葛藤が、リタイアする前に、あるいはこの世に別れを告げる前に、このような仕事を引き受ける時間をもてる研究者があまりいない大きな理由だろう。

もっとも近しい助言者の三人がみな女性だったのは嬉しいかぎりだが、これは故意にそうしたわけではなく偶然の所産である。あとの二人はパン・マクミラン社の編集者ジョージーナ・モーリーと、私の代理人であるマギー・パールスティンである。マギーがこの本の価値と、このテーマを適切に書きあげる著者の能力を信頼してくれなかったら、この仕事は死産していただろう。ジョージーナは、この仕事のすべての段階で有益な助言をしてくれた。三人とも老化の生物学を女性の視点から見ることができるように、可能なかぎり援助し、うっかりまぎれ込む不注意な記述を指摘してくれた。最終段階で非常に有益な助言をしてくれたマシュー・ベイレスにも深く感謝する。W・H・フリーマン・アンド・カンパニーの多忙なベテラン編集者ジョナサン・カッブがこの仕事に時間をかけ、励ましてくれたことを誇りに思う。いよいよ完成も間近という頃には、秘書のビビアン・インガムが、研究室の他の仕事のときと変わりない熱意と誠意で手伝ってくれた。

科学は距離も国境も意に介さないから、地球のはるか彼方にいる二人の研究者が、おそらく誰にもまして私の考えに大きな影響を与えた。キャレブ・フィンチ（南カリフォルニア大学）ほど老化の性質について多くを教えてくれた人はほかにいないし、マルコム・フアディ（オーストラリア、クイーンズランド大学）の切れ味のいいウィットと細部を見る目が、数ある落し穴にはまらないように助けてくれた。とりわけ彼らの熱意には伝染力があり、未知に踏み込む旅人をしばしば待ち受ける悪路で、私を力づけてくれた。彼らは、寛大な心で忍耐強く原稿を読み、鋭いコメントをしてくれたが、本書に誤りが残っていれば責任はすべて私にある。

残念なことに、この仕事を助けてくれた人々の名前はとても書ききれないので、直接的に、あるいは間接的に、情報の得がたい提供者であった人たち、励ましてくれた人たちの名のみを記す。スティーブン・オースタッド（アイダホ）、デービッド・バード（エジンバラ）、メリリー・ボレル（ミネアポリス）、アレックス・カンフォート（ケント州、クランブルック）、ジェームズ・ドリフ（リーズ）、ロバート・エドワーズ（ケンブリッジ）、デービッド・ハミルトン（元グラスゴー）、ブルース・ホブソン（エジンバラ）、トム・ジョンソン（コロラド）、トム・カークウッド（マンチェスター）、アンドルー・メッセンジャー（シェフィールド）、ジェーン・モリス（エジンバラ）、ジェームズ・ネルソン（サンアントニオ）、ロイ・オリバー（ダンディー）、マルコム・パイク（ロサンゼルス）、エドウィン・リーブリー（エジンバラ）、マリリン・レンフリー（メルボルン）、アンソニー・ラザフォード（リーズ）、ロジャー・ショート（メルボルン）、シャーマン・シルバー（セントルイス）、ピーター・テンプル - スミス（メルボルン）、ウィンストン卿（ロンドン）。一人一人に感謝を申し上げる。

　私の記した物語に貢献した第一級の研究者や医学者たちの名前が本書を引き締めている。右にあげたリストではとうてい意をつくせない。すべての方々に感謝したい。紙幅の制約があり、私がもっとも影響を受けた方だけをあげた。

　最後に息子たち、マットとトムに礼を言いたい。父親がワープロにかじりつき、髪が白くなっていくのに耐えてくれた。私がこの世を去り、この本が忘れ去られて久しくたった後も、彼らはここにいて、せめて私の遺伝子が時間をあざむいたことを証明してほしい。

目次

第Ⅱ部　老化への挑戦

装幀＝加藤俊二

序章

エジンバラ王立救急病院の隣に、いわれのありそうな名前のシンプソン記念産院がある。私の息子の一人はそこで生まれた。一八六〇年代の産科学の教授ジェームズ・ヤング・シンプソンは、いまも偉大な先駆者として記憶されているが、当時、彼は激しい論争の火元だった。

土曜日の午後、クイーンストリートのシンプソンの家にはきまって何人かの友人が集まり、医学の議論やちょっとした科学談義に興じていた。嗅ぎタバコを楽しむように、吸入するためにクロロホルムの瓶が次から次へと手渡された。短い眠りから覚めた一同は、結果は上々であるということで意見が一致し、シンプソンはそのあとすぐにクロロホルム麻酔を病院の分娩室に導入した。この思いやりのある行為は、意外にも神学者や一部の同僚の激怒を招いた。彼らは教義上の問題として、女性が陣痛の中で子を産むのはイブの原罪の罰として神が定めたことであると彼の不信仰を非難した。『ジキル博士とハイド氏』の作者の故郷でもあるエジンバラは、常に急進主義者の温床であると同時に保守主義の要塞であり、精神分裂症の土地柄なのだ。

私は、自分に危険な急進主義者の役割が振りあてられるとは、まったく想像したこともなかった。けれども最初は無害か一般的には難解だった科学の研究が、象牙の塔にいた警戒心のない研究者を突然に社会の矢面に立たせることもある。一九九四年正月、エジンバラ大学での、女性の生物時計をリセットする私の試みを報じる新聞の赤い見出し文字が、そこに私を引き出した。ロサンゼルス・タイムズは、「胎児の卵子を用いる不妊治療に大騒動」と報じた。故郷のスコットランドでは、デーリーレコードが私を「死者から赤ん坊をつくるドクター」と書き、その記事によればドクター・フランケンシュタインは健在で、いまもエジンバラで研究をしているというのだ！

イタリアで、提供者《ドナー》から卵子を得た五十九歳のイギリス女性が双子の赤ん坊を産んだという発表で、すでに興味はあおられていた。提供される卵子の不足と高額の治療費が、多少高齢でも妊娠ができるようになるだけだと悪口を言う人たちを力づけたが、それも私の卵巣移植の研究が発表されるまでのことだった。若い女性の死体や胎児から若い卵子を移植すれば、年をとった女性がたくわえている卵子の数が補給され、再び月経が始まって女性の卵巣が若返るだろう。そうなれば女性は自分が選んだときに、何歳であっても妊娠できるようになる。それも医者に囲まれ体外受精（ＩＶＦ）技術に助けられてではなく、旧来の方法で可能になる。

移植の真価を予測するのは早計だが、その発想は、一九九四年に多くの考える材料を提供した。手術後、正常な月経周期はどれくらい続くのかを知りたがる人たちがいた。年齢に制限はないとしても、母親になるためのどのような上限があるべきかを知りたがる人たちもいた。これは自然なプロセスに介入する新たな歓迎されない事例であり、死者の組織を用いる治療など忌まわしいと思う人たちもいた。多くの人は、年輩の両親の元で育つ子供たちに、不都合はないだろうかと不安に思った。英国議会で質疑が行われ、修正条項として、不妊治療に胎児の卵子を用いることを禁ずる旨が、「犯罪に関する司法および警察法案」につけ加えられた。ある議員は私を「子宮泥棒」の罪で告訴した。それは旧エジンバラで、解剖学教室のために墓荒しから死体を買ったロバート・ノックス博士を不快にも彷彿させるものだった。

もう一つ、私が直面した難題は、老いの万能薬としての生殖腺療法の歴史だった。生物時計を若い時に戻すという考えは永遠の願いであり、臓器は「不老長寿の秘薬」の原料として長く珍重されてきた。体の性的部分が長寿の秘密をにぎっているという考えは、大昔にペテン師やインチキ医者がせっせと商売に励んで以来、世間に広まっている。卵巣や主として睾丸が女性や男性の若返りを企てる手術に使われてきたことは、いまも人々の記憶に残っている。サルの腺移植の草分けの一人、セルジュ・ボロノフ博士は、それは「生命の泉」であると主張した。じつはもっと複雑であることがわかっているが、博士は性ホルモンが衰えかけるとすぐに老いの虚弱や病気が始まると考えた。純正のホルモンが使えるようになる一九三〇年代より前には、血流のホルモンのレベルを上げる最上の方法は、若いドナーの臓器を移植することだった。

人間の生殖能力に関する不思議な事実の一つは、生殖能力は短いピーク後にしだいに衰えていくが、私たち自身はまだしばらく全盛期にあるということだ。生殖器官は時期尚早に、おそらく体のどの器官よりも速いスピードで老化する。その結果として生じるホルモンの変化は、更年期症状や種々の病気などの副作用となって体中に影響を及ぼす。性の老化が全身の老化をもたらすという昔からの誤った通念は、一片の真理を含んでいる。妊娠に困難を抱えているカップルや乳房に疾患をもつ女性、さらに禿頭の男性までもがすべてこのプロセスの犠牲者であり、彼らが早くに下り坂になる運命に憤慨するのも無理はない。生物学的な見地からすれば、遺伝子を次に伝える私たちの能力をこんなに早く失わせるのは誤っているように思われる。

当初、私はこの本を、なぜ私たちの性的器官が衰えるのかという理由を説明し、治療について提案するために書こうとした。しかし早い段階で、断片的な説明では事足りず、寿命と老年期に関する、いわばもっと大きな織物に取り組まねばならないことがわかってきた。生殖は、呼吸や発汗のような体の機能の一つではなく、生命の原理において特筆に値するものである。十分な数の個体が、生殖を一か八かやってみるだけの時間を生きながらえなければ、その種は滅びる。したがって動物でも植物でも、思春期（開花期）と老化という重大な出来事が、それぞれの種に固有の時に起きる。そのトータルな物語は生活史《ライフヒストリー》と呼ばれる。それぞれの生活史は、独自の正当な理由をもち、自然淘汰によって進化するうちに形づくられてきた。体の大きさ、羽の色、その他の特徴と同じように。

進化は、物理学におけるニュートンの法則のように生物学に貢献してきた。それは、数多くの生の実態を関係づける一本の木《ツリー》だ。若きチャールズ・ダーウィンが人間の手術への恐怖と、ノックスのライバル、アレクサンダー・マンロー・ターシャスの解剖教室の退屈さから、ケンブリッジ大学の博物学者と聖職者の腕へと逃れ去っただけならいいが、エジンバラが関係したというのは別の大論議だった。ダーウィンの自然淘汰説は広く行き渡ったので、あらゆる自然現象に進化論の説明が求められる。とはいっても、老化は最近になって進化の支配下に入ったばかりである。生物学者はもはや老化の現象を物理学者にゆだねはしないし、器官の衰弱であり命あるものに避けられない事実だとする単純な見方も拒否する。かつて考えられていたよりも老化はずっと興味深く、融通のきくものだということがわかってきた。老化の速度と特性は永久不動に固定されたものではないが、子孫をつくろうとする衝動と自己保存の要求とのあいだでの進化の緊張関係に依存している。この理論は、産むことと衰えることは同じコインの両面だという昔の話を思い出させる。元をたどれば、その話が生殖腺療法の背後にあった。

現在のイギリス人はビクトリア時代の人たちの寿命の二倍は生きている。世界の大部分で平均余命はじわじわと延び、老化は政治家や政策立案者の議論の重大なテーマになっている。この、人口における年齢層のシフトは、もちろん進化による変化が関与したものでもなければ、老化のプロセスそのものが克服された結果でもない。地球に老人が増えてきたのは、公衆衛生対策と集団予防接種が、かつて大鎌で刈るように若い人たちを襲った流行病を、世界の大部分から一掃することに成功したからである。今日では、聖書に書かれている七〇年ないし八〇年を生きることは当然のように思われているが、最大寿命はたぶん太古の昔から変わっていないだろう。

幼少期に健康と生命の脅威となるのは主に外的なものだが、老人にとっての脅威は体内にあり、生物学的なもので、大半の医学研究の主要材料である。心臓病や癌《がん》、アルツハイマー病、パーキンソン病、糖尿病、骨粗鬆症《こつそしょう》は、若い人にはめったに見られない。もしこれらを天然痘のように事実上根絶することができれば、もっと長く、もっと健康に生きながらえることを大いに期待し得る。ノーベル生理学・医学賞受賞者ピーター・メダワー卿は、「幸福で健康な良い生涯を引き延ばすことは医学の精神に一致し、ある意味でそれこそが医学研究のあらゆる努力の最終目標である。というのは医学の進歩総体が平均余命を延ばすからである」（傍点は筆者）と述べた。これを書いたとき、メダワーは卒中の発作の後遺症に果敢に立ち向かっていた。血小板の凝集を防ぐために、変哲のない薬と思われていたアスピリンが使えそうだと考えていたかもしれない。変性疾患［神経細胞が徐々に死んでいく疾患の総称。アルツハイマー病、パーキンソン病など］の猛攻撃を私たちは少しずつ押し返してはいるが、永続的な勝利はまだ程遠いようだ。

老化の影響を取り除く努力には誰もが満足するが、老化を根絶しようという試みを称賛する人は少ない。これは奇妙なリアクションだ。老化はほとんどの健康問題の根底にあり、人生を楽しむうえで現代の苦しみの種であるのに。人生で私たちがひどく狼狽する発見は、子供の頃に愛する人たちが年をとり衰弱して死ぬことを知ることと、中年になって人間の寿命がそれまで思っていたよりずっと短いことに気づくことだ。けれども寿命は人知の及ばないことであるといまでも多くの人々に思われている。シンプソンの時代の産みの苦しみのように、手を触れずにおくべきものであると。

進化論はこの意見に異議を申し立てる。進化論は、老化は裏口から入ってくる、招いてもいないが見とがめる者もいない客であると強く主張する。背後から忍び寄る病気に生物学的な意味などない。この主張が、生物学的なルーツに手を加えることを私たちは考えることができる、いや考えるべきだと読者を納得させられないなら、それは私の説明がまずいからだろう。老化という病気は中高年だけの問題であって、「若い」ときには無視できると決めてかかるのは誤りである。早くに現れる老化の影響を受けるのは性と生殖だけではない。老年期の病気や機能障害の多くの原因は、若いときの生理機能や習慣、環境によってつくられる。さらに、重篤な遺伝病の約一〇パーセントに早老の症状がある。老化は遅い時間に供されるまずい食事というだけではない。老化は決して遠い先のことではなく、皆にかかわる問題である。

老化の研究がしばしば軽蔑の目で見られる理由の一つは、その研究の足跡が常に感銘を与えてきたとは言いがたく、高尚なものであったとも言えないからだ。これほどとっぴな考えと変てこな治療がひしめいている対象はほかにはないし、けちをつけられてきたものもない。老化の科学は「老年学（ジェロントロジー）」として知られるようになったが、事実上は老いた男たちの領分だった。白髪の「マッド・サイエンティスト」気違い科学者が時間の破壊行為を止めさせようと空しい努力をする姿は、潮の干満を押しとどめようとしたカヌート王の企てと同じようにばかげて見えるし、不老不死の霊薬探しは究極の愚行だった。中世の錬金術師なら無知に免じて許されても、自分の若返り診療所に名士らを惹きつけた二十世紀の狡猾な開業医たちは、まだ揺籃期にあった老年学の信用を地に落とした。失った若さを取り戻せるというわずかな望みにどんな大金でも払おうという人はいるもので、それが科学のより純粋な目標をねじ曲げ、詐欺を働く誘惑の魔手となる。当然ながら大多数の学生は老年学の怪しげな世界を覗くことを躊躇した。では、科学界の老大家たちはどう考えているのだろうか。

現代の老年学が公認の科学として場所を得るためには、不信感と偏見を乗り越えねばならないし、まだ独立した意義ある分野とはみなされていないところもある。多くの医者がいまだに、老化は身体の消耗に病気の力が加わったものだという見方をしているし、一方では断定を下すことには慎重で、研究の進展には悲観的な人たちもいる。ロンドン、ミドルセックス病院のルイス・ウォルパートは最近こう述べている。「たとえ老化の重要性は疑うことができなくても、多くの科学者がその問題に取り組んでいるわけではない……老化の問題は現段階ではあまりに難解で、適切な問題を選択する才能のある科学者はそのことを知っている。問題の解明に近づく実験的な方法が具体化すれば、そのときは、もっと多くの科学者がその分野に参入するだろう」。彼の専門分野である発生生物学の目覚ましい進展を考えれば、彼が老年学を日の差さない停滞した分野と見るのも理解できる。そして老化現象の多様さを考えると、一般化に賭けるのは否定されるおそれがあって危険に見える。

老化を重要ではないと考えるわけではないが、その複雑さをありふれたものとみなす人たちもいる。一見すると私たちの体は自動車と多くの共通点があるようだ。動くために燃料がいるし、部品の劣化が運命づけられている。私は学生のとき、古くなったモーターバイクや車の寿命を延ばすことだけは得意とするところだった。エンジンやギアボックスの交換で、しばらくのあいだはうるさいおんぼろ車を生き返らせることができたが、最後は錆びで使えなくなった。私たちはいま、私たちの体の必要なところに似たような手入れと修理をしている。健康的な生活習慣はいまや時代の趨勢であるし、寿命を延ばすために、主要な臓器のほとんどが（脳は問題外として）移植や人工器官で取り替えがきく。それと同時に、若く見え、若いと感じることに健康であることと同じくらい高い価値をおく社会で、化粧品業界が巧妙に立ち回っている。

しかし、老年学は見た目だけを扱うものではないし、いままでの医学研究と違って病気を主眼ともしていない。メカニカルな欠陥や錆びに一つ一つ取り組むというより、そもそも長持ちするモデルを作ることができないかを老年学は問う。老化の速度がもっとゆっくりになれば、若さと美しさと生殖力のピークは長くなり、変性疾患は先送りされるだろう。細胞は複雑であり、老年学は評判の悪いスタートをしているから、その取り組みには疑いの目が向けられるかもしれない。だが、研究者たちはすでに幾種類かの動物の寿命を延ばす方法を見つけていて、そのメカニズムの発見と、それと同じことを他の種で繰り返すことができるかどうかの研究に余念がない。

老化の根本的なプロセスの本質が理解されるまで、ゆっくりとしか前には進めないだろう。基本原則の正しい認識がなければ、月面着陸や原子力を私たちが自分の目で見ることはなかっただろうし、遺伝病の克服など思いもよらなかっただろう。かつて、老化はどのように起こるかという理論は老年学者の数だけあると言われたのはまんざら誇張でもなかった。現在、さらに多くの学生が、とくにアメリカで、老年学を専攻するようになり、混乱している多すぎる理論を、実験、観察をもとにした鋭い淘汰で徐々に減らしている。しかし、そもそもなぜ老化が存在するかの説明はただ一つしかなく、それがなおいっそう楽観的になれる理由である。まさにここに、生物学的時間をコントロールできるかという問いへの答えがかかっている。

この進展によって、老化の研究はいま再び新聞の見出しをにぎわしているのであり、大躍進が間近に迫っている可能性もある。なかには困惑する人がいるニュースかもしれないが、理論的には、現在の人間の寿命の上限を多少でも引き上げられない理由があるようには思われない。ピーター・メダワーは、「物理学の根本法則を愚弄しないかぎりで原理的に可能なことは、それに臨む意志が十分に堅固で長く持続できるなら、いかなることでもできるというのが科学の大いなる栄誉であり、大いなる脅威である」と述べた。どのくらいの速さで進展するかを予測するのは、それを期待する人たちと、懸念する人たちでは違うだろう。しかもその予測にはイギリスの天気予報ほどの正確さも望めそうにない。

老化の進行を遅くする研究が、この本にふさわしい感動的な序曲のように思われる。だが進歩は往々にして思いもかけない場所で起こるし、生物学には一つの種で学んだことを別の種に転移させるという伝統がある。したがって本書は、人間の寿命を決定する遺伝子をあやつる白衣の人たちのハイテク研究室ではなく、オーストラリアの奥地から始まる。あまり知られていない有袋類の「ネズミ」が、研究室の実験よりもうまく老化が永久不動に固定したものではないことを実証してくれる。人間もまた時間をあざむくことができると告げるように。

第I部

なぜ老化するのか

第1章 狂気の交尾

……性と老化による死の共通の起源は、私たちの感覚の中に朦朧《もうろう》とした原始的なものとして残されていて、いつも心につきまとう。

J・T・フラスター『時間――この親しげな見知らぬもの』

アンテキヌスを求めて

オーストラリアの春は始まったばかりだった。オーストラリア大陸、グレート・ディバイディング山脈のふもとの鬱蒼《うっそう》とした丘陵地帯のぬかるむ小道を、私は足を取られながら歩いていた。豪雨で水かさの増した川のとどろきに、私はスコットランドの高地を思い出した。しかし、植生は、あの湿った常緑硬木林とはまるで違っている。巨大な木生シダは高さ七メートルに達し、峡谷にはブラシノキが深紅色の花をつけ、青い空にゴムの木が高くそびえている。ユーカリ樹の優美な天蓋《てんがい》の下のここかしこには、老木となり、あるいはずいぶん昔に雷に打たれて枯死した木々がある。林務官は、野性動物の隠れ家として、その一部を立ちつくすままに残していた。彼らはそれを「雄鹿」と呼ぶ。その裸の大枝は、まるで巨大なシカの枝角のように伸びているのだ。樹幹は、虫や鳥の攻撃でいくつもの穴があいていて、その大きめの穴のなかには、たぶん私が捜している生き物の巣穴になっているものもある。私には日中の調査が得るところなく終わることはわかっていた。その生き物の雌は、闇にまぎれて虫を捕まえるときしか巣穴から出てこない。しかもそのときにも、ただの一匹として雄がいっしょにいることはない。自然界での大人の雄は、八月の狂気の交尾期に絶滅しているからだ。

一九九三年の末、私はクイーンズランド大学のマルコム・ファディと共に、人間の閉経に関する理論的研究を行うためにオーストラリアに滞在していた。その週末は、生国のほかではめったに見られないある動物の生息地を探検する、待ちに待った機会だった。フクロネズミ、学名アンテキヌス・ストゥアルティイ（*Antechinus stuartii*）は、「自分を死に至らしめる小さな生き物」としてオーストラリアでは有名である。野生の雄のアンテキヌスと遭遇する可能性はほとんどゼロなので、私はメルボルン郊外にあるモナッシュ大学のピーター・テンプル - スミスと連絡をとった。彼は数年にわたってアンテキヌスを研究していて、その生態に関する知識にかけては右に出る者がない。

科学にたずさわっている楽しみの一つは、共通点がどこにもなさそうなまったく見知らぬ人と、同じものに興味をもっていることがわかったとたん、即座に親密な間柄になれることである。このときも、電話でアンテキヌスのことをちょっと話題にしただけで、自分の研究室に来るようにとピーターから熱烈な誘いを受けた。到着するとすぐ、彼は研究室から二階の生態飼育場へと案内してくれたが、動物の強い匂いがしていたので私の鼻はすでにその場所を知っていた。

ピーターは繁殖期直前の冬場に、数匹の野生のアンテキヌスを捕獲した。それぞれの動物は別々の独身用の檻で飼われていた。そこには巣箱にするための厚紙でできた筒と飲み水の瓶、餌皿が入っている。その日のメニューはドライタイプのキャットフードである。週に一度の特別メニューは生のレバーの挽き肉で、本来の野生ネズミの菜食主義の献立とはずいぶん違うが、それもアンテキヌスの風変わりなところだ。

ピーターは巣にしている筒から眠っている雄をそっと取り出そうとしたが、その生き物は私たちの予想よりずっと機敏で、檻から床へ勢いよく飛び出した。何度も勇壮に、しかし徒労に帰すゴールキーパーのような突進を繰り返したあげく、髭をたくわえた長身の生物学者はエリオット罠にたよることにした。その折りたたみ式で三角形のアルミニウムの仕掛けは、野外における生態学研究の対象として認可を受けた動物を捕まえるために使われるものである。ピーナツバターやカラスムギ、蜂蜜など、動物が見つけたら抵抗しがたい餌でおびき寄せる。軽率な食いしん坊が罠に入ったとたん、後ろでカシャンと扉が閉まる。動物はひどい目にあうことはなく、体重を測定され、検査され、ラベルを付けられる。彼らは再び放されるが、なかには「罠好き」になる輩がいて、機会あるごとに無料ランチを食べにくる。

私たちの逃亡者を捕まえるのに餌はいらなかった。ただひたすら安全な暗闇に引きこもりたがっていたのだ。勝ち誇ったようにピーターは罠の中に手を入れ、もがいている動物を取り出そうとしたが、それはすばやく彼の指に歯を立てた。これが本当のネズミだったら鋭い門歯で血が出ただろうが、アンテキヌスには獲物の虫を食べるための小さな歯しかない。彼らは一般には「フクロネズミ」として知られているが、齧歯《げっし》類と近い関係にはないので、これはいささか不適切な名前である。

アンテキヌスはフクロネコ科に属する。この科のもっとも有名なメンバーは、恐ろしげな顔つきのタスマニアデビルである。分布は広く、ニューギニアからオーストラリア南端に生息していることが知られている。交尾期には茶色のアンテキヌスがたくさんいて、地域によっては有害な動物とみなされている。友人たちは、アンテキヌスが田舎の家にどっと侵入してきて、コートのポケットに巣をつくったり、夜はブリキ屋根の上で大騒ぎをするとこぼす。

ピーターの手の中の動物は、ハツカネズミよりは大きく、毛のない長い尻尾をもち、体は濃い茶色の毛におおわれ、下腹部は魅力的な黄色をしている。鼻は長くとがり、目は大きく出っ張っている。驚いたことには、彼の生殖器は前後が反対だ。前に二つの睾丸があり、後ろにペニスがある！ 地球の反対側のこの配置は有袋類の常だが、カンガルーを見ればそれが好都合であることがよくわかる。こうなっていなければ、オーストラリア《オーストラリア》のブッシュを縦横に跳ねまわるとき、繊細な部分が傷ついてしまうだろう。

アンテキヌスについて非常に多くのことを聞いていたし、それを見るためにはるばるやって来たので、初めて出会った瞬間にはぞくぞくした。これがこの世界にたった一匹だけ生き残った大人の雄のアンテキヌスかもしれないと思い胸が高鳴った。彼以外のすべての同世代の雄は八月の交尾後に息絶えたが、独身生活を強いられていた彼は命拾いした。生物学者のちょっとした手助けで、彼は時間をあざむいた！ アンテキヌスの尋常でない生活史が最初に明るみに出たとき、科学界はいささか信じがたい思いでそれを聞いた。ひと握りの同類の種をのぞけば、温血の脊椎動物で、生殖と死とのあいだにこれほど明確な関連を示すものはほかにはいない。プログラムされた老化の例としても、これ以上に適したものはまずない。

その動物を巣箱に戻したあと、隣の檻のアンテキヌスの雌を観察した。彼女は少し小さめで、雄ほどは噛もうとしない。それ以外は同じに見える。ただし、ひっくり返すと八個の乳首が現れる。しかし、この有袋類には本来の育児袋はない。子に授乳するときは、うごめく毛のない赤ん坊たちが危なっかしくまとわりつくのだろう。ほかの有袋類と同じく、生まれたばかりの子は非常に小さくて、重さは〇・五グラムしかない。それほど未熟でも、その前躯と反射行動は十分に発達していて、いちばん近い乳首に這い進み、命がけですがりつくことができるようになっている。ときには乳首の数より子の数のほうが多く、遅く生まれた子は不幸な目に遭う。よその余った赤ん坊の乳母になれる母親はいないからだ。

アンテキヌスの子はみな、九月の数日間のうちに生まれる。九月は冬の食糧難の時期が過ぎ、虫がたくさん出てくる南半球の春の始まりである。一生の最初の二カ月間、子は母親にくっついて離れない。この期間は攻撃されやすいので、母親は食べたり飲んだりするためにやむを得ないときしか巣穴を出ない。十一月の終わりには、母親が獲物を取りに行くあいだ巣穴に残しておけるぐらいまで成長している。ひと腹で生まれた子たちの体重はこの時点で一〇倍に増え、合わせると母親と同じくらいになる。その数週間後、乳離れするときにはさらに三倍の大きさに成長している。

これは、この大きさの動物が子として依存する期間としては非常に長い。たとえばハツカネズミやラットは生後一カ月で乳離れし、それから一カ月すれば自分が親になる。そして成体として二年、あるいはもう少し長く生きることができる。アンテキヌスは思春期になるまでにはもっとずっと長くかかるが、雄の成体としての期間は並外れて短い。

アンドルー・コーバーンはキャンベラのオーストラリア国立大学の生態学者で、自然界でのアンテキヌスの行動を研究している。彼は野生のアンテキヌスを罠で捕らえ、その背中に小型の無線送信機をつけて放す。研究者たちは、受信機に送られてくる信号音で巣の位置を知り、個体ごとの特定の周波数によってそれぞれの動物を識別する。そうすれば巣にいる子の行動から、その動物が死ぬまでの追跡が可能になる。

彼が発見したのは、出生時の巣から四散した雄は、他のコロニーに加わるためにかなりの距離を移動することだった。夜は長くなり、寒くなっていくから、二〇匹あるいは三〇匹でひとところに集まっているのが好都合なのは明らかである。しかし、このぬくぬくした関係は、冬の終わりに生殖システムが覚醒しはじめ、性ホルモンの量が増えだしたとたんに消失する。そして種の生き残りは、平和共存よりも攻撃性と飽くなき性的衝動によって推し進められることになる。

季節による食べ物の量や天候の変動がごく小さい赤道付近で生きる動物にとっては、いつ交尾するかというのはたいした問題ではない。けれども、もっと緯度の高い地域で生きている動物は、生き延びる確率を最大にするために食べ物がもっとも豊富なときに子を産まねばならない。妊娠期間の長い大きな動物は秋に交尾するものが多いが、一方、妊娠期間のもっと短い小さな動物は春まで待つ。雄と雌の両者に交尾できる状態が同時に起こることが何より必要で、それが生物時計が非常に重要な理由でもある。私たちの知るかぎりでは他の動物と同様にアンテキヌスも、脳に日中の長さ、というよりむしろ夜の長さを測定する生物時計をもっている。

生物時計

多くの種で、日中の長さの季節的な変化を感知することが生殖にスイッチが入るきっかけになる。種によっては（おそらくはもっとロマンチックに）月光に反応するものもある。気温が生殖能力に影響を与えることもあるが、天候は必ずしも当てにならないので、繁殖に最適な時期の指標としてはあまり信頼がおけない。生物時計には非常に正確なものがあって驚かされる。空から見るグレートバリアリーフのサンゴのポリプの産卵は、いつまでも記憶に残るすばらしい光景だ。海に広がるピンク色の海面がゆったりと漂っていく。最大規模の産卵は、真夏の最初の満月から五番目の夜に起こり、何百万個というポリプが、何分間かのうちにピンの頭ほどの卵をいっせいに放出する。すべての玉子を一つのバスケットに入れるようなこの作戦は、いっさいを年に一度の集団的な生殖にゆだねることで、かえって危険を少なくする。捕食者が一度に食べつくせるよりもはるかに多くの卵と幼生が生まれるので、一部は必ず生き延びることができる。人間の目には無駄に見えることでも、これらの種にとっては見事に目的を果たしているのだ。

亜熱帯性の種だけが年中行事をもくろんでいるわけではない。エジンバラ大学の私の同僚ジェラルド・リンカーンはじつに幸せ者で、研究室の仕事として、スコットランド西岸沖のラム島でアカシカの野外研究調査をしている。彼はシカたちをそれぞれの名前で呼ぶまでになった。アリストテレスという名の威厳のある雄鹿は、十年のあいだ毎年同じ日の一両日中に自然に枝角が落ちる。古い角が抜けて、秋の発情期に向けてさらに立派な角が生えてくる。しかし、枝角はいつ落ちるべきかを、いつ散るかをわきまえている木の葉ほども知らない。その成長と死の周期はホルモンの変動によってコントロールされている。

サンゴとシカは、アンテキヌスよりもずっと長く生きるので、もし繁殖に失敗しても次の年に賭けることができる。アンテキヌスの年に一回の性交渉の日程はシビアだ。一生のうち彼らに生殖のチャンスはただの一度しかない。すべての雌も同時に数日間のあいだ盛りがつく。つまり発情期に入る。おそらくフェロモンが両性のタイミングが合うように手を貸している。この化学物質は自然の性欲亢進剤で、個体に盛りがつくと異性を惹きつけるために分泌腺から放出される。

大部分の哺乳類の生物時計は脳の後部にある松果腺である。進化の歴史をさかのぼると、それは光に敏感で、第三の目としての機能を果たしていたが、いまや生物時計の番人という新しい役割を担っている。(デカルトは魂はそこに宿っていると考えた。なぜなら、それは脳の他の構造と違い対になっていないからで、魂も一つでそれ以上もっている者はいない!)

松果腺が夜間にメラトニンというホルモンを放出することを現在の私たちは知っている。おおかたの動物にもこの仕組みがあって、活動と休息の毎日のリズムを生理的に整える助けをしている。人間の場合、それは眠気をひき起こす(旅行中の身体に、たとえロンドンは朝であっても、メルボルンは寝る時間だと信号を送る)。時差ぼけの症状には、メラトニンの放出のリセットに手間取ることが原因となっている場合もある。オーストラリアから飛行機で着いた夜に五ミリグラムのメラトニンを服用すると、ひどい日々から脱出できることもある。メラトニンにはほかにも多くの働きがあると言われているが、動物の生殖において、一定の時節に子を産むために、そして交尾する両者が同時に発情するために、とりわけ重要な役割を果たしている。「ホルモン」という言葉はギリシア語からつくられたもので、「興奮させる」という意味である。しかし、ホルモンのすべてが刺激性のものではなく、メラトニンは「鎮静剤」であることがわかってきた。メラトニンは、脳の下部にある下垂体から出る二種類の性腺刺激ホルモンの放出量を減少させる。

松果腺から少しずつ出てくるメラトニンは、血液循環によって脳の下方にある視床下部と、その下にある下垂体に運ばれる。かつては単なる粘液の分泌腺だと思われていた下垂体は非常に重要なもので、ホル

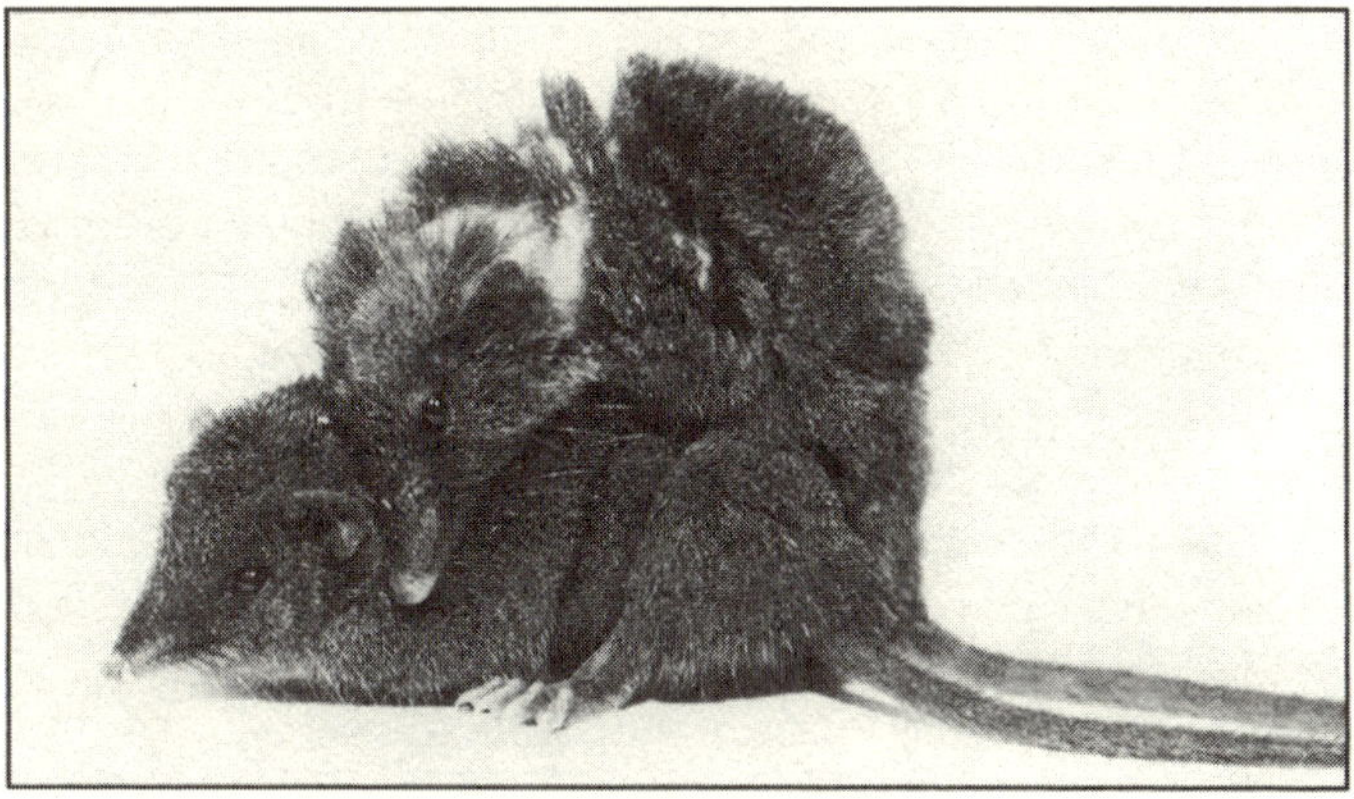

雄のアンテキヌス（*Antechinus stuartii*）は、交尾期のあいだに急速に老い、毛が抜け落ち、やせ衰える。セックス以外のことは眼中になくなるからである。（Dan Irby の許可を得て掲載）

モン分泌腺のオーケストラ指揮者と呼ばれている。生殖のために下垂体がつくる二つのホルモンは、黄体形成ホルモン（LH＝luteinizing hormone）と卵胞刺激ホルモン（FSH＝follicle-stimulating hormone）である。両性ともまったく同一のものをもち、性腺刺激ホルモンとも呼ばれ、生殖腺（卵巣と精巣）にもっぱら作用して性ホルモンや卵子あるいは精子の産生を促す。もっとも重要な性ホルモンは雌（女性）の場合はエストロゲンであり、雄（男性）の場合はアンドロゲンで、主要なアンドロゲンはテストステロンである。

夜が長くなると、生殖力を抑制するために脳から放出されるメラトニンが増える。オーストラリアの冬も終わりになり日脚が延びると、メラトニンの放出は少なくなり、アンテキヌスの生殖器官は覚醒しはじめ、思春期の初期の徴候が現れる。七月の末には雄性ホルモンの量はピークに達し、おとなしく幼いアンテキヌスは、交尾を比類のない強烈さで欲する荒々しい青年期に突入する。

交尾するアンテキヌスは発情期の雄鹿のようにふるまう。彼らはライバルと突き合う頭上の武器は持っていないが、自分の歯を力の競い合いと雌の征服のためにフルに使う。そのうちに戦いの傷あとが目立ちはじめ、食欲がなくなり、憔悴した様子になる。毛ははげかかり、耳はぼろぼろで、尻尾は噛みちぎられている。

雌も求婚期間のたびに無傷ではいられない。後ろから乗る雄は、耳をつかんだり、雌の毛に口でしがみつくこともある。いったん雌を確保すると雄は精力的な交尾を始め、ひと息つくための小休止をとりながら、長いときには一二時間も交尾を続ける。一匹の雌との交尾がすむと、雄は急いで別の雌を探しにいき、それが他の雄の相手でもまったく躊躇しない。捕獲された雄の一匹は連続して一六匹の雌と交尾したのが確認されていて、そのうち二匹については二回ずつで、それぞれが完遂され、ついに交尾の最中に息絶えた。

アンテキヌス・ストゥアルティイの死期のドラマは、そのホルモン量を過大視させることになった。だが、彼らの血液中のテストステロンの濃度は、成体の他の動物より少しも高くはなく、人間と比べても高くないが、重要な違いがある。ほとんどの種では、循環するテストステロンの三パーセントしか自由に細胞に作用しない。ホルモンの大部分は血液中のタンパク質と結合する。とくにグロブリンが性ホルモンを拘束する。これを性ホルモン結合グロブリン（ＳＨＢＧ＝sex hormone binding globulin）と呼ぶ。このタンパク質は肝臓でつくられ、若い未婚女性のパーティの付添い役のような仕事をする。多すぎるホルモン分子が細胞内にまぎれ込み、過剰な刺激が起きないように防ぐのである。この仕組みによって、血液中に不活性のテストステロンが大量にたくわえられ、いつでも指令があれば活性化することが保証される。アンテキヌスは例外で、彼らの血液の中には性ホルモン結合グロブリンがまったくなく、したがって雄はテストステロンの影響をほぼ全面的に、無我夢中になる強力さで受ける。

雄が一連の交尾を、眠ったり自分の身づくろいのために中断することはめったになく、食べたり飲んだりするのも忘れる。ひたすら交尾を続け、そして彼らの行為はますます凶暴になる。いまにも時間がなくなるように。そう、時間はない！　この交尾マラソンが数日続いたのち、彼らは梢でふらふらしだす。早晩、彼らは力つき、枯れ葉のように地面に落ちる。思春期に達して二週間か三週間のうちに、どの雄もみな自分の一生を終え、生息地は雌によって引き継がれる。

配偶者のそうした熱烈な努力があったのだから、アンテキヌスの雌は一匹残らず首尾よく妊娠したものと私たちは思う。ところが、この種にはもう一つの番狂わせがある。雌の多くは交尾するときには排卵が起きていなくて、雄が死ぬ前には妊娠していない。これはひどい話のようだが、雄の精子は卵子が卵巣から排出されるまで雌の卵管に無事に保管されている。だから雄は安んじて目を閉じる。

多くの生物の精子は普通ならば、射精後に雌の体内で数日の寿命しかない。けれどもアンテキヌスの場合は一四日間も生き延びる。最終的に排卵が起きるまでに十分な余裕がある。これは大部分の種よりも長いが、まだはるかに記録的なのはコウモリで、相手の精液を冬眠している何カ月ものあいだ、あるいはもっと長くたくわえておくことができる。この記録を破ろうとする野心をもっているのは人間で、無期限保存の理論的可能性がある凍結技術を用い、さらに先へ進もうとしている。遺伝子の系譜を存続させるため、昔に死亡した夫の精子で受胎を望む女性もなかにはいる。

ロシアン・ルーレットのように生殖に賭ける種は、拳銃が発射されたあとまで結末がもちこされるとしても勝利に自信があるにちがいない。彼らは、自分たちの環境がまずまず安定していて、周期的に食糧が豊富であることが予想できるので、ずっと一か八かの作戦で進化してきたのだ。もし何かが彼らの生物時計を狂わせたり、ある八月に環境の大異変が起きたら、アンテキヌス・ストゥアルティイは、あっという間に絶滅するかもしれない。

この危険な勝負路線を補償するものがもう一つある。アンテキヌスの繁殖力である。成功するためには雄は自分たちの精子の質を、それがまずは元気で力強いということを信頼していなければならない。ピーター・テンプル - スミスは、アンテキヌスの精子が、一五パーセントから一〇〇パーセントのあいだで卵管の上方の受精現場まで到達することを発見した。多産の典型であるウサギでも精子の〇・〇一パーセントしか目的をとげず、人間ではもっと少ない。当然、アンテキヌスの卵子はほとんどすべてが受精する。そして、ごくわずかが妊娠のもっとあとの段階で流産する。生殖がそんなふうに並外れて効率が良いと、その種は大量の精子をつくる必要がない。雄は似た大きさのほかの動物の千分の一しか精子をつくらない。さらに特異なのは、新しい精子をつくる機能は最初の交尾が行われる前にすでに衰え、雄は精管に入っているストックで間に合わさざるを得ない。雄は陰嚢の色によって引き返せない段階に入っているかどうかの見分けがつく。性的に成熟した雄は文字どおり黒玉（反対票）になり、やがて除名される。

精子は、血球が骨髄でつくられるように精巣（睾丸）でつくられる。幹細胞と呼ばれる母細胞が非対称に二つに分裂することで、一方は幹細胞に置き換わり、他方が精子となる。その戦略は決して銀行から引き出さない預金の利息で暮らしを立てるのに似ている。人間の場合は、精巣や骨髄の幹細胞が、高齢になっても毎日おびただしい数の新しい精子と血球をつくりだす。アンテキヌスの場合、精巣の幹細胞は分裂しはじめた直後に死に絶えるので、たくわえている限られた精子を交尾のそれぞれの回へ振り分けるしかない。したがって雄は、卵子を補充できない雌と同じ苦境に陥る。雄は雌がしているように自分の配偶子を倹約しなければならない。

私の知るかぎりでは、交尾する以前に雄が新しい精子をつくる能力を完全に、永久に失う哺乳類はほかにはいない。しかし二週間以上は生き延びる見込みがない生き物にとって、これはほとんど問題にならない。それに、新しい精子をつくるには数週間はかかるのだから、その方向にさらなる努力をすることは無意味なのだ。ピーター・テンプル-スミスが、「危険な魅力をもつ雌」から救った雄のアンテキヌスは、したがって万一に備えることにはならない。その雄はすでに不妊になりかけていた。たとえ次の繁殖の季節まで生きながらえることができても、たくわえている精子は古くなっているから彼が父親になることはないだろう。多くの点で、アンテキヌスは短い一生であることをプログラムされている。

情熱の代償

どうしてアンテキヌスは、ごく自然で欠くことのできない営みに対して、そんな大きな代償を払わねばならないのだろうか。あるものは捕食者に食われる。腹をすかせたフクロウやキツネや野生のネコの徘徊する世界で、性的な情熱のあまり不注意になるからだ。またほかのものは、ライバルから負わされた傷によって死ぬ。けれども死の原因のすべてがわかっているわけではない。全貌を知るためには法医学の手を借りなければならない。

死骸は肉が落ち、衰弱していることが解剖でわかる。縮んだ胃と腸の中で出血した潰瘍が見つかり、寄生虫にひどく荒らされている。野生の動物にはたいてい何かしらの寄生虫が宿っている。巣穴に住んでいる集団生活を営む動物にとって、寄生虫はとくに危険だが、習慣的な身づくろいと、たえず警戒を怠らない免疫システムとで、通常はほとんどを食い止めることができる。しかし、アンテキヌスの一生の最後の二週間には寄生虫が急激に増える。それほど害にはならないとしても、ノミにもたかられる。シラミはもっと致命的で、皮膚と目を攻撃し、蚊が人間にマラリア原虫を媒介するように、赤血球に寄生する原虫であるバベシアを媒介する。肺線虫が気管支を詰まらせ、肺炎と呼吸困難をひき起こし、肝臓はバチルス・リステリアに冒されかけている。これはソフトチーズとパテを好くものとしてよく知られている。この自己保全と自己防衛の全身に及ぶ衰弱は人間のエイズを連想させるが、アンテキヌスの悲劇は(もしも悲劇とみなされるとすれば)、ウイルスではなくホルモンによってもたらされるものである。

この動物は急速な老化で死ぬと言う生物学者もいる。また、コントロールしきれなくなったストレス反応で死に至ると主張する生物学者もいる。ある意味でどちらも正しいし、どちらかだと言い切るのは無理がある。南カリフォルニア大学の著名な老年学者キャレブ・フィンチによれば、「老化(ageing)」という言葉は、時と共に死亡する危険率が高くなるものは何もかも対象としなくてはならない。青年期のすべての伝染病と、どの年齢でも同じ頻度でかかる疾患は除外するが、一定期間にわたって細胞や臓器を害する変化はすべて含まれる。生殖不能は個体のいわば遺伝子の死で、次の世代に貢献し得る道を閉ざすものだから、このリストに含まれる。

老化のこういう定義は何でも入れてしまう箱のように聞こえるかもしれないが、同時に老化は特定の病気ではない。この言葉はごく一般的に、身体的な変化が起きていようがいまいが時の経過を指して使われる。大部分の老年学者は「senescence（老化）」という用語を使うのを好む。どちらの言葉を用いるにせよ、アンテキヌスは急速な老化を経験し、この場合はストレスが主要な原因であることが判明している。ストレスという概念は最初にマギル大学のハンス・セリエによって提唱され、すぐに日常用語化した。多くの人は、ストレスを自分に対応できる限度を越えると思われる環境に対する反応だと考えているが、ストレスは感情的な危機を生むだけではない。もしずっと続けば病気になったり、寿命を削ることにもなりかねない。

生理学者はいつもストレスという概念をかなり寛大に用いるので、短期的なストレスを、身体が脅威を乗り切るための有益な体内の変化とみなす。ストレス反応が起きているのがわかるのは副腎が関係しているからだ。腎臓のそばにあるこの小さな器官は、種々のホルモンを放出する。いちばんよく知られているのはアドレナリンで（北米ではエピネフリンと呼ばれる）、心的な興奮性を増し、心拍数を速め、生命維持に必要な器官にブドウ糖を送り出す。これらのすべては、恐怖とか危険からの脱出といった非常事態への反応を要求されるときに有益な変化である。

副腎はその大きさとは不釣り合いに重要なもので、塩分を一定に保つために必要な副腎のホルモンの一つを失えば、たちまち命にかかわる。一八五六年、あとでこの本に登場するシャルル - エドゥアール・ブラウン - セカールというフランスの教授は、モルモットが副腎を摘出するとすぐに死んでしまうことを発見した。彼はそれによって、前年、イギリスの内科医トーマス・アディソンが公表した報告書を裏づけた。

アディソンは、「青銅色糖尿病」［病状を示す皮膚の色からそう呼ばれる］で死亡する患者がきまって副腎を病んでいたことに気づいた。当時、アディソン病は結核の合併症であることが多く、小説家ジェーン・オースティンは、それが理解されるよりはるか以前に四十二歳でこの病に倒れた。

ストレスが長く続くと、副腎は性ホルモンと化学的な関係があるコルチコステロイド（コルチコイド）という別のホルモンを放出する。これらステロイドの合成物質は、喘息や皮膚炎の薬として多くの家庭の薬箱に常備されているお馴染みのもので、そのラベルには注意して扱うようにと明記されている。アドレナリンのようにコルチコステロイドは、脅威にさらされた体が生命維持機能を保つように助ける。骨には必要とされているところにカルシウムを運ぶように命令し、筋肉にはタンパク質をグルコースに変え、無理をしている脳や心臓を元気づけるように命令する。当然、ホルモンの刺激が続けば、問題が起こる。骨はもろくなり、筋肉はやせ衰え、糖尿病が現れる。体は塩分と水分でむくみ、皮膚が薄くなり、しわがより、毛髪が抜ける。さらに悪いことに、コルチコステロイドは免疫システムを抑制し、生存への切迫した脅威となる寄生虫や癌との闘いに備えていた蓄積を流用する。雄のアンテキヌスは癌と闘わねばならないほど長くは生きないが、すでにホルモンの変化は彼らを緩慢な自殺に追いやっている。

雄のアンテキヌスの副腎は、さらに多くのコルチコステロイドをつくるようになる。脳が、副腎に働きかける副腎皮質刺激ホルモン（ＡＣＴＨ＝adrenocorticotropic hormone）を放出するように下垂体に化学信号を送るからである。この状態はクッシング症候群に似ている。クッシング症候群の患者は、腫瘍状の腺から下垂体ホルモンか副腎ホルモンを過剰に産生する。アンテキヌスの副腎は、クッシング病のように、発情しているあいだ力のかぎり働く。たとえコルチコトロピンを大量に注入しても、それ以上のコルチコステロイドをしぼり出すことはできない。もっと健全な状況であれば、脳にはシステムが過熱するのを止めるメカニズムがある。コルチコステロイドの血中濃度が高くなると、脳の神経に働きかけ、コルチコトロピンの放出を止める。サーモスタットが、設定された温度になると暖房システムを切るようなものだ。しかし、発情した雄のアンテキヌスの脳のホルモン制御装置は弱っていて、警告を感知しそこねる。そのために、下垂体はコルチコトロピンを出しつづけ、事態はさらに悪化し、ついには死に至る。

大部分のコルチコステロイドは、コルチコステロイド結合グロブリン（CBG = **corticosteroid binding globulin**）と呼ばれる血中のタンパク質と結合し、生物学的な活性が抑えられているが、アンテキヌスの発情期においては、ほぼ最大限に力を発揮する。性ホルモン結合グロブリンの欠如に加えて、アンテキヌスのコルチコステロイド結合グロブリンの量は、テストステロンの影響で通常の二〇パーセントに落ち、もはや過剰なホルモンの刺激に対して適切な防衛手段がとれない。つまりアンテキヌスは二重に危険にさらされ、思春期に始まるホルモンの変化が老化を速め、死を早める原因になる。

研究室で独身生活を余儀なくされたアンテキヌスは、他の雄との争いが起きないので生き残る可能性が高くなる。しかし、寿命のさらに劇的な延長は、性的な成熟が始まる前に去勢することで達成される。性ホルモンを除去され、交尾と闘争に駆りたてる力がなくなることで、そのアンテキヌスは二倍の期間を生きることができる。それは通常、雌が享受している特権と同じである。雄は使い捨てられる。なぜなら雄は子を育てるのに貢献しないからだ。早春にはまだ食物が不足していて、競合は授乳している母親を危険にさらすかもしれないから、雄はこぞって死んでしまうほうがいいのだろう。雄は巣に寄生虫を持ち込むこともあるし、ライバルに向けていた攻撃的な性向を次には母親と赤ん坊に向けるかもしれない。

大部分の種では雌のほうが長く生きるが、アンテキヌスのように二倍、あるいは三倍も違うというのはきわめて例外的である。「危険な」ホルモン、テストステロンは雌のアンテキヌスにもあるが、血中濃度は非常に低く、大部分は体の中で雌性ホルモン、エストロゲンに変わる。雌は寄生虫をほとんどもたず、雄が交尾の狂気にとらわれているあいだも比較的落ち着いているが、別の種アンテキヌス・スワインソニイ（*antechinus swainsonii*）の雄から襲撃される危険がある。この種は、アンテキヌス・ストゥアルティイよりずっと大きいが、たいてい日中しか活動しないので、通常は衝突が回避される。ところが交尾の時期になると、アンテキヌス・スワインソニイも不眠となるのだ。たまの強姦致死をのぞけば、アンテキヌスの雌は処女性と共に何房かの毛を失っただけで、繁殖期の終わりを健康体で迎える。雌はさらに一年を生きることができ、恵まれたものは二度目の子を産む。

性と死

動物たちの生活史がどれほど魅惑的でも、私たちは自分たちの種の性行動と平均余命のほうがいつも気にかかる。アンテキヌスは、私たち自身の生物学について何か教えてくれないものだろうか。アンテキヌスの生活史は、性と死が結びつく極端な例であるが、彼らを「原始的な」生き物として片づけると誤ることになる。地球上の苛酷な環境の一つで、この有袋類は、生き延び、繁殖するという難問をあざやかに解決してきた見事な成功者たちである。さらに面白いのは、この茶色のアンテキヌスには、ゆっくり老化し、繰り返し子を産む、もっとありふれた方式を選んだ近い親類がいる。それは、われわれの種の生活史、そして事実上は他のすべての哺乳類の生活史でもある。この方式は「多数回繁殖（iteroparity）」と呼ばれるもので、哺乳類の先祖伝来のパターンだと考えられている。アンテキヌスはそこから逸脱することにしたわけで、それは「一回だけ子を産む」を意味する「一回繁殖（semelparity）」として知られている。たぶんこの変化は、進化の歴史の比較的最近に起こったことで、いくつかの重要な遺伝子に突然変異が起きただけで、アンテキヌスを繰り返し子を産むことからビッグバンのような生殖に方向転換させるには十分だったのだろう。

典型的な哺乳類の範囲で考えると、一回繁殖の生と死は奇妙に見えるかもしれない。けれども、生物学的な網をもっと広げ、無脊椎動物や植物までも含めてみると、多数回繁殖は私たちが思っていたほど支配的な生き方というわけではない。たくさんの繁栄している生き物がアンテキヌスと同じ生き方を遺伝によって受け継いでいて、研究されてきたどの事例でも、ホルモンが生殖と老化と二つながらの引き金になっていることがわかった。

一年生植物の実になる部分は、その植物の他の部分に老化をひき起こすホルモンのような物質をつくる。菜園の例をあげると、ホウレンソウの花をもぎ取れば、まるで去勢したアンテキヌスのように残りの部分はずっと長く生き続ける。動物の種でも、軟体動物頭足類の二種チチュウカイタコとコウイカは、産卵後すぐに体重が減り、死んでしまう。眼腺からのホルモンが食欲を減退させ、消化管は退化するので、どのみち食物を摂ることができない。その腺を成熟するまでに取り除くと、二倍、あるいは三倍長生きをし、よく食べるだけでなく老化ももっとゆっくりになる。すばやい老化は好色な雄のタランチュラをも待ち受ける。一般に信じられているのとは違って、雄は、自分より大きく、長く生きる雌に殺されることはないが、飢餓と衰弱で死ぬ。雌は何十年も生き続け、ずっと若いパートナーと交尾する。

ビッグバンのような生殖、老化のもっとも身近な例は、移動するサケ科の魚に見られる。タイヘイヨウサケは通常、雄も雌も稚魚の時代にいた川に産卵のために戻るまで、およそ四年間を海洋で過ごす。目的地に到達する彼らの勇壮な決意は伝説的だが、静かな川の上流で卵と精子を放出してすぐに、雄も雌も力つきて死ぬ。産卵行動それ自体が消耗させるのではない。実際には、河川の河口がもうあと戻りのできない地点で、真水に入るとすぐに老化が始まり、食べるのをやめてしまう。しかしサケの死は、生物学的には子の遺棄を意味するわけではない。その腐敗する体は真水を窒素で豊かにする。それによって藻が繁茂し、サケの稚魚は水中の緑の茂みで餌を食べることができる。

タイヘイヨウサケは、一生の終わり近くになってコルチコステロイドが過剰になり、それが脳を衰弱させる。もしそれほど頭の働きが鈍っていなければ、ことによると故郷への旅を考え直すかもしれない。コルチコステロイドは冠動脈疾患や、その他の内臓の異常も誘発する。サケの最後の何時間かは、以前なら撃退した水性菌が増殖し、それにおおわれ、免疫システムが働かなくなっていることを示す。タイヘイヨウサケも雄のアンテキヌスのようにストレスの犠牲になるので、交尾状態に入る前に去勢の手術をすることで若死にを免れることができる。

厳密にはサケ科では少数だけが一回繁殖である。ニジマスは産卵直後に死ぬことはないが、その遺伝子には「死のプログラム」が書き込まれている。ステロイドホルモンの注射はニジマスの老化を移動する同類と同じように早めるし、ほとんどあらゆる脊椎動物にも同様の作用を及ぼす。だから、一回繁殖と多数回繁殖は、別々の道筋で進化してきたまったく異なる生殖戦略ではないのかもしれない。そして、たとえ生活史は遺伝的に決定されていても、老化は私たちが考えていたような変えられないプロセスではなく、生殖と同じようにホルモンが老化の予定表に大きな役割を果たしている。

サケやアンテキヌスのように一回繁殖で死んだ男性はいまだかつて誰もいないが、神話や迷信では性は死を暗示するものとされてきた。一八九九年、ある出来事がその政治的な重要性に劣らぬ性的な象徴性において、フランス国民の想像力をかきたてた。第三共和政、第六代大統領フェリクス・フォールには有名な画家と結婚していた愛人がいた。ある日、五十八歳だった彼は、性欲亢進薬といわれていた金緑色の甲虫の粉末カンタリデスを服用した。ところが不意に大司教がエリゼ宮にやって来て、この訪問者が去ったときには興奮剤の効果は消えかけていた。フォールはベッドルームに戻る前に、もう一服その薬を飲んだ。次に伝えられた出来事は、彼が発作を起こしたことだった。愛人をひそかに立ち去らせ、威厳をとりつくろったところで、死の床に家族が呼び寄せられた。翌日、フランスの新聞は独特の沈着な筆致で、大統領は「自身の機能の訓練中に死亡」したと報じた。不可解な彼の死を悪評高いドレフュス事件と結びつけた陰謀説も生まれたが、世間は、大統領は情熱の代価を支払ったと見た。

高齢者の健康に関しては、性行為の安全性について無用の心配をしなくても気づかうべきことがたくさんある。検屍官は「腹上死」は珍しい死に方ではないと言うが、年をとったカップルの情熱のリスクはつい信じたくなる奇妙な逸話よりも実際ははるかに少ない。結局のところ、高齢者には買い物袋を持ち歩くことも、トイレでいきむことも、ほとんどどんな行動もさらに危険なのだ。性交は生理機能に軽い負担をかけるだけであり、たとえ虚弱体質でも禁欲は不必要な用心である。

それでもやはり、性的な存在であるという事実は、老化の実際の進行にではなくても、寿命にさまざまな面で影響する。大部分の種で、雌は雄よりも長生きをする。去勢された男子は女子と同じくらい、あるいは女子よりも長く生きると言われている。心臓病や関節炎のような一般的な病気にも男女で違いが出る。性ホルモンがこの差異に一役買っているという疑いは、アナボリック・ステロイド（筋肉増強剤）の濫用がアスリートやボディービルダーに有害であることからも強まる。そのうえ、私たちの大多数は一生のどこかで生殖器官に影響する病気にかかる。深刻な病気には乳房や前立腺を冒すものもある。アンテキヌスの場合は、性ホルモンが自己破壊の遺伝子プログラムにスイッチを入れることがわかった。それでは、私たち自身の性的な化学物質はどうなっているのか、それを考えてみることにしよう。

長いあいだ生物学理論において、性は病的に過敏に扱われてきた。二十世紀に入ったときには老化の原因と起源について、すでに非常に多くの考察が行われていた。多くの科学者が、老化は複雑な体をもったことの代償であると考えるようになっていた。単細胞生物は永久に成長できるように見えるが、それに対してもっと高等な生物は、たいてい明確に限定された一生をもち、多様な生活史の型を示す。性細胞には原生動物の特権が与えられていて、時間に伴う衰弱を免れると考えられていた。そうでなければ子は母親と同じぐらい「年をとって」生まれるだろう。その種が生き残ろうとするなら生殖を盛んに行わねばならないが、卵子と精子を運ぶその体は活力のある新しい個体のために席をゆずることになる。

この旧来の考え方はいまだに世に広く流布している。国際時間学会の創設者J・T・フレーザーは最近、「老化による死は、生命が始まってからずっと後に起こった進化の所産であり、有性生殖の必然的帰結だった」と明言した。この見解を私たちは全面的には肯定できないことをこれから見ていこう。しかし、それでもフレーザーは、きわめて重要な手がかりを示してくれている。老化が単に不変の物理法則の帰結でなければ、進化の理論によって老化が存在していることを合理的に説明できるはずだし、有性生殖に特有の代償についても説明可能なはずだ。アンテキヌスやタイヘイヨウサケが同族の種よりも速く老化し、早くに死ぬことには、強力な理由があるにちがいない。個体にとって悪いことだと私たちの目に映ずるものは、その種を永続させるためにそうなっているにちがいない。これがダーウィンが自然淘汰説で述べた冷厳な結論であり、それは彼の友人アルフレッド・テニソン卿にショックを与えた。テニソンは記す。

それなら、神と自然とは戦っているのか、
自然はこういう悪夢に手を貸すのだから。
種のためには力を尽くし、
一つの命にこれほど冷淡に振る舞うとは。

アンテキヌスの雄にとって、大人としての時間はごく短い。一般のネズミやトガリネズミはもっと早くに思春期に達し、もっと長く生き続けるというのに。サルや人間はこの小さな動物たちの寿命の何倍もの時間がたっても、まだ思春期にもならない。どの種も独特の一生の予定表をもっているが、これらの生活史のいずれもが、その種を何百万年も存続させることに成功した。それぞれが、自分の生きる環境にうまく対処できる遺伝子の組み合わせを獲得してきた。地球上の生命の歴史は、敵対し、変化する環境の中で、生き残り、子をつくる難問に挑む不断の実験なのだ。次章では、動物や植物がどれくらい生きることができるかを見てみよう。体の大きさや形態がまちまちであるのに劣らず、寿命もさまざまであることがわかる。

第2章 犬の寿命

そこで、時々刻々に我らは熟していき、
次には時々刻々に腐っていく。
そこが問題なのだ。

シェイクスピア『お気に召すまま』第二幕第七場

短い一生

私たち家族は、夏の休暇をワイト島の海辺に住む祖母のもとで過ごすことにしていた。あたふたと忙しい当節の暮らしと比べると、少年時代の思い出の緑の丘陵は時間を超越していたような気がする。時間があれば祖母はいつも居心地のよい炉隅で、柔らかな椅子に座り、かがみこんで刺繍をしていた。彼女の世界には何も変化がないように思われた。私の記憶をどこまでさかのぼってみても、彼女の日々は来る日も来る日も前の日と同じだった。

少年時代からいつしか不安に満ちた思春期に入ると、その逗留は、時間を気にすることもなく気ままにしていられた過去への喜ばしい逃避となった。祖母は連綿と続く雰囲気を漂わせていたので、変わってゆく世界の中で彼女は永続性の象徴となった。私の目には彼女は常に老人に見えた。私には年若い彼女は想像できなかったし、彼女が育ったエドワード七世時代は、イギリスがローマ帝国に占拠された頃と同じぐらい遠い昔に思えた。祖母の長い一生の最後の二、三年だけ、会うたびに彼女が変わっていくことに気づいた。

祖母のアイリッシュテリア、ラッシーの場合はまったく違う。その犬は私よりもあとに生まれたが、私が十歳でまだ半ズボンをはいていたとき、彼女はすでに小犬を産むのに適した年齢ではなくなっていた。もはや波打ち際を走りたいとせがむこともなく、投げた棒を取ってくることや、ほかの遊びにも興味を示さなかった。彼女は日向でうとうとしているのをじゃまされたくなかった。私のおばあちゃんのように、ラッシーは老女になっていた。訪れるたびに前年に比べてずいぶん変わっていることに気がついていたが、ついにある夏、彼女がいたバスケットが空っぽになっているのを見つけてショックを受けた。その愛らしい犬は、私が十六歳になり最初のデートに勇気を奮い起こすよりも前に、自分の全生涯を駆け抜けていた。

この悲しい光景が心をよぎるとき、それでもラッシーはロンドン郊外の自宅にいたペットたちよりは長い一生を生きたという事実にいくらか慰められる。私が精一杯世話をし気づかっていたネズミやウサギは、それでもわずか二、三年で自然に死んだ。庭の隅のちっちゃな共同墓地は、私の子供時代に過ぎ去っていった齧歯類たちの証人のようなものだ。近所の人たちは私の「有害小動物」への感情を過度に感傷的なものとして相手にしなかったし、両親は、ペットショップにはまだたくさんの動物が親切な飼い主を待っていると私を元気づけようとした。それでもやはり私は、彼らの一生があまりに短いことに戸惑い、落胆した。人間は七〇年、八〇年という特権をもっているのに、どうしてネズミの一生はたった二、三年、ウサギはそれよりほんの少し長いだけなのだろう。動物の一生はテープの早送りのようなものなのだろうかと不思議でならなかった。

思い出すと、教師や賢明なはずの大人の説明に私は不満だった。「動物は人間より劣っていて、早くに消耗してしまう」とある人には言われた。その質問をさっさと片づけるもう一つの手は、「神がそのように造られた！」というものである。私は、その答えはわからない、あるいは知り得ないという結論に達した。たぶん大半の子供が、そういう疑問をもったことがあるだろう。けれども私はそれを問うことを決してやめず、有給の仕事として追究できる幸運に恵まれた。

熱力学の第二法則

私が研究生活を始めた頃、老化に本気で取り組んでいる生物学者はほとんどいなかった。さらに驚いたのは、老化はすべての人の関心事であるにもかかわらず、いったいなぜそれが起きるかというじつに大きな疑問が、まったくと言っていいほど注目されていないことだった。残念ながら、この分野全体はいまでも無知と偏見で混乱している。いっそう悪いことに、科学者のなかにはいまだに、この問題は本気で取り組むに値しない、老化は単に物理法則の帰結だと片づける人がいる。

懐疑論者は、たいてい熱力学の第二法則を引き合いに出す。この大理論を持ち出すだけで論争を切り上げることができるとでもいうように。この法則が科学の根本原理の一つであることは疑いの余地がない。

物理学者アーサー・エディントン卿は、それをもっとも基本的な法則とみなした。熱力学の第二法則は、宇宙は現在の状態から徹底した無秩序、つまり「極大のエントロピー」へ確実に移行すると予言する。ビッグバンで生成した宇宙は、「熱的死」へと拡散する。第二法則の現実の証拠は、死にゆく星が赤色巨星となることから庭の堆肥の山の有機物質が分解することまでいたるところにあり、避けることはできない。この宇宙論はひどくペシミスティックで、そのせいでいかにも寒々とした科学の心髄から人文科学の避難所へ逃げこむ学生もいるかもしれない！　第二法則は時間の矢の方向を私たちに告げ、なぜ宇宙の歴史が元の状態に戻ることがないかを説明する。無生物の衰退は生き物に反映するように思われる。昔の中国のことわざによると、「揚子江の水が決して元には戻らないように……人が若さを取り戻すことはない」。

　ところがパラドクスがある。あらゆる生命をもつ動物や植物は第二法則をあざけっているようだ。どう見ても構造的な衰退が誕生の瞬間に始まったりはしない。大半の生き物は「単純な」卵子としてスタートし、だんだんに大きく、より複雑になって成熟する。もっとも単純な動植物は無限に自分自身の完全な複製を増殖する。それ以外のものは、一つの受精卵細胞から始まり、個々に、たとえば肝臓細胞、脳細胞というように体内で違いが生じるように遺伝的にプログラムされている。どの細胞も他の細胞と同じ遺伝子をもっていて、個体の身体的な特徴を形づくるタンパク質をつくるために解読されるコード化された情報をもつが、同時にはいくつかの遺伝子しか活動状態にならない。これはコンピュータがハードディスクの大きな記憶装置の中から、いくつかのプログラムを選択して実行するやり方に似ている。細胞の中の「遺伝子の記憶」がすべて同時に呼び出されるのではない。多くの部分間で仕事を分割し、複雑な体になっていく胎児の見事な発達は、活性化させるべき遺伝子だけを選択するという方法によって達成される。

この惑星上に化石として残っている生命の歴史の証拠は、明らかに第二法則へのもう一つの反駁となる。たとえその大部分が絶滅してはいても、より複雑な有機体が長い時間をかけて出現してきた。生命の始まりを太古の混沌から見るにせよ、現在の種の卵子から見るにせよ、時間と共により複雑に、より大きくなることを私たちは知っている。どうしてそうなるのか。生き物は物理法則にそむいているのか。神秘的な推進力があるのだろうか。システィナ礼拝堂の天井のフレスコ画で、アダムに命を吹き込むために突き出されたミケランジェロの神の指のような？

まず生物学と物理学のあいだに根本的な矛盾があるはずがないというところから始めよう。そんなことがあれば、生命科学総体の土台が崩れてしまう。物理学者アーウィン・シュレーディンガーは、彼の著名な小著『生命とはなにか』で、その難問をわかりやすく説明している。彼は、全体として宇宙でエントロピーが増加していれば、局所的には、小さな秩序の増大があっても許容されるのだと述べる。生命の世界は、身体を形成し、それを良い状態で維持するためのエネルギーがあるかぎりは、エントロピーの脅威、つまり崩壊を免れる。動物は食物として化学的な状態でエネルギーを得るし、緑色植物は光合成に太陽放射を用いてエネルギーを得ている。

第二法則は、外部のエネルギー源から切り離された閉鎖系にのみ適用される。閉鎖系は自分自身をリフレッシュできないし、生きている細胞もまた孤立してはいつまでも生き延びることはできない。たとえ孤立状態で休眠種子や胞子が残ったとしても、結局は朽ちてしまう。細胞は開放系であり、維持するためには外界からエネルギーや新しい物質を取り込む必要がある。細胞は自身を取り囲む環境によってのみ存在し続けることができる。パラドクスは、同じものとして存続するためには変わり続けなくてはならないというところにあるのだ。理屈では、ティボリのエステ荘の庭園の小川や噴水がルネサンスの時代から流れ、噴き出し続けてきたように、永遠にこれを行うことができる。

身体には必要に迫られ迅速に入れ替わる部分がある。腸の内側をおおう細胞は食物を消化、吸収するという大仕事を担当し、同時にその食物から化学的な攻撃を受ける。だからその細胞は三日ごとに完全に新しく変わる必要がある。子宮の内側をおおう細胞は、閉経前の妊娠していない女性の場合は二八日ごとに入れ替わり、また、酸素と二酸化炭素を運ぶ役目の赤血球は、年に三度新しくなる。変わっていないように見える骨格でさえ、間断なく変化している。

大部分のタンパク質は短命である。しかし、あらゆるタンパク質の中でもっともたくさんあるコラーゲンは例外的だ。コラーゲンの中にある小さな繊維は、何カ月もしくは何年かをかけて徐々に網状構造をつくるので、生物学的時間を計るための分子時計として使われてきた。網状構造は適度であれば強さになってよいのだが、もし抑制されずに進むと、柔軟性が失われ害を及ぼすことになる。ある人の算定によると、繊維の網状構造化が二〇〇年続くと、カンガルーの尾はすっかり硬直し役に立たなくなる。もちろんそんなに長く生きる動物はいない。

私たちの身体の一、二の部分だけが従順に第二法則に支配されている。歯の象牙質層のタンパク質のほとんどは出生以前にできていて、石炭紀に地球に堆積した石炭層のように独自の「放射性炭素年代測定法」がある。タンパク質はひもに通したビーズのようにつながったアミノ酸でできている。アミノ酸にはわずかに傾いている方向によって区別される二つの型の両方をとれるものがあるが、細胞はそのうちのL-型(左型)からしかタンパク質を合成できない。このL-型はD-型(右型)に自然に、非常にゆっくりと、一定の速度で変わっていく[「L」はlevorotatory（左旋性）、「D」はdextrorotatory（右旋性）]。大部分のタンパク質は増加したD‐型の量を検出できるほどの期間生き残っていることはないが、象牙質は長持ちするので、L‐型がD‐型に変わった割合からその歯の年齢を、したがって持ち主の年齢を計測することができる。

歯は体の中では珍しく熱力学の法則にしたがう年齢の変化が起きるところである。といっても不都合なことがあるわけではない。歯はバクテリアの作用や、かみ砕く動作の摩擦によって損なわれる。だが、これは生物学的な老化などではない。虫歯で乳歯がぼろぼろになっても私たちは歯が「年をとった」とはみなさない。なぜなら損傷は外からもたらされたものであり、被害は防ぐことができるからだ。この手の災難は一生を通してたえず起こる可能性があるが、本物の年齢の変化はしばしば何らかの方法でプログラムされているか、思春期が過ぎてから、とりわけ寿命の終わり近くに増大する。強いて見解を求められるとすれば、たいていの老年学者は、使い古した二番目のセットを別のものに取り替えられないということが歯の老化であると言うだろう。

私たちの大多数は自分の歯よりも寿命が長い。しかし、動物によっては歯の腐食がきわめて重大事で、それで寿命の限界が決定される場合がある。かつて羊の入れ歯をつくった進取の気性に富む歯科医がいたが、たいていの動物は自前のもので何とかするしかない。門歯（切歯）はあまり問題にはならない。なぜなら、ウサギなどの動物では門歯は生涯伸び続ける。これは便利だが、若干の危険もある。もし一本が折れたら反対側の歯が伸び続け、食べることのじゃまになり、さらにカーブして伸び、脳に突き刺さることにもなりかねない。働き者の臼歯は石臼の役目をし、際限なく生え替わるものではないので問題が起きやすい。

ゾウは毎日一〇〇キロ以上の植物を食べる。日々一二時間から一八時間かけて咀嚼《そしゃく》する大仕事が、両側の上下一対の臼歯だけで行われる。一組がすり減るとすぐさま交替するもう一組が出てくる。たいていのゾウは六組の臼歯をもっていて、最後の一組は六十歳頃に出てくる。この最後の一組がすり減るまでがゾウがものを食べることのできる時間であり、したがってゾウの寿命で、それは最長で七〇年ぐらいである。少数ではあるが七組の臼歯をもっている個体があって、その場合はもう少し長生きができるということになる。歯は、老化を説明するためには適切でないと思われるかもしれないから、生存に不可欠な器官が再生できず、それだけで老化がプログラムされていることがわかる器官と動物の例をあげてみよう。

最適の例は昆虫にもある。蛹から出た芋虫や毛虫、つまりチョウは、分裂可能な細胞をほとんどもっていない。激しい雨に打たれたり、鳥につつかれたり、クモの巣からもがき逃れたりして足や触角、鱗粉をなくすと、もう満足には飛べなくなる。これらの組織はどれも替わりがない。この昆虫が摂取する低タンパク質の食物は、何も食べないよりましだが助けにはならない。カゲロウの場合、成虫になるといっさい食物を摂ることができない。口という器官がなく、消化管はものを食べるには退化しすぎているからだ。川や湖の上を交尾のために雌雄で群がって飛びながらカゲロウはやがて体にたくわえていたエネルギーを使いつくし、ほんの何時間、あるいは何日か前に自分が出てきた水中へと落下する。カゲロウの生活史は雄のアンテキヌスやタイヘイヨウサケと同様に、個体の生き残りはほとんど考慮せず、ビッグバンのような生殖に向けてプログラムされている。

わずかな例外もあるが、この一回繁殖の生活史を生きる動植物は、小さくて短命である。一生の大部分は成熟するのを待つために費やされる。そして適切な瞬間に、子孫を残すのに必要な時間だけ、燃えるような情熱をもって現れるのである。竹には待機期間が長い種がある。竹やぶが一二〇年目に一度だけ花をつけ、すぐに枯れてしまうことがあって、それがときにパンダの食料難をひき起こす。

大部分の哺乳類とすべての鳥類は多数回繁殖型であり、生殖を試みる機会が一度ならずある。温血動物の大多数は、典型的な一回繁殖の種よりもゆっくりと年をとり、より長い一生を享受する。もっともその長さはじつに千差万別ではある。一年とか二年以上は生き続けないものもいれば、何十年も生きるものもいる。その理由は容易にはわからない。生物学の王国に挑んだ物理学者はシュレーディンガーだけではないが、物理学の原理のみに基づいて老化を説明しようとした試みはすべて無残な失敗に終わった。受精卵から新しい個体へと奇蹟的な成長をしたあとに、いったいどうして体は自分自身を維持するというより簡単そうな仕事に失敗するのだろうか。細胞が入れ替わったり、自身を修復することができるなら、どうしてそれを永久に続けないのか。「まず熟し、次に腐る」理由は決して自明ではない。

老いの動物寓話集

いくつかの点で最大寿命、つまり私たちが長生きと呼んでいるものは、非常に役に立たない情報の一つである。当然、それは人口の中の例外であり、大多数が手に入れることができるものではない。記録を更新するのは事故や病気による死をもっとも長く回避してきた人である。これに反して科学は、一般化し、典型的な事例に向かうことを目指す。とはいえ、ときには例外が法則を指し示すこともある。たとえば砂漠に生息するトビネズミは、水をたくわえておくという問題に直面している。それをトビネズミは非常に濃度の高い尿を生成することで解決している。トビネズミは普通のネズミより腎臓の尿細管がずっと長いので、私たちはすぐに、どの哺乳類でも腎臓の中のそこで尿が濃縮されるにちがいないと判断がつく。比較生物学は動物学の始まりからの伝統的方法の一つである。そこで比較生物学が、なぜ、どのように老化するのかという問いへの手がかりをどんなふうに差し出してくれるかを見てみよう。

寿命を推定することの一つの理由は、それが世界中でほとんど同じで、また世代によっても変化しない、種の明確な生物学的特徴であるからだ。これが意味しているのは、寿命は遺伝子に根拠をもち、大きさ、二足歩行、毛を有すること等々の他の特徴と共に人間に受け継がれているということだ。寿命は、種の「生命力」を示している。それが寿命に注目するもう一つの大きな理由である。長く生きる種は、消耗によく耐え、癌細胞や寄生虫を負かすことに成功している。

老年学は折衷主義の科学者の興味をそそる。極端に長命か極端に短命な種の発見は、とくに耐久性のある、あるいはその逆の解剖学的組織や生理機能、行動を指し示すことになる。自然史の実地調査として始まったものが、研究室での研究へとつながり、寿命をコントロールする役目の遺伝子を突き止める糸口になる可能性もある。

動物がどれくらい生きるかを知ることは、まして最適な環境ではどれくらい生きることができるかを知ることは、意外にむずかしい。理論上は、理想的な環境下で、若い個体の同時出生集団を誕生から死まで飼えばよいのだが、実際問題として、そこにはあらゆる種類の落し穴がある。まず時間と経費がかかる。

長く生きる動物は、平均的な研究交付金の三年から五年という期間をたいていは越えるし、研究者の寿命さえ越えるかもしれない。それにペットを飼っていれば誰でも知っているように、大きな動物の維持は高くつく。

いちばんたくさんいる動物ならいちばん確かな数字が得られそうだと期待したくなるが、それは誤解である。もっぱら商売上の理由から家畜は長生きをしない。多くが思春期になる前に屠殺される。寿命まで生き続けていられるのはペットとなった特殊な場合だけだが、それも正確であるとは必ずしも立証できない。私たちの知るかぎりでは、年齢の上限は羊でおおよそ二〇年、豚と牛は三〇年である。

人がいっしょに暮らしている動物で、もっと正確な記録をもっているものがある。純血種の犬なら畜犬協会に出生日と血統表があるし、同様にサラブレッド種の馬は英国種馬協会に登録されている。これらの情報源には貴重な資料が潜んでいる可能性があり、趣味と科学を一手に引き受けたがる老年学者を魅了する。二八年間生きた猫の記録があるが、この人間の最良の友はだいたい二十歳までで死んでしまう。馬の最高記録は四六年であるが、ビリーという名の元港湾荷役馬は六十歳まで生きたと言われている。

これらの数字とその動物の野生だった先祖の寿命とがどういう関係にあるか、それをはっきり言うのはむずかしい。家畜化されても寿命は長くなっていないかもしれない。それは注文に応じて動物を生産し、えり抜きの特徴を残すよう同系交配し、自然淘汰という勤勉な管理者をないがしろにした代償である。遺伝子はたいてい一対になっているので、一個の有害な突然変異の影響は健全なパートナーによって打ち消される。同系交配を重ねた動物はまったく同じ一対をもっているのでそれができない。だから遺伝病になる可能性もある。犬が長生きすることを重要視するならハイブリッド、つまり雑種にするのがいいだろう。

老年学者は野生の動物の寿命の上限を推定するのに、家で飼われている動物や鳥や、動物園の住人たちにたよらねばならなかった。残念ながら情報はたいていわずかしかないか当てにならないものだった。生まれた日が記録されていないか、記録があってもあまりにわずかか、最善の飼育方法が知られていないため病気にかかったかであった。逸話的な資料に重きを置きすぎることで誤解もまた生じた。十七世紀のイギリスの著名な博物学者《ナチュラリスト》ジョン・レイは、飼っていたムネアカヒワが一四年、ゴシキヒワが二〇年間生きたことを観察し、こう記した。

すべての赤色温血動物の中で鳥類はもっとも長く生きながらえる。そして戸外の広々したところに棲み、自然のままの自分に合った食物を摂り、食物を採取するために体を用いる自由を享受している鳥は、小屋や鳥かごに閉じ込められた鳥よりも必ずや長生きであろう。

レイは注意深い観察者だったが、ごく部分的にしか正しくなかった。鳥類は同じ大きさの哺乳類よりも長く生きるが、飼育下より野生に生きるほうが長く生きると主張したのは性急だった。彼は自然な状態を理想的だと考えていたので、大胆に推論する誘惑に負け、それがスタート時点から老年学を苦しめてきた。フランシス・ベーコンはレイより一世紀前に、もっと的確な見方をしていた。

動物の一生の長短を扱おうにも、あっても資料は少ない。観察は怠慢で、伝えられていることはほとんど信じがたい。飼い馴らされた動物は、堕落した生活で本来の姿を失っている。一方野生の動物は、あらゆる天候にさらされていて、その生涯はしばしば中断を余儀なくされる。

野生の生活はレイが思い込んでいたほどロマンチックなものではない。餓死や捕食者、寄生虫との熾烈な戦いなのだ。遅かれ早かれ命を落とすことは必定だ。食物連鎖の頂点にいる捕食者でさえ気を抜くわけにはいかない。チーターの獲物はガゼルだが、ガゼルは非常に速く走るので、チーターといえどもその体にわずかでも障害があれば飢餓による死が待ち受けている。野生動物の大部分は若いときに死ぬ。高齢に達して輝く日を浴びてひなたぼっこをしたり、老衰する個体はきわめて珍しい。

庭に来るお馴染みの鳥たちにも同じことが言える。庭好きの人はたいていロビンに目がない。ロビンはほかの鳥よりも長く何カ月もさえずるし、餌を探して飛びまわる。毎年毎年、自分の庭には同じ鳥が来るとつい思いたくなるが、それはありそうもない。小さな野生の鳥の大部分は哀れなことに短命だ。デービッド・ラックは、ロビンがどれくらい生き続けるかを知ろうとして、オックスフォード地域で若い鳥に脚輪をはめた。一羽は一一年に達したが、これは例外的で、普通はたった一年きりだった。私たちは、自分たちのまわりで常に起こっているおびただしい殺戮にたいがい気がつかない。

感傷的にならないように、もしすべてのロビンが十一歳まで生き延びるとしたら、この鳥をいまほど愛らしく思わなくなるだろうということは覚えておくに値する。ロビンの繁殖力は大変なもので、簡単な計算をするだけでヒッチコックのホラー映画を見ているような気持ちになる。かりに一対のロビンが、最初の年に五羽ずつ雌雄のひなを生んだとしよう。さらにまた、それから毎年毎年、この率で親と子が繁殖を続けるとしよう。つまり五〇〇パーセントの複利計算ということだ。すべてが生きながらえたら、いったいどんな人口増加になるだろう。五年経つと一対のロビンの子孫はほぼ八〇〇〇羽の大群になり、さらに五年が経てば、その数は二四〇〇万羽になる！　ラットやハツカネズミでこれに相当する計算をするとさらに驚かされる。より短命ではあるが、一組の雌雄は一年の大半は五週ごとに一度に一〇匹の子を産む。ネズミをかわいいペットとして飼うには、独身にして本人の意思に反する不自然な禁欲生活を強いるしかない。

種を最大限まで長生きさせるには家畜の状態に置くか、捕獲して規則的な食物と捕食者に襲われない住みかを与えるしかない。動物学者ピーター・メダワーは、この状況を簡潔に要約する。「老衰は家畜化という文明の産物であり、自然界の捕食者と日々の生存の危機から動物を保護する試みによって発見され、示されたものである。これを考慮すれば、自然死はそう呼ばれているほど『自然』ではない」。これは私たちの祖先についても当てはまるにちがいない。高齢まで生きた人はまれで、野生の動物がいまもそうであるように、外傷や寄生虫による病気、飢餓は死の一般的な原因だった。寿命を生物学的限界まで生きることは、私たちと私たちが保護することに決めたいくつかの種にとっての比較的新しい事態なのだ。

長生きの三つの条件

動物の最大寿命の一覧を作成することはギネスブックの編集者の仕事のように見えるかもしれないが、老年学にとってそれはぜひとも必要なものである。その仕事にアレックス・カンフォートほど没頭した科学者はそうはいない。カンフォートは『ジョイ・オブ・セックス』の著者として有名だが、私の老年学への興味を最初にかきたてたのは老化に関する彼の著作だった。このロンドンの老年学者は歳月をかけ、文字どおり何百種という動物の寿命の記録を収集し、それがもつ意味を最初に知った人だった。

すぐにわかる事実は、大きいことは長生きに有利であるということだ。それは野生動物にも家畜にも等しく言える。一つの種を例外として、陸生動物のうちでゾウはもっとも長く生きる。それに大きい家畜が続き、ネコとイヌ、そしてウサギ、そしてラットとハツカネズミ、といった順になる（53ページの表を参照）。細かい数字を出すと遅かれ早かれ反駁されるし、新しいデータが集まると記録はだんだん上がる傾向にあるという問題は避けられない。犬の愛好家なら誰でも知っているように、マスチフ、グレートデン、ブラッドハウンド、シェパードは一〇年そこそこしか生きないが、もっと小型の品種、たとえばペキニーズとかテリアは一般に一五年、あるいはもっと生き続ける。これは前に述べた体の大きさによる予測に反するように見えるが、このルールは品種ではなく種を比較する場合にだけ適用されることが確認されれば問題は生じない。それはそうなのだが、このルールは確固たるものではない。クジラは現存している最大の動物だが、成長は速く、期待に見合うほど長くは生きない。さらに大きな弱点は、人間の驚くべき長命である。

一八三七年にイングランドとウェールズで全国的に出生届が実施されて以来、他の種よりもわれわれの種の寿命について、私たちは多くのことを知っている。最初の頃には、年齢を水増ししたり、あるいは大胆に年をごまかすことも簡単だった。「多くの老人たちは年齢を刻む時計を実際より進ませて十二カ月で十歳年をとる。八十歳の人も一年後か二年後にはなんと百歳に達する」と言われていた。

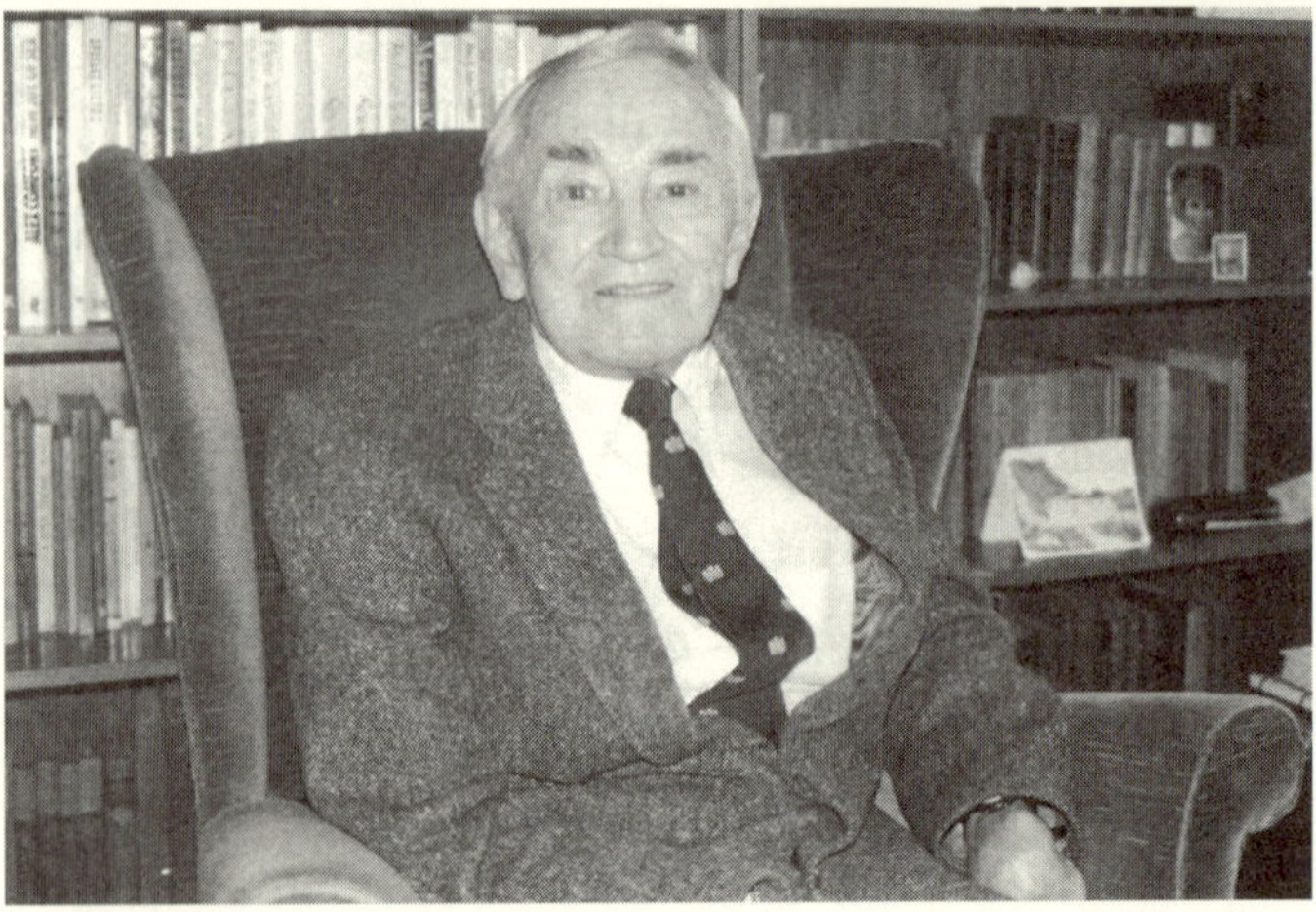

アレックス・カンフォート、内科医、文章の達人、イギリス老年学の第一人者。最初に現代の加齢研究を科学的に信頼のおけるものにした研究者の一人である。

私たちのうち一万人に一人は百歳以上になる。人間の最大寿命はおよそ一二〇年である。これよりも長く生きる温血動物は見つかっていない。私たちは羊より少し重く、豚より多少軽いのだから、二五年以上生きているのはおかしい。体の大きさが示す順位を越えて生き続ける特権をわれわれの親類である霊長類ももっている。飼育されているアカゲザルは三〇年以上も生きるし、チンパンジーはときには野生でも四〇年以上も生きる。そうすると寿命は、体の大きさだけでは決まらない。別の要因にも目を向けてみよう。

すべての霊長類は他とは異なる一連の特徴を共有している。そのもっともわかりやすく重大な特徴は大きな脳である。故ゲオルグ・ザッヘルによれば、脳の重さは体の重さよりもずっとよく寿命を予言する。これは道理にかなっている。なぜなら脳は成長するのに時間がかかるし、脳を使うことのメリットを活かせるぐらい長生きをしなけれ

脊椎動物の最大寿命の記録

種	最大寿命（年）
哺乳類	
アカゲザル	>35
チンパンジー	>50
ヒト	120
イエイヌ	20
イエネコ	28
ヒグマ	37
ヒツジ	20
ブタ	27
ウマ	46
インドゾウ	>70
ヨーロッパハツカネズミ	4
クマネズミ	5
アブラコウモリ	11
アフリカオオコウモリ	22
トビイロホオヒゲコウモリ	>32
フクロネズミ	2
キタオポッサム	3
鳥類	
ヨーロッパロビン	11
タゲリ	16
アマツバメ	21
ドバト	30
セグロカモメ	49
フルマカモメ	45
クロインコ	54
コンドル	75
オウム	>90
爬虫類	
ヨウスコウワニ	52
ガラパゴスゾウガメ	>175
両生類	
ヨーロッパアカガエル	>12
ヨーロッパヒキガエル	36
魚類	
グッピー	5
スズキ	25
アラメヌケ	120

ば、脳の灰白質が見事に発育しても意味がなくなる。脳が大きければ感覚器官からの情報をそれだけ巧みに利用することができ、それがさらに脳を大きくする。するとその持ち主は、ますます自分の環境をうまく利用し、敵の裏をかくことに長けてくる。こうしたメリットが生存期間を延長させるが、その種の最大寿命にまで影響を及ぼす理由はさほど明瞭ではない。より大きな脳は活性化するホルモンをより多くつくりだすという単純な論拠は、もはや信用されていない。それはどの器官にも等しく言えることで、人間がそれなしでもやっていける脾臓にも該当するからだ。大きさは寿命の役に立つ予言者と言ってもさしつかえないが、単独ではあまり意味をなさない。

体の大きさと脳の大きさの二つに第三の予測要因を加えよう。それはコウモリの寿命に注目してわかってきたことだ。何かの解明に役立ちそうもない連中に見えるかもしれないが、コウモリの生命力は、小さな体という不利な条件をはるかに凌いでいるように思われる。この動物が飼育下でどれくらい長く生きることができるのかを知っている人は誰もいないが、野生に関する衝撃的な研究がいくつかの驚くべき記録を提供してくれる。三十歳のアメリカ人の研究者が、洞窟をねぐらにしているトビイロホオヒゲコウモリが自分より年をとっていることを発見したとき、どんなにびっくりしたことか。イギリスの田舎でもっともよく見られる小さなアブラコウモリでさえ一一年は生きることができる。それは同じ大きさの齧歯類の寿命の三倍である。古くからコウモリの寿命の驚異は知られていて、ひどくあしざまに言われるこの被造物に関する迷信や恐怖心をあおってきたが、それがいつか謎を解くのに役立つかもしれない。

長生きの特権は、鳥類や他の飛翔する脊椎動物にも与えられているようだ。クロウタドリやフィンチ、ムクドリ、ロビンはどれも一〇年から二〇年の寿命のグループに分類される。同じ大きさの齧歯類の約三倍の寿命である。飼われているズアオアトリは二九年生きているし、野生のツバメは毎年大胆な渡りを繰り返すにもかかわらず二〇回以上の夏を過ごす。「flying squirrel（飛びリス）」という名をもつムササビは、地上の親類であるシマリスの二倍も生きる。どんな方法であれ飛べるということは捕食者から身を守るすばらしい手段であるし、地上にいるものには手の届かない食物を取ることができる。また、飛ぶことによって丈夫な体格というおまけまでついてくる。

鳥類も体の大きさの経験則に従わないわけではない。ハト、カモ、チドリは、庭に来る小さな野鳥よりたいていは長く生きる。そして庭に来る小さな野鳥は、もっと小さなハチドリの八年の寿命よりは長く生きる。では大きいほうを見ると、大きなオウムが長生きであることは物語にもよく登場する。もしペットにオウムを選ぶならば（お薦めしたくないが）、終生の伴侶を得たことになる。最大級の猛禽はいずれも同じくらい長い一生をもち、コンドルは七〇年以上生きることもある。

多くの海鳥が、生き延びることにかけて並外れた能力をもっていることは案外知られていない。イギリスの海岸によくいるセグロカモメとフルマカモメは二五年以上を生きることができる。ジョージ・ダネットは鳥類学者として研究を始めた一九五〇年代から、スコットランド北部のオークニー諸島のフルマカモメを調査している。彼が観察してきた鳥のなかには八〇年代の終わりになってもまだ精力の衰えもなく巣作りをしているものがいた。しかも四〇年という時間が経っても鳥の外見は変わらない。年老いたジョージと何という違いだ！　この鳥は、本当に年をとっているのだろうかと疑いたくなるほどゆっくり年をとる。この鳥がイギリスの海岸地方にひしめき合っていないのは、彼らが少なくとも十歳になるまで配偶者を求めず、その後も緩慢なテンポでしか子を生まないからである。

多くの狩猟鳥は、その大きさから予想するほど長くは生きない。大部分のキジ、ツカツクリ、クジャクは、狩猟エリアの外で生息していていてもおよそ一〇年で死ぬ。ウズラは、その半分しか生きない。ダチョウとエミューは大きさからすれば長寿番付のトップに位置するはずだが、彼らが走ることをとる代わりに飛ぶ能力を犠牲にしたとき、祖先がもっていた有利な条件を失った。その四〇年という寿命は長く見えるかもしれないが、これはカモメの持ち分ほどだし、オウムよりはるかに短い。この違いは攻撃されやすさが寿命の進化過程で果たす役割を示唆しているが、それは別の章で述べることにしよう。

この動物王国へのささやかな旅が教えてくれるのは、自然界でも、あるいは捕獲された状態においても、寿命のパターンは決して単純なものではないということだ。わかってきた要点は、体が大きいこと、大きな脳をもっていること、飛べることは有利だということである。生物学では、まだこの三者をうまく結びつけることができていない。筋力だけを使って飛び立つには、どんな動物でも約一〇キロという身体的な限界があるし、そのうえ翼のあるわれわれの友人諸君が「鳥ほどの脳みそしかもっていない」というのは周知の事実で、それもよくわからないところである。大きな脳をもち、空高く飛んだ唯一の霊長類がギリシア神話に登場するが、悲劇を招く。

こうして見てきて驚くことは、生命の進化を表す系統樹の特定の枝からは、長生きについて何かを知ることがほとんどできないということだ。進化には、生き続ける身体的な時間の限界を着実に押し広げてきた兆しはない。たとえば脊椎や胎盤のような、進化の過程で現れた重大な構造は、寿命を飛躍的に延ばす前兆とはならなかった。わかっているのは、温血動物が最初に出現して以来、現在の限界のまま止まっているようだということだけである。種の階層《ヒエラルキー》における「位置」よりも遺伝的素質や生理機能の特質に重

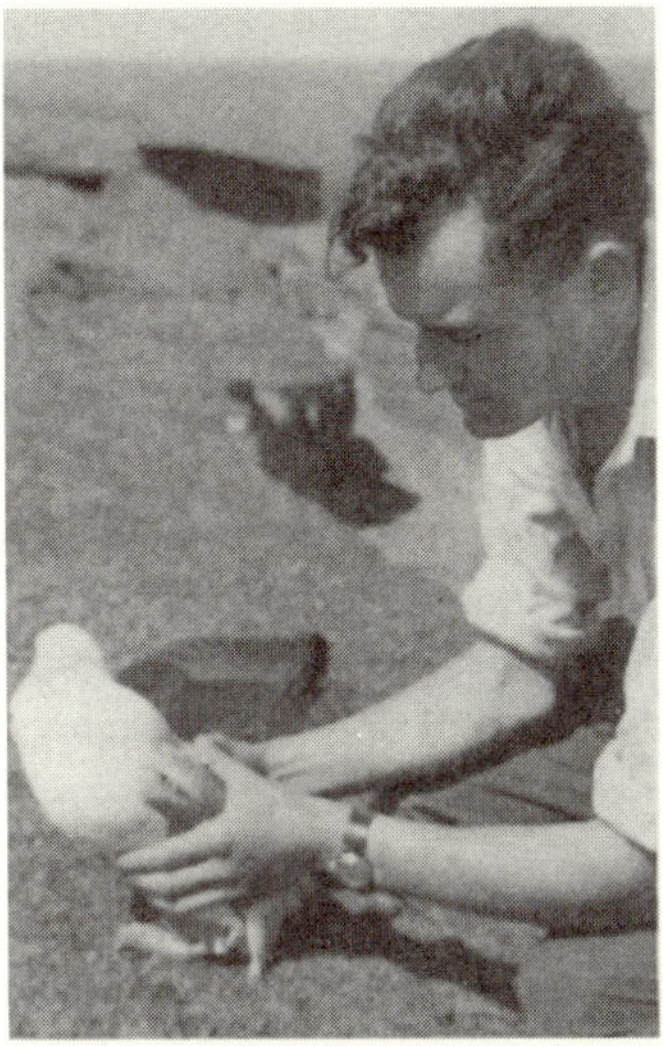

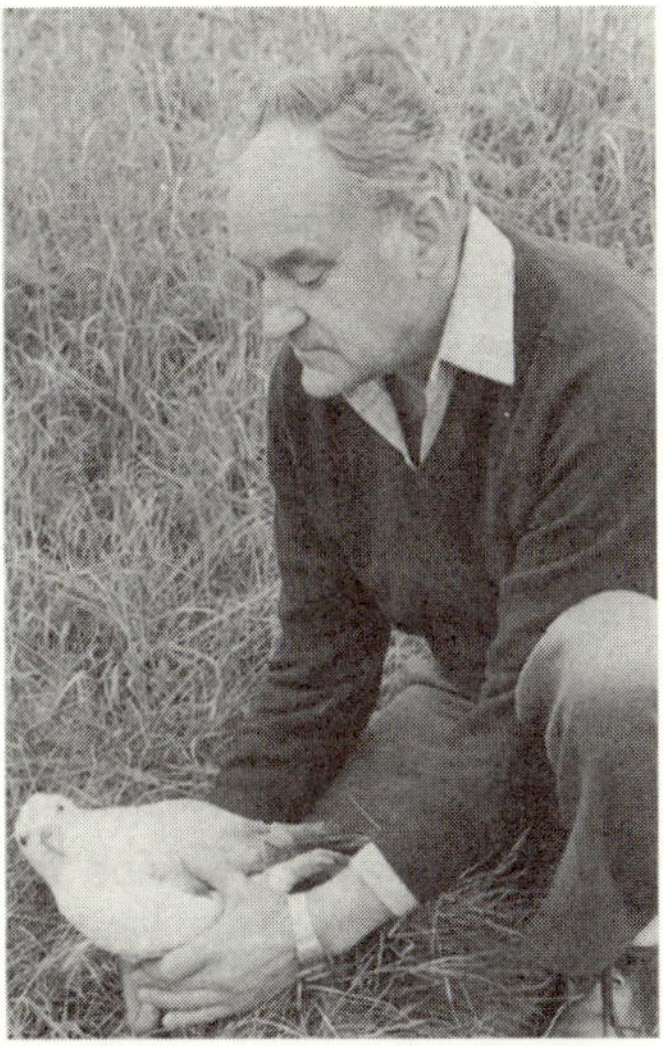

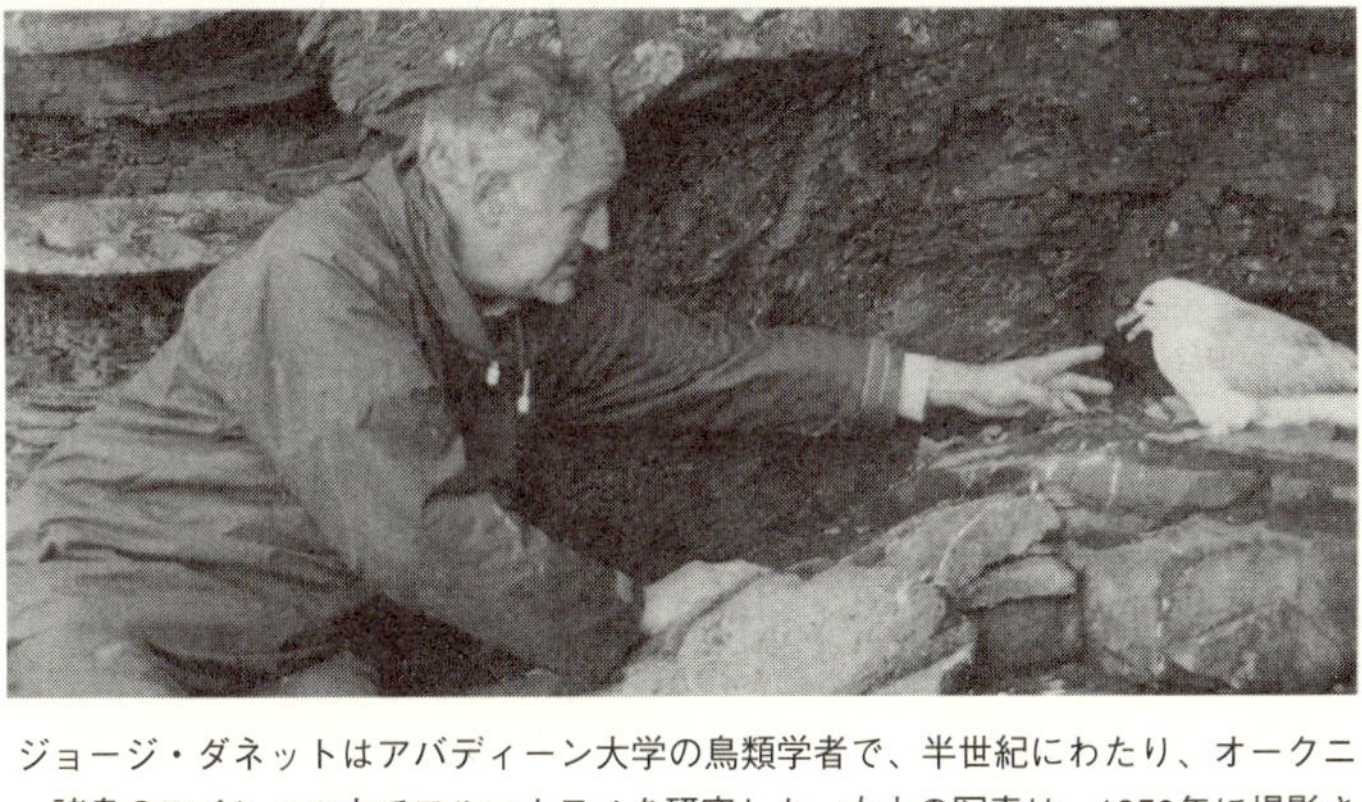

ジョージ・ダネットはアバディーン大学の鳥類学者で、半世紀にわたり、オークニー諸島のアインハロウでフルマカモメを研究した。左上の写真は、1950年に撮影されたもので、彼が脚環をはめた鳥と写っている。右上は彼が同じ鳥といるところで1976年撮影。彼と違って、鳥には老化の徴候は何も見られない。下の写真は1995年に同じ鳥と撮影されたもの。この年、ダネットは死亡した。

点がある。

原則として寿命が長くではなく、短くなってはならないという理由はない。アンテキヌス・ストゥアルティイの短い寿命への進化は、健康な子孫をつくる助けになるなら個体が支払ってもいい代価なのだ。わずかな例外はあるものの、哺乳類は動物としてはとくに長生きではない。哺乳動物の半分は齧歯類とその縁者で、みな寿命は短い。われわれの先祖の爬虫類、さらにさかのぼって魚類、そしてその現存する子孫たちは、哺乳類と比べ体の大きさのわりにたいてい長生きをする。希望的観測ではあるが、一八三五年のビーグル号の果敢な航海で、ガラパゴス諸島でチャールズ・ダーウィンが出会ったゾウガメは、いまものっそりと歩き回っている可能性がある。冷血動物と植物の世界を見ると、そこからさらに複雑な生存形態に進化したとき、進化は寿命を延ばすことには特別な配慮をしなかったことがわかる。

データが手に入れにくいときに大切なのは、データを収集する確かな基準を維持し、奇妙な記録や「釣り師の大げさな話《フィッシャーマンズ・ストーリー》」にだまされないようにすることである。樹木の年輪と同じように、緯度の高い地域では一部の爬虫類や魚類の骨や甲羅や鱗に、変化する季節ごとの成長の結果、時の経過の痕跡として成長輪が残るものがある。魚類の最大寿命は環境しだいで極端に変化する。早く成長し早く死ぬ魚もいれば、ゆっくりの魚もいる。たとえばグッピーは五年、スズキは二五年しか生きていないが、チョウザメやアラメヌケは一世紀以上も生き続けられる。

単純な生き物の寿命はじつに千差万別で、なかには大変な記録を打ち立てるものがいる。一八六二年以前にスコットランドのアラン島沖で収集されたイソギンチャクは、歳月を越え、幾多の持ち主の手を経て、最後にはエジンバラ大学動物学部の水槽にたどり着いた。そのイソギンチャクは最初の採集者より長生き

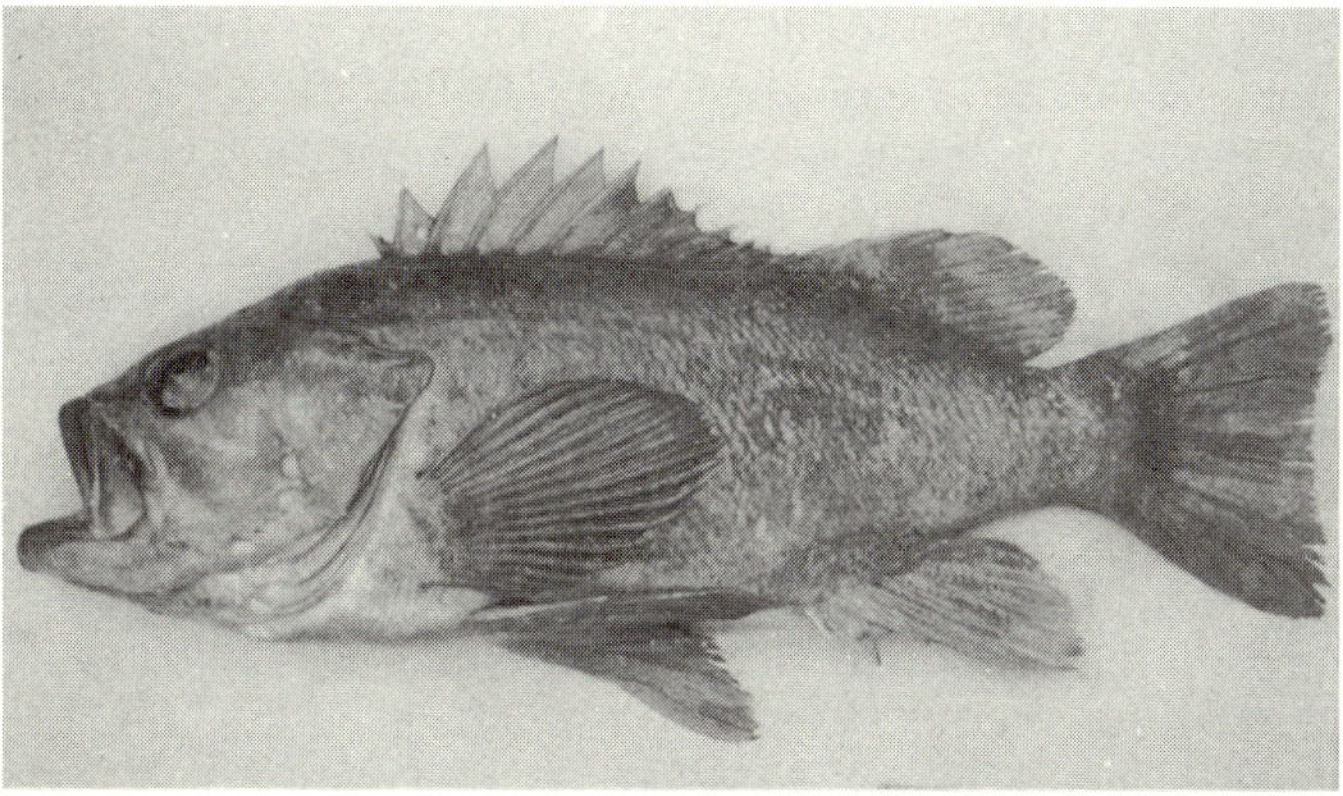

アラメヌケ（*Sebastes aleutianus*）、ブリティッシュ・コロンビア州の海岸沖で発見された。鱗に棘のある魚。120歳に達すると思われ、まだ産卵できる。（ブリティッシュ・コロンビア州ナナイモの太平洋生物学研究所、Bruce Leaman 博士の許可による）

し、第二次世界大戦中の休暇に誰かが餌をやり忘れるまで元気に生き続けた。

単純な体を所有している利点は、予備としてもっている特殊化していない細胞で、傷ついた部分を容易に再生できることである。触手や貝殻、場合によっては口や腸管まで取り替えがきくことがある。だからオオジャコガイは二〇〇年も生き続け、ダイオウイカは巨大に成長することができるのだろうが、あれほど大きくなるためにどれほどの時間が必要なのかは誰も知らない。小さな無脊椎動物のほうにもなかなかの記録がある。飼育されているタランチュラは数十年生きたし、コウチュウ（甲虫）には九年生きるものもある。ミミズでさえ六年は生きられる。それはミミズの捕食者であるトガリネズミの三倍である。どれだけ生きられるかということには自然界の食物連鎖はほとんど関与しない。

老年学者は珍妙なものが好きで、長生きしたラットのサナダムシはその最たるものである。寄生虫は宿主の寿命に合わせていそうなものだが、そうではない。寄生虫の寿命のほうが長い。宿主のラットが年寄りになるたびにサナダムシを別のラットに外科的に移した人がいる。そのサナダムシは数匹の宿主より長生きをして一四年間も生き続けた。その研究論文の執筆者は、身をもって試さなければ完成した研究として受け入れないという旧弊な学校の寄生虫学者だった。ラットのサナダムシは研究者自身の腸ではかろうじて二カ月しか生きられず、味にうるさいサナダムシだったか、それとも人間の免疫システムの打破方法を学習していなかったかどちらかだろうということしかそこからは判明しなかった。

無脊椎動物の老化を一般化するのは危険だということを見てきたが、まだいくつか珍しい話がある。たいていの無脊椎動物の寿命は天気や季節に左右されるから、温血の種ほど厳密には定まっていない。寒いときには生命活動が低下し、それに伴って成長や老化もペースを落とす。昆虫の生活史のいくつかの段階は、他の段階よりはるかに柔軟性がある。ヒオドシチョウの最初の子供たちは成虫になり真夏までに死ぬが、最後の子供たちは蛹か成虫として休眠状態になり、冬を生き延びる。融通のきく生活史は生殖を最大限まで成功に導くものであり、アメリカのバッタ類の中には他の及びもつかない例がある。それは大型のバッタで、一五年にも及ぶ年月を樹液を吸う若虫《じゃくちゅう》として地中で暮らし、ようやく成虫として地上に現れると約一カ月でその生涯を終える。どれほど長く待機していても老化の秒読みは地上に登場するまでは始まらない。こういう柔軟性のある例は哺乳類の世界ではずっと少なく、それほど感銘を与えない。一部のシカ、アザラシ、アナグマは、母体の生理機能が着床に好都合な時を知らせるまで、ときには一年に及ぶ期間、受精卵が子宮内に休止状態のまま待機している。子宮の中で時間を止めることができる。

記録的な寿命の保持者は動物ではなく植物である。巨大さにおいても、延々と生き続けることにおいても、私たちは樹木の前ではちっぽけな存在にすぎない。イギリスの田舎のずん切りのオークやセイヨウイチイは、いくつもの歴史的な出来事に立ち会ってきたにちがいないし、なかにはまだ樹木が崇拝されていた頃にすでに立っていたものもある。初期キリスト教の伝導師たちは故意に、異教徒に崇拝されていた古樹のそびえる木立の中に教会を建てたのかもしれない。スコットランドのフォーティンガルにある教会の庭のセイヨウイチイは、それぐらい長く生きてきたかもしれないが、うわさされているように何千年もではない。もっと確かなのは、ハンプシャー、セルボーンのギルバート・ホワイト師の教会の庭のセイヨウイチイである。一九九〇年一月の大風で根こそぎ倒れたとき、樹齢は約一四〇〇年だった。巨大な樹幹七・九メートルの木を元に戻そうという空しい努力は実らず、木と教会が共に新たな千年を生きていく希望のシンボルとして、村の最高齢者である九十一歳のミス・トゥルーディ・アトキンソンの手で切り枝が植えられた。樹木の芽吹きは、ヨブ記の作者にも心の浮き立つときと映じた。「木には希望がある。たとえ切られても新芽を吹き、若枝は絶えることがない。たとえ根が地中で老い、根株が土の中で枯れても……」と。

古木はいまでも畏敬の念を与える。アメリカの国立公園制度の考案者、スコットランド生まれのジョン・ミュアーは、アメリカ西部諸州の大木を保護することの重要性に早くから気づいていた一人だった。セコイア(ジャイアント・レッドウッド)は陸上の最大の生き物である。樹高は九〇メートルを越えることもあり、それほど高くないものでも幹は直径九メートルにもなる。それもそのはず、セコイアは世界で最年長の生き物に属し、二〇〇〇年か、もしくはそれ以上を生きながらえている。ミュアーにとってセコイアの耐久力という特質は、その堂々とした姿に見合った美徳なのだ。セコイアはミュアーにこういう思いを抱かせた。

［セコイアは］非常に高齢だ。いまも生きている何千本というセコイアの木は、コロンブスがスペインから出帆してきたとき、すでに自らの樹齢を十世紀単位で刻んでいたし、幼い救世主のもとへとカルデアの賢人が星に導かれたときには青年期か中年期の盛りだった！　人間にとってセコイアは、昨日も今日もいつまでも変わらない永続性の象徴である。

大木から自分たちが小さき者であることを教えられるというのは、大多数が同意する感覚だろう。近頃では何でもが変わってしまう。一〇〇〇年をかけて大きくなり、度重なる森林火災を生き延びてきた樹木も、チェーンソーにかかれば三〇分で伐り倒され、すぐさまガーデンセットやマッチ棒になる。森林が伐採されるとき、私たちは、地球上の尊敬に値する生き物のあっという間の死滅に立ち合っている。もっとも老いた植物がしばしばもっとも多くの種子をつくり、その遺伝子の真価を証明してきたのだから、これは問題である。

巨大なセコイアは偉大な長寿者ではあるが、いちばん長命の針葉樹というわけではない。同じ科に属するカリフォルニア州シエラ・ネバダ山脈のブリスルコーンパインは、高さは一五メートルしかないが、この生育の遅い木のなかにはアブラハムが古代都市カルデヤルのウルを出立したとき、すでに立っていたものもある。五〇〇〇年以上の樹齢が推定されているものもあり、しかもいまも成長している。そのうえ、この木は最後の最後まで豊富に種子をつくり続ける。

さらに古い植物を見つけるためには、南西部の州にまたがるソノラ砂漠へと私たちは山を降りなくてはならない。途中、非常に背の高いキタハシラサボテンを見かける。一五メートルに達するかという高さで、両手をあげたポーズで立っている姿は過ぎ去ったカウボーイ時代の象徴だ。このサボテンはじつに印象的だがせいぜい数百歳なので、魅力の点では劣る私たちの探し物の前ではまだほんの若造である。

砂漠の地表低くに、ともすれば見過ごしてしまうが、発育不良のようなハマビシ科の常緑低木が這っている。中心部が枯れると外側の部分から新しく発芽し、非常にゆっくりと直径六メートルほどのリング状になる。砂漠の気候の気まぐれな変化で枯死しなければ、ハマビシ科の常緑低木は無際限に、つまり控えめに見積もって、少なくとも一万年は生き続けることができると考えられる。

これがもっとも古い植物の一つだと言い切れば、個体に対する通常の概念を明らかに拡大解釈することになる。ハマビシ科の常緑低木のなかには最後の氷河時代のあと、氷河がさらに北方地域に退却した頃に根づいたものもあるだろう。有性生殖の遺伝子の更新によって途切れたことがないのだ。細胞の一部に影響を及ぼす突然変異の可能性は別として、おのおのの植物はその長い歴史を通して遺伝子的には均一であり、したがってクローンである。

多くの植物は、自分自身を自力で増殖するためにこの方法を採用していて、それ以外のものも、やむを得なければクローンをつくることがある。さらにドラマチックな例をサンフランシスコの北三〇キロメートルほどにあるジョン・ミュアー・グローブで今日でも見ることができる。巨大なセコイアの根元から無性で発芽した新芽は、空をおおう葉叢の陰になって発育が妨げられる。だが大きな幹が枯死し、すっかり葉が散ると、その場所を張り合うかのように出番となった「新しい」木々が上へ向かって枝を伸ばす。この同じ幹からのクローンによる木の引き継ぎは、何千年でも続けることができる。そこではどれもこれもが父親にそっくりであり、これは命あるものが不死に迫り得る道である。園芸家は、受粉によって遺伝子の純粋性が致命的な影響を受けるのを避けるためにクローンの利点を活かす。記録によると、リンゴの木やブドウの木には、接ぎ木で八〇〇年以上も途切れずに続いているものがあるという。栽培作物には無性繁殖に向いているものがあり、バナナなどは有性繁殖がまったくできない。

だからといって無性繁殖をするために野菜になる必要はない。学校の実験室の水槽にいるヒドラは、古い「ヒドロ根」から何度でも成長しはじめることができる。腔腸動物のサンゴ虫も同類で、コロニーを構成する単体の個虫から礁《リーフ》をつくりあげ、数百年に達することがある。単細胞動物や単細胞植物もこの方法で繁殖するが、なかにはパートナーと性的接触をもつメリットを習得したものもいる。

何年か前に原生動物は不死かという議論が激しく戦わされた。ゾウリムシ属の「メトセラ」という小さなスリッパのような形をした繊毛虫は、培養で何千回も分裂すると言われていた。実質的な意味で、それは不死であるとみなすことができた。その後、この生物がこっそりセックスにふけることが判明し、以前の議論が再燃した。この手段を抑制されるとメトセラは衰えていった。

さらなる研究により、高等動物にとっては遺伝子全滅を意味する独身生活が、可能であるばかりか常態である微生物がいることがわかった。各細胞は母と娘の区別がない二つのまったく等しい個体に分裂する。適した条件下では、このプロセスを明確な限界なしに続けることができる。こうした微生物にとって、自己の生き残りと再生産はまったく同一のことになる。個体の同一性《アイデンティティ》や次世代といった通常の概念は無性生殖の世界では役に立たず、私たちは奇異な結論に行き着くことになる。一個のクローンの細胞は次から次に分裂して巨大に広がることがあるから、その「身体」は一時に一大陸ではおさまりきらないほど大きな存在になると言い得るのである。

高等生物のようにバクテリアも年をとるのかという疑問はまた別の論議を呼んだ。ときどき、大昔の人間の遺体の中やマンモスの腸の中や、石炭層の中でもバクテリアが生き残っているのが発見される。残念ながら、その本当の古さは標本への二次的なバクテリア混入の可能性を除外することが困難なため、たいていはっきりしないが、おそらくバクテリアは、とくに胞子の形態で非常に長い期間を生きることができるのだろう。苛酷な条件下におかれてバクテリアが分裂する能力を失ったとしても、それは真の老化というよりストレス反応である。ある種の細胞の原形質はいつまでも生きることができる、というところまでしか私たちには言えない。

生活史の進化

寿命の長さや様態は、非常に多種多様で不可解に見えるかもしれないが、少しは理解できるものであることが判明しつつある。大部分の種の老化はたった三つのタイプのどれかに当てはまる。まず、一回の熾烈な生殖活動後に直ちに老化が起こるもの。その好例はアンテキヌス・ストゥアルティイである。私たちにはあまり馴染みのない話だが、動物界全体ではこれがほぼ標準型である。二番目はゆっくりと老化し、何度か繁殖の機会をもつことを特徴とするタイプ。このタイプは性質よりも度合いに大きな違いがある。

相違としては、どれほど速く衰弱するかということと、生殖が主な引き金になるかどうかが本質的に問題となるからだ。第三のタイプは最大の生き物と最小の生き物のなかに見られるもので、どうやら高等動物には見当たらない。個体は際限なく長い期間を生きることができ、老化の変化は現れることがあっても見分けられないほどである。このタイプは、さまざまな種がありとあらゆる差異を示す自然界の連続体《スペクトル》の中でも末端に位置する。

原形質の生き続ける力に明確な限界はないかもしれないという結論に、奇妙な印象をもたれる読者もいるだろう。劣化は「自然の摂理」だといまだに広く考えられているが、生き物は進化して策略に長け、細胞には衰退の原則を巧みにかわすものもある。さらに、ある有機体が他のものより傷つきやすい理由を発見するためには、外的な要因に目を向けるより細胞の生物学に目を向けるべきである。あらゆる動植物が宇宙の放射能と化学公害の雨にさらされているが、この共有している同じ環境が寿命にきわめて大きな違いをもたらし得る。もし活力と耐久力の違いが組み込まれているとすれば、老化には遺伝的な原因があるにちがいない。そしてもし遺伝子が関係しているとすれば、その現象の背後に進化の原理があるにちがいない。

老化の起源への洞察が生物学的な了解に地殻変動を起こしている。誰にもまして古い考えにショックを与えたのは、カリフォルニアの科学者キャレブ・フィンチである。老化の問題を解明し、その悪影響の転覆を図るだけでは物足りないらしく、彼はアパラチア地方の古い音楽の復興者としてフィドルを演奏する時間まで都合する。彼の記念碑的な大著『老化、寿命、ゲノム』は、長年にわたって蓄積された膨大な情報の精粋である。知識は増えていくから彼のような気の遠くなる仕事を繰り返すことは、たとえとびきり

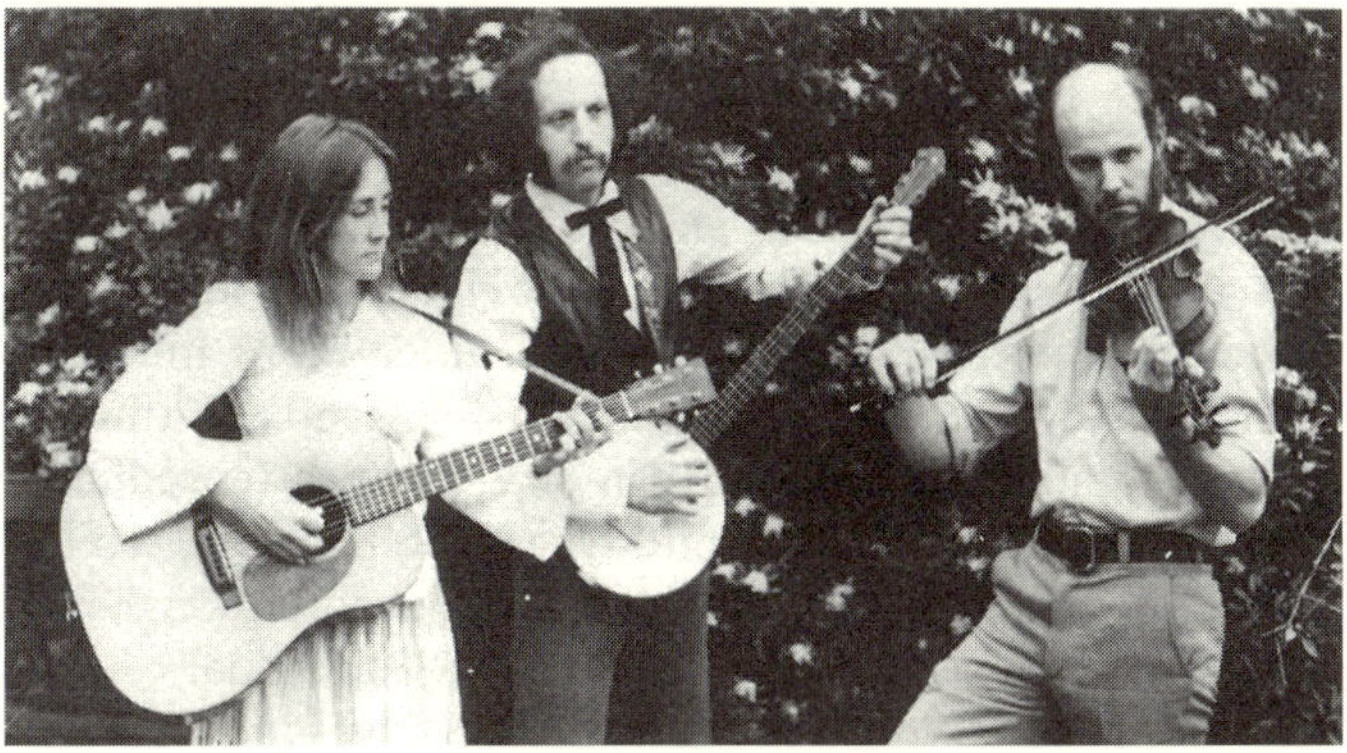

キャレブ・フィンチ（右）は、われわれの時代の卓越した老年学者の一人。友人たちと昔の山岳音楽を復活させて楽しんでいる。

エネルギッシュで構想力のある人でももうできないだろう。フィンチは、寿命は一度だけでなく幾度も進化してきたと結論を下した。広く受け入れられていた見方は、「老化は……有性生殖にとって避けがたい帰結である」というものだった。比較的最近わかった予想外の新事実によれば、祖先の細胞が性を見いだしたとき、青天の霹靂のように老化が生命の歴史に入ってきたという考え方を私たちは捨てねばならない。比較生物学の証拠がそれは真実ではないと言う。老化する有機体の中に、性をもたないものがいることがわかったのだ。

フィンチの言うところによれば、「[短命な生き物の] 進化による変化で……はるかに長い寿命をもちごくわずかしか老化しない……きわめて近い種が生じることもあり得る」。寿命が永久に固定している種はなく、自然淘汰の力によって寿命の上限が全体として動いた可能性はある。もしこれが理論的に動物全体に当てはまるなら、動物の細胞一つ一つにも当てはまるにちがいない。動物自身と同様に、細胞は千差万別の生活史と寿命をもっている。究極的には、まずどんなことでも起こり得る。細胞における短命のプログラムや細胞の自分を再生する能力の喪失は、種を永遠に拘束するものではない。多くの世代を経て、プログラムは寿命を短くも長くも書き換え可能であり、死すべき運命から細胞が自らを解き放つことさえあるかもしれない。これはある難問を解明する。太古に属するサメ科やエイ科の魚は、細胞が新しい卵子をつくる能力を失うので胚子の段階で作られた卵子で間に合わさねばならない。さらに高等な硬骨魚や両生類が現れたとき、その同じ細胞は自分自身を再生する方法を身につけていたが、何とも不思議なことに、鳥類と哺乳類が登場したときにこの特性は再び姿を消した。

これが発生の進化過程であると確信することはできないが、同一タイプの細胞のこんなにも著しい違いは、進化によっていかに容易に生命過程が形づくられるかということの証拠となる。遺伝子であれ、ホルモンの影響であれ、生活史をコントロールするレバーが寿命を少し延ばす方向にどのように引かれたのかを、私たちは想像することができる。これは決して根拠のない推測ではない。すでに実験室で研究中の多くの種で最大寿命を延ばすことが可能になった。研究者の世界には用心深くはあるが楽観的な気分が漂っている。しかし、さらに優れた理論を見つけることがどれほどエキサイティングでも、実験結果がどれほど注目すべきものであっても、私たちは老年学が人間の運命に対してもっている意味により大きな関心がある。科学者たちの上機嫌にもかかわらず、私たち自身の老化への態度はほとんど変わっていないし、往々にして偏見と迷信と無知がはびこっている。

第3章 老いた父、ウィリアム

「もうお年でしょ、父さん」と若者はウィリアムに言った。

ルイス・キャロル

偏見と直観

誰もが長生きをしたい。だが、誰も老いたいとは思わない。私たちは若さがもてはやされ、若さが美しさだという時代を生きている。老齢を待ち望むならそれは価値になるだろうが、私たちは健康や社会的地位が急降下していくことを恐れている。たいていの人は老化について悲観的で、それを生物学的な裏切りのようなものだと思う。いわゆる壮年に達し、子供たちを育てあげ、（もし幸運ならば）中年になってやっと得た経済的なゆとりを自由に楽しめるようになったとき、いつのまにか待ちかまえていた「時の翁」の姿がちらりと目に入る。それからの歳月が、たとえ健康で経済的に恵まれていても、まわりが老いをどう見ているかということから私たちは逃れることができない。たいていの人は自分の年齢そのものではなく、自分が支払うものをひどく恐れている。とくに醜さと依存が案じられる。シェイクスピアは人生を七つの役柄に表現した。最後の七つ目は、「再び幼子に、つまり忘却の彼方へ、歯もなく、目もなく、味もなく、何もない」。

非常に年のいった人の前で多くの人が居心地悪く感じ、また一方で、無意識か意識的にか恩着せがましい態度をとる人もいる。オーストラリアのフェミニスト著述家であり文学者のジャーメイン・グリアは、老いの恐れを「高齢恐怖症（anophobia）」と呼び、女性が年をとることだけでなく性的魅力を失うことにも傷つく二重の汚名だと声高に非難する。私たちは若々しい美しさやバイタリティーを賛美し、いつまでも尊重される魅力的な年齢に立ち止まっていたいものだと思う。オスカー・ワイルドの戯曲でブラックネル夫人が言うように。「ロンドン社交界には大変高貴なお生まれで、御自分のお好みで三十五歳のままの御婦人が大勢おられます。ダンブルトン卿の奥様は……四十歳になられたのはずいぶん昔のことですが、そのときからお年はずっと三十五歳です」。

時代ごとに理想とする年齢がある。イギリスやアメリカではおそらく百年前より現在のほうが若くなっているが、世界の多くの地域では老人がいまも尊ばれる。伝統的な共同体では、重んじられる「古老」の一員として認められたいと男たちは望む。長生きは徳と賢明な生き方のしるしであり、つまりは神の恩寵なのだ。その知恵によって古老は尊敬され、あらゆる重大な局面で意見を求められる。しかし現在、技術の変化は老人を不利な立場に追いやっている。急速に変化する世界にうまく対応する条件を備えているのは、若い人たちである。

老人たちの過去における貢献はすぐに忘れられ、今日では社会の重荷だとみなされることが非常に多い。

ただし百歳というとくに根拠はない年齢に達したときだけ、おとしめられていた地位が遅ればせに逆転することを期待できなくはない。百歳を寿ぐためには幸運か、慎重さか、あるいはその両方が必要である。だが、百歳を特別視するこの傾向でさえ、百歳以上の人が物珍しくなくなるにつれて姿を消すように思われる。私たちは長生きになっているし、二十世紀初頭の高い出生率が各年齢層を増やしている。過去三〇年のあいだに百歳を越える人の数は六倍になった。ベビーブームに生まれた世代が百歳の大台に乗るときにも、やはりまれな特権ではあるだろうが、王室からの祝電を受け取る栄誉は実質的に目減りするはずだ。

もはや高齢者が若い人の尊敬を当然のこととしては得られないにしても、私たちはやはり年をとった人の「気概」に感服する。プールのいちばん高い飛び込み台からダイビングする勇敢な老未亡人にも、研究室から引退することを拒否する科学者にも。彼らは、その年齢になったとき自分もそのように力強くあるかもしれないという希望を与えてくれる。とりわけ、私たちはユーモアのセンスのある老人を愛する。自分では変えられないことを笑って受け止められないなら、私たちは死すべき運命と折り合いをつけることができないだろう。ルイス・キャロル、『不思議の国のアリス』を書いたオックスフォード大学の数学者はこう言った。

「もうお年でしょ、父さん」と若者はウィリアムに言った。
「髪もずいぶん白くなった。
なのにあなたは年がら年中、逆立ちをしている。
いい年をして、それでいいとお思いですか」

「若いときは」と父ウィリアムは息子に答えた。
「こうしていると頭が変になるかもしれないと心配したものだ。
だが、いまだにまったく何ともない。
何だっていまさら心配することがあるものか」

キャロルは、「父さん」がいま身をさらしている危険は、若いときの危険と比較して統計的には重大さが減じていることを巧妙に指摘した。人生で残されている年数は常に減っていくのだから、それは疑う余地がない。健康のために喫煙や飲酒などのささやかな道楽をやめることは、年をとれば残りの年数が短くなるからさほど重要ではなくなる。これは、いつかは老化の波が他のリスクを追い抜くからという数学上のことで、生物学的根拠によるものではない。経済学者ジョン・メイナード・ケインズが、「長期的に見れば、われわれは皆死んでいる」と述べたように。

世間一般のペシミズムと対照的に、老化に徳を見、年をとることを楽しみに思わせ、勇気づけてくれるものもある。元気づけられるのは、「古いバイオリンで弾くのにうってつけの曲がたくさんある」とよく言われることだ。私たちは老いていくことをなるべくいさぎよく受け入れるように期待されていて、運命に唯々諾々として従うというステレオタイプに自分を合わせることを拒絶する人は、非難の目で見られがちである。高齢者差別の傾向は社会に広まっていて、老人の自分自身への見方に影響を及ぼしている。多くの老人はごくわずかなことしか期待していない。その事実が羞恥心のもとにちがいないし、それは私たち全員にとっての重大事である。

なかには太古を繁栄と長寿の黄金時代だったと見る人もいる。ヨーロッパでは、都市が過密化し、疫病が流行した中世になって環境が悪化したのは事実だが、原始人はたいてい若いうちに死亡した。人間の遺体化石はめったにないし、判断するのがむずかしいが、普通の人はだいたい二十歳ぐらいまでしか生きていなかったということは言えそうだ。平均余命は、有史前の長い期間（数百万年前のアウストラロピテクス属の猿人から約一万年前の新石器時代の農耕者まで）、だいたい同じだったと思われる。現在も少数はいる採集狩猟生活者の種族は、先祖よりもかなり長い平均五、六十歳の寿命をもつ。この寿命の延びは驚異的で、部族民が外界との接触でどれほど影響を受けてきたかを示すものだろう。

過去の人々の生活は厳しく、障害をもたらす病気に万全の防御をそなえていたとは言いがたい。関節炎や他の変性疾患があったことを示す徴候が、三万年以上前、現在のイラクにあるシャニダー洞窟に住んでいたネアンデルタール人の骨から見つかっている。史料によれば、ヘブライ人を紅海まで追った古代エジプトの王《ファラオ》ラメセス二世は、王者の生活にもかかわらず（あるいは、おそらくそれゆえに）、いまの人と同じように晩年には循環系の病気で苦しんだ。昔の人生は、たとえ富裕で権力があっても決して健康と長寿の幸せな暮らしではなかった。

おそらく二十世紀は、西欧の人々が孫の成長を見るまで自分が生きていることを期待できる初めての世紀だった。いつの時代も高齢まで生きる丈夫な人がいるにはいたが、それは例外的であった。一世紀前に生まれた男子一〇〇人中、四十四歳以上まで生きていたのはたった五〇人。その姉妹たちはそれより長生きだが、それも一、二年でしかなかった。四十代まで生き続けた人たちはもう二〇年、あるいはもっと生きていただろう。若いときに伝染病に打ち勝ったことで、その後の発病に対して免疫性を獲得していた。

それでも今日の退職年齢まで生きていたのは四人の赤ん坊のうちで一人しかいない。彼らのひ孫たちは現在、より衛生的な環境で大きくなり、七〇年ないし八〇年の平均寿命をもっている。長生きの黄金時代があるとすれば、それをまさに私たちは享受している。

かつて人々は、現在よりずっと早くに「老いる」と考えていた。二十世紀初頭まで、やぶ医者もまともな医者も、若返り治療に五十歳の患者を受け入れていた。ジェイン・オースティンやジョージ・エリオットの小説の登場人物は、この年齢で初老とみなされている。彼らの作中人物の幾人かの家から遠くないところにバース寺院があり、その壁に掲げられた石板には、当時実在した人たちの名前と年齢と埋葬の日付が記されている。出生年は開きが大きくさまざまだが、平均寿命はわずか五十歳である。名もなく埋葬された貧しい人々の寿命は、まちがいなくもっと短いものだった。

大勢が年若くして死亡した。たいていは子孫を残すのにさえ若すぎた。当時の不衛生な状況では伝染病が蔓延していたから、幼少期の死亡率は高い。百日咳や猩紅熱《しょうこう》、ジフテリアが若い家族を苦しめた。成人では結核が死因の第一位だった。貧しい食事が脅威となって追い打ちをかけた。これらの問題に有効な解決策はなく、病気になれば良い看護と祈りに望みをかけるしかなかった。中世には、コインの片面に気味の悪い絵が刻まれていて、いまもそうであるように、助かるのは運しだいだということを人々に思い起こさせた。ビクトリア時代［一八三七～一九〇一］に健康状態と平均余命は徐々に向上したが、一九六〇年代に入るまで、女性が聖書に記された七〇年の寿命を全うする可能性は五分五分だった。環境上の惨事や新たな世界的流行病がなければの話ではあるが、私たちは平均余命がもう少し延びることを期待できる。

種の寿命の上限を確信をもって言うことは、とりわけ大多数の個体が不慮の死に見舞われる種の場合には、驚くほどむずかしい。セコイアやブリスルコーンパインのような長命の樹木は、若木のときに大部分が枯死するので、とくにむずかしい。生き残った少数の樹木を病気はその後もほとんど同じ勢いで襲う。哺乳類で見られる病気や衰弱の確かなデータは集まっていない。したがって、それぞれの種の寿命はまだわからないし、固定した限界というものがあるかどうかを言うことさえできない。

二十世紀初め、パリに住んでいたロシアの高名な免疫学者エイリー・メチニコフは、彼の時代の多くの優れた生物学者と同じく老化のプロセスに深い関心を示した。彼は死亡のリスクは生涯のどの年齢をとってもほとんど同じだという印象を抱き、人間の寿命の限界はほぼ一〇〇年であると提唱した。これは、ヨーグルトが老化を食い止めるという彼の学説と同じように、とんでもなく楽天的に見えるかもしれない。それでも、彼の推測がまったくばかげたものであるとは言えない。なにせ彼の時代には死因の大部分が偶然の伝染病であり、聖書には族長の長命が記されていた。そのうちに統計学者たちが、もう一年を生き延びるのはある年齢を越えるとしだいにむずかしくなるという理由で、彼の誤りを指摘した。

人間の平均余命を延ばした功績の大半は、周産期と幼児期の死亡が減ったことにある。むろん医療分野がその栄誉をひとりじめにしそうだったが、トーマス・マッケオンという人物によってその陣営から鋭い反証が提出された。このバーミンガム大学の公衆衛生学の教授は、医学を英雄視する伝統に反感を抱いていた。彼は、平均余命向上の主要な推進力は社会変化であるということを明らかにするために証拠を集めた。ビクトリア時代末期には公共事業への投資が盛んで、公共の上下水道が進歩をとげた。同時に大衆の生活レベルが向上したことで、人々は良い食事をとり、住環境が改善された。また、避妊手段はコンドームと中絶性交と禁欲しかなかったが、家族の人数は減少していく傾向に入り、それによって家族一人一人の所得の割当額は大きくなった。

多くの改革運動家と同じように、マッケオンは自分のホームグラウンドに球を打ち込もうとして事実を誇張した。その頃、突然に多くの伝染病の勢いが衰えかけていて、種痘の集団接種の開始と新薬の開発が大いに有益だったことも疑問の余地がない。

生命表

人間の寿命を正確に予言することに、誰よりも大きな利害関係をもつ職業人は保険計理士である。一九九六年の数字によれば、二五万ドルの生命保険には、三十歳の男性が今後一五年間の保証を求める場合、週に六ドルほどかかる。その人物が危険なスポーツをしていたり、あるいは喫煙者であれば、掛け金は一二ドル近くになる。同じ年齢のタバコを吸わない女性は六ドルもかからない。なぜならその女性はより長く生きると期待されるからだ。彼が五十歳になったとき、その同じ男性はその後の一五年間の保証に、現在の率で週に三〇ドル（もし喫煙者であれば四五ドル）支払わねばならない。七十歳になると、八十五歳になる前にその人が死亡するという相当の可能性があるので、掛け金は非常に高くなる。

保険期間が切れる前に死亡する可能性を統計的に予測するために雇われている保険計理士がいる一方、将来の人口の増減と年齢構成を見積もることが仕事の政府機関の保険計理士もいる。どちらもが任務を遂行するために生命表と呼ばれるものを使っているが、それは「死亡表」と呼んでも間違いではない。

スコットランド住民の最近の生命表を抜粋したものを90ページに掲載した。一〇万人の男性と女性の出生時から始まって全員が死亡するまで、年ごとの生き残っている人数を概数で予測する。多くの点で出生時の平均余命（つまり平均寿命）が、それ以降の年齢に比べてもっとも興味深い統計値である。というのも、それが国民の健康状態の良い指標になるからだ。健康であれ病気であれ、赤ん坊の最初の集団が半数になる年齢が平均寿命である。スコットランドのその数字は、目下のところ男性は約七十歳、女性はほぼ七十七歳を示している。これは一八八八年に比べて六〇パーセント以上高くなっていて、いまもゆっくり上昇している。

これで健康状態の国際リーグにおけるスコットランドの順位は上がるだろう。いや、もし進歩がもっと速くなればの話だが。しかし実情は、平均余命のリストにおける国の順位は前回のワールドカップの順位とだいたい同じである。国民の健康状態は、歴史的進歩の不変の法則といったものによって引き上げられるものではないし、常に引き戻される可能性がある。平均余命の高さは繁栄と生活水準の向上に依存しているが、全般的に見て、より健康であるためには富の分配が不可欠である。スコットランドの首都エジンバラにさえ、社会的に取り残され、冠動脈心疾患の割合が他の地区の六倍にのぼる地域がある。生命表の統計的な正確さにも、社会の深い裂け目が隠されている。

スコットランドの平均余命は、イングランド、ウェールズに少しばかり後れをとり、イギリスはこの二〇年間で世界第十二位から第十七位にすべり落ちている。日本がリーグのトップにいることには、日本の経済的な成功のなかに何か理由がある。対照的に、ナイジェリアの村落の平均寿命は四十三歳である。生まれてくる子供のうち、ほぼ四分の一が五歳の誕生日を迎える以前に死亡する。ナイジェリアの都市部に

スコットランドの生命表（1988）

10万人の男女同時出生集団中の生存数と年齢別の平均余命

	男子		女子	
年齢	人数	平均余命	人数	平均余命
0	100000	70.5	100000	76.7
1	99050	70.2	99320	76.2
2	98980	69.2	99280	75.3
3	98940	68.2	99250	74.3
4	98890	67.3	99230	73.3
5	98850	66.3	99210	72.3
10	98740	61.4	99140	67.4
15	98610	56.4	99070	62.4
20	98160	51.7	98940	57.5
25	97620	47.0	98790	52.6
30	97090	42.2	98490	47.7
35	96430	37.5	98270	42.8
40	95560	32.8	97740	38.1
45	94150	28.2	96910	33.4
50	91760	23.9	95470	28.8
55	87840	19.9	93270	24.4
60	81550	16.2	89430	20.4
65	72110	13.0	83260	16.7
70	59240	10.3	74430	13.4
75	44070	8.0	62750	10.4
80	28090	6.1	47750	7.9
85	14020	4.6	30790	5.9

スコットランド登記所の好意による

スコットランドの年齢別の平均余命（年数）

年次	性別	0歳	15歳	45歳	65歳
1888	男子	43.9	43.9	22.6	10.8
1888	女子	46.3	45.6	24.6	11.9
1988	男子	70.5	56.4	28.2	13.0
1988	女子	76.7	62.4	33.4	16.7

スコットランド登記所の好意による

住む人たちは、村落の人たちより収入も生活水準も高く、それでも平均寿命は五十歳である。国民総生産やマクロ経済学の指標と同じく、平均余命は全般的に富の社会的格差に影響される。したがって、はなはだしい貧富の差を抱えるアメリカはリストの下のほうの十五番目にいる。きわめて公平な富の分配が行われる国々、たとえばアイスランドやスイス、スウェーデンは、このリーグのトップに近い位置を占めている。

しかし、たとえ生活水準がよくなっていっても、私たちが生き続けられる生物学的限界に近づいていくと伸び率は逓減してゆくだろう。何世紀にもわたって、幼児は平均余命が二五年、青年は一五年、四十五歳は六年、六十五歳はたった二年だった。伝染病に対する社会的、医学的な闘いは、老化プロセスそのものの厄介な問題と比べれば相対的に容易だった。中高年の人たちの平均余命の統計を大きく向上させるためには、根本的な生物学的解決を待たねばならないだろう。なぜなら一つの病気、たとえば心臓病につまずかなくても、癌とか脳卒中などのほかの病気で倒れるからだ。

死の勾配

すべての生命表には、一定の年齢を越すと次の年齢層に達するのがしだいにむずかしくなるという共通する数学的な原理がある。この方程式は十九世紀の初め、エジンバラの保険計理士ベンジャミン・ゴンパーツによって考え出され、それに基づいて描かれたグラフは、じつに適切にも「死力の勾配（force-of-mortality slope)」と呼ばれた。生物学者がゴンパーツ方程式を使うのは、それが動物や人間の成長と老化の速度にうまく適合するからである。それは老年学の $E=mc^2$ となった。

ゴンパーツは、成人が自然な原因で死亡する確率は八年ごとに二倍になるという重大な発見をした。さらに興味深いことには、私たちが知るかぎり、この数字は地球全域のあらゆる人種に当てはまり、少なくとも信頼できる統計のあるビクトリア時代以来、この数字は変わっていない。この指数方程式は人類に共通の特質の一つである。それは私たちが受け継ぎ、子孫に代々伝える何かであり、死力の勾配は年をとるにつれて生命は壊れやすくなることを示している。急いで階段を上ることも、体操をすることも、かつては安全だったことが危険になる。

私の人生で、私が四十七歳で死亡する可能性は三十九歳のときの二倍である。私がもし五十五歳になったとすると、死亡する可能性はさらに二倍になる。八年ごとに倍になっていき、事実上、存在しなくなる年齢まで続く。これは理論だが、寿命に関する世界中の記録は、多少低めではあるがうまく合致する。ただし、ごく小規模な少数民族の場合は数学的な厳密さは通用しない。

生命力ではなく死から老化の尺度を考えることは邪道で、高齢であっても活力が残っていることが考慮されていないように思われるかもしれない。問題は、研究者がもっと良い物差しをまだ見いだしていないところにある。それに死亡率は生命力の逆のものである。老年学の陰画《ネガ》である。死亡率には少なくともあいまいではないという申し分のない長所があるので、それを使っても謝罪しなくていいと私は思っている。

死亡率の勾配は、生物学がさまざまな種の老化の速さを比較するさいのきわめて実用的な道具であり、それによって実験的な治療が実際に老化のプロセスを遅らせたかどうかを確認できる。自分の生涯を足早に駆け抜ける小動物の場合は、もっと長い期間を生きている動物よりもずっと急な傾きを示す。ハツカネズミのグラフの傾きは八〇日で死亡率が二倍となり、ショウジョウバエの場合は八日である。われわれ人間が八年であるのは感謝すべきだろう。海鳥やコウモリ、爬虫類では、もっとずっとゆるい勾配になり、したがって似た大きさのネズミやウサギ類より老化の速度は遅い。カメがウサギを追い越す寓話は、老年学にこそぴったりなのだ。

他の哺乳類よりも人間は長く生きるから、私たちの勾配がもっとも好ましいと期待されるかもしれない。けれども、ロサンゼルスのキャレブ・フィンチとその同僚によれば、それはいままで考えられていたほど特権的なものではない。ある程度長生きをする種の勾配には、上を行くとまでは言えないにしても、私たちの勾配と類似している場合があることを彼らは見つけた。この明らかな矛盾は、老化のプロセスを比較するのに長生きのデータだけをたよりにすることの危険性を告げている。コウモリとサルはどちらも私たちと同様にゆっくりと老化が進む。しかしそれでも、人間の最大寿命の三分の一から二分の一以上を生きることはない。それは捕獲され「理想的な」条件で飼育されていても、野性の状態でも変わりがない。

　最大寿命は老化の勾配によって限定される。なぜなら、その勾配は死ぬ可能性が確実に増えていくことを示しているからだ。だが往々にして生物はまったく偶然の出来事で死ぬ。森林火災とか洪水とか、あるいは寄生虫に体内から蝕まれたり、外部の捕食者に食べられたりする。こうした危険性には年齢に伴うものもあるが、多くは老いも若きも等しく見舞われる。死亡率の勾配が示唆するよりもコウモリとサルが短命であるのは、すべての年代における多くの災難によるものである。もし常にさらされている死の危険を健康状態のいっそうの改善によって減らすことができるなら、われわれ霊長類の親類たちも私たちと共に長寿番付のトップに位置することになる。

　グラフや死亡率表を誰もが得意とするわけではない。そこで前世代の進取的なイギリスの統計学者が、画家にゴンパーツの方程式を絵で表現するように依頼した。カール・ピアソンはその絵を「寿命の橋」と命名した。かなり陰気だが、印象的な作品だ。人々が橋を渡っていて、そこで多くの危険に直面する。最初、生まれたばかりの赤ん坊は、骸骨が上から落とす祖先の骨に打たれる危険にさらされている。これは乳幼児期からの遺伝子に起因する病気による犠牲の巧妙な描写である。難を逃れて成長した子供らはどんどん橋を渡っていくうちに新たな危険、彼らを狙い撃とうと身構える狙撃兵たちに出くわす。武器は生命を脅かすものすべてであるが、橋に沿って狙撃兵は続き、向こうへ行くほど狙いは周到になる。始めは弓と矢、次はマキシム砲（水冷式機関銃）、次にらっぱ銃。最後には、精度としてはピアソンの時代における究極の武器、ウィンチェスター銃が通行人に照準を定める。早めにやられるのを幸運にも免れていた死すべき者も、ついには殺される。橋は向こう岸に着く前に壊れ落ち、すべては底知れぬ淵に沈むからであ

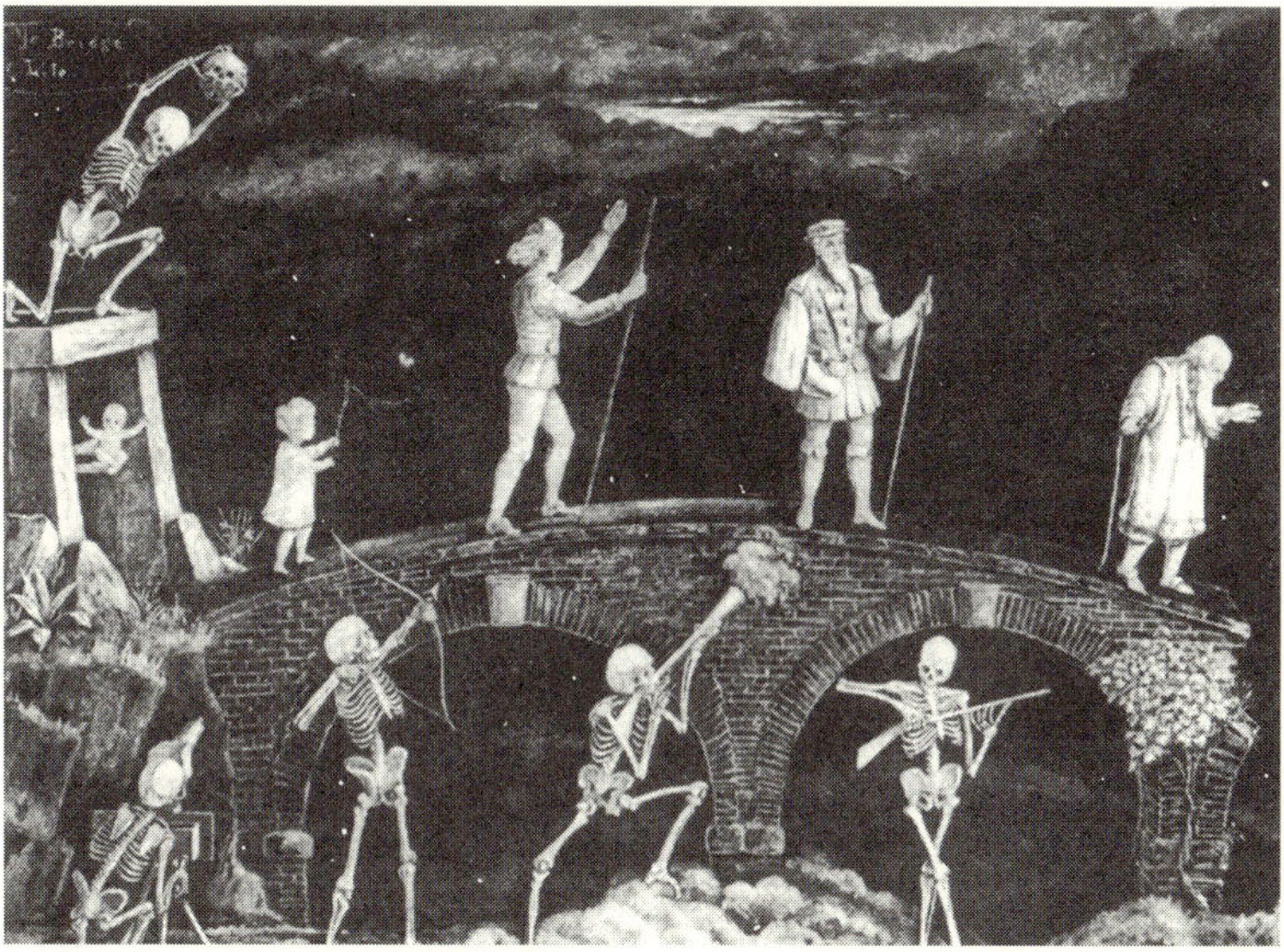

「寿命の橋」は、20世紀初めに統計学者カール・ピアソンが、人は年をとると共に死ぬ確率が増すことを表すために製作を依頼した。

る。これは誰一人引き返すことができない橋なのだ！

ピアソンのメッセージは冷静で簡潔である。つまり、人生は時の経過と共により危険なものになる。もしそうではなくて、私たちが青年期の低い死の危険性のままにずっととどまっているとしたら、何世紀も生き続けようと望むこともできるだろう。それなら橋はもっとずっと長くなるが、それでも橋は向こう岸には（それがどこであるにせよ）届かないだろう。セコイアやブリスルコーンパインでさえ、老化しないとしても不死ではない。枯死する危険性は非常に低いがゼロではないのだから、この古老たちすら永遠には持ちこたえない。

老化の定義に関していまだに無益な議論をする人たちがいるが、老化のプロセスは不可解なので驚くにはあたらない。あとを絶たない誤解の一つは、老化と成長しなくなることの混同である。誕生後、私たちは成長の割合が減ずる。それをフランスの小説家アナトール・フランスは、「われわれは生まれたときにすでに老いている」と言う。誕生した日から老化しはじめるというのは世間一般にある考えで、ある意味で、私たちの始まりに私たちの終わりが含まれているのは自明のことである。組織の成長率の測定値から、ハーバード大学教授チャールズ・マイノットは二十世紀初頭に、成長と損傷の修復力が衰えるとき、老化がその醜い頭をもたげるという結論を出した。今日、マイノットの理論は老年学の大家たちの支持を得てはいない。なぜなら、その完璧な論理にもかかわらず、人生の終わり近くに変性疾患が起こりやすくなることを予測できないからだ。時間の経過にしたがい身体には多くの変化が起きる。だが、それらは有害でなければ厳密に言えば老化ではない。生物学用語としては、老化は不適応の状態だけを指す。胎児のときの神経細胞や筋組織、卵細胞の消滅は、器官の適切な機能のための準備であるから老化とは言えない。コラーゲン繊維を硬くする交差結合《クロスリンク》の始まりもまた、同じ観点から老化ではない。

死亡率の勾配について非常に重要なことは、思春期を過ぎるまで、老化の傾度は大きくなりはじめないことである。もちろん死亡する子供もいるが、子供が死ぬリスクは幼年期から青年期に成長するときには高くならない。それどころか周産期は非常に傷つきやすいから、むしろその逆になる。思春期は、死の統計確率が天国へと上昇を開始する前の比較的安全な期間の終わりにあたる。保険統計数理的に言えば、老化は成人にとっての現実であり、子供に関しては老化は意味をなさない。

ゴンパーツの死亡率の勾配は成人人口における自然死の原因すべての総和であり、いったん上向きになると、飛躍的に速度を増したり小休止したり速度をゆるめたりすることなく、老化のペースは時と共に速くなる。これは私たちがたまに気づく久しぶりに会った人の突然の変化、フランス人が言うところの「年齢の一撃」を思い起こしてみると、直観に反しているように思われるかもしれない。他の人よりも急な傾きを登っていく人や、同じ年齢でも「年をとった」人がいる。しかし、個体の生物学上の年齢を測定するための別の方法が手に入るまで、確実なことは言えない。

人生における「段階」の数は、節目（通過儀礼）を重んじようとする人間の欲求のため、果てしのない論争が行われてきた。七はその数が特別で、聖書にも多く記載があるので好まれている。七に七を掛けることはとくに重要であると考えられていて、四十九歳頃に起きる閉経は、この迷信を確かなものに思わせてきたようだ。しかし、生物学はマジックナンバーの愛好家ではなく、出生後の人生を二つの段階でしか区別していない。未成熟期と成人期である。だから生物学は、引退する日を決めるのに何ら寄与するものではない。年齢だけで決定される通過儀礼は根拠がなく、人それぞれの成長と衰えを無視している。最近までイギリスの最高裁判所裁判官と聖職者は「生命の終わりまで、または不行跡あるまで」任ぜられ、学問の世界では、アメリカが一般の情勢とは逆行して、教授職の規定の退官年齢を最近になって廃止した。老化の政治学は、老化の生物学よりもはるかに変わりやすいものなのだ。

閉経は人生の第三段階の候補者だが、老化の勾配における閉経の影響は、年輩の女性が直面する他の問題よりも小さい。これは、閉経つまり生殖の問題が取るに足らないというのではない、まったくそうではない。生殖器官は他の器官と同様に（他の器官以上に、ではないとしても）老化に左右されるし、性ホルモンには女性が長生きできる有利な要因としての役割がある。

男女差

妊娠と出産の危険にもかかわらず、女性は長生き競争で常にパートナーをリードしてきた。人種の違いよりも社会階層の違いよりも性別は平均余命に大きく物を言い、それを凌ぐ要因は年齢そのものしかない。男性は女性ほど速く年をとらないというのは広く信じられている根強い誤解である。十八世紀に「男性の一生は女性の一生よりもはかない」と明敏な医師が記したとき、彼は真実に近づいていた。同じ理由から、男性はどの年齢でも、出生前でさえ、不慮の災難に見舞われるリスクが女性よりも高い。それを逃れれば、男性の死亡率の勾配と最大寿命は、女性のそれらと正確に見合う。イギリスの長寿記録では、現在女性は一一二歳、男性は一一一歳である。最近まで、最大寿命の世界記録の座には日本人の男性、泉重千代がいたが、彼は一九八六年に一二〇歳と二三七日で亡くなった。一九九五年にはアルルに住む元気なジャンヌ・カルマン夫人によって記録が更新されている。夫人は一世紀以上前、近くに住んでいたヴァン・ゴッホに鉛筆を売ったのを覚えている。カルマン夫人は一九九七年、一二二本のろうそくが輝くケーキで誕生祝いをした五カ月後に亡くなった。

二十世紀に配偶者よりも女性が一貫して早く死亡しているという証拠を見いだすことができるのは、世界でもっとも貧困にあえいでいる地域と北アメリカのフッター派のコミュニティ（受胎調節を禁じている）にかぎられる。健康状態の向上と妊娠を調節する有効な手段を得て、女性は男性よりも寿命が延びた。百年前、女性は五十歳まで生きると考えられていたが、それは男性よりも二、三年長いものだった。第二次世界大戦の開始までには女性の寿命の予想は平均六十歳に達するまでに延び、そのとき男性は平均寿命でまる五年も後れをとっていた。それ以来、男女差はさらに広がっているが、男性が徐々に追いつこうとしている兆しのある国もいくつかはある。

寿命の相対的な違いについては多くの解釈がある。普段の食事や喫煙習慣に男女差があるし、男性は健康なライフスタイルを身につけることで負けている。若い男性では偶発的な損傷や殺人、自殺が、若い女性よりも多い傾向がある。神の手によって、男のほうが危険な目に合うようにつくられているようにさえ見える！　米国気象局は、一九九〇年に落雷によって死亡したのは男性が六七人、女性七人のみと報告している。これは男性のほうがゴルフコースにいた時間が長いことを示しているだけなのか、それについて気象局はまったく言及していない。

男性は事故だけでなく、他の多くの病気と同じように心臓病の発作、肺や腸の癌によって死亡することも多い。マセチューセッツ州フレーミンハムにおける長期の研究によると、心臓病の発作は、三十五歳から六十五歳までの年齢では、男性が女性の一〇倍も起こしやすいが、それ以降の年齢では男女間の違いは狭まり、消滅する。女性は女性ホルモンのエストロゲンによって守られているが、閉経後にそのメリットをほとんど失う。

心臓病は、伝統的な農耕生活者や採集狩猟生活者の社会ではずっと少ないので、男性を危険にさらす生物学的なものであると同時に、男性が選びとるライフスタイルによるものでもあるようだ。この結論のいちばんの例証は、セブンスデー・アドベンチスト教会の男性と女性がほとんど同じくらい長生きをすることである。おそらくセブンスデー・アドベンチストの長寿は彼らの終末論よりも、酒、タバコ、コーヒーを断つといった賢明な生活習慣の賜物である！　どこかでもっと大きな男女差が見つかれば、さらに解明のための重要な糸口が得られる。

明らかに男性は女性よりも物理的な体力はあるが、生理的な持久力においては劣っている。心気神経症だったチャールズ・ダーウィンは、自分が男性であることによって不利な立場にいることをよく知っていて、女性に比べて寿命が短いのは「性別にのみ帰すべき生まれながらの本質的な特性」であるとの結論を出していた。より最近には、アレックス・カンフォートが、彼が研究した大部分の種で「雄のほうが寿命が短い」ことを確認した。長いあいだ、その理由に関してすこぶる多くの論争が行われていて、多くの人が種にとってそれが良いことかどうかを問題にしている。

もっとも歳月に耐えてきた仮説は、テストステロンは「危険なホルモン」なので、それが雄の寿命を短くするというもので、アンテキヌス・ストゥアルティイの狂態はそれを証明しているように見える。けれどもこの説明では、ハムスターの性差における珍しい逆転を明らかにできないし、多くの蠕虫《ぜんちゅう》や甲殻類、昆虫、クモのどれもが性ホルモンとしてテストステロンをもっていないにもかかわらず、やはり雄のほうが短命であることも説明できない。

別の仮説は、女性には二本のX染色体があるから有利なのだと考える。染色体は、各細胞の核の中にある、遺伝子をひとまとめにした微小なソーセージ状のものである。男性は一本だけのX染色体と、それよりもずっと小さなY染色体をもっている。Y染色体は男性となることを決定するが、ほとんど他の遺伝子は入っていない。女性はX染色体のどちらからでも遺伝子を選ぶことができ、Y染色体は必要としない。

たしかに一組しか染色体がないので男性のリスクはずっと大きい。とりわけX染色体の遺伝子の大部分は性を決定するだけではなく、細胞内で不可欠のいわば家事仕事をしなければならない。女性の細胞では、両方の遺伝子の複製で同時に突然変異が起きる可能性は、ほとんどないくらいに小さい。しかし男性は、もし変化が生じても代替の複製をもっていない。その結果として、男性のほうがX染色体上の遺伝子の異常で起こる伴性疾患の被害者になりやすい。筋ジストロフィーや血友病などのよく知られている多くの遺伝病がそれにあたる。だが、これらは特別の場合であり、この仮説によって、そのほかの多くの病気に女性より男性がかかりやすい理由がわかるわけではない。さらに、鳥類の雄は、哺乳類のX染色体に相当する染色体を二本もっていて有利に思われるのに、一般的に雄の鳥が雌より長くは生きられない理由もわからない。

よくありがちな見方として、ただしそれはもともと堂々めぐりの議論なのだが、寿命の違いは男性のほうが出生率が高いのを帳消しにするために進化してきたものだとする説がある。イギリスでは、いや、それはどこでもほとんど同じなのだが、一〇〇人の女児に対して一〇三人ほどの男児が生まれる。そして生殖期の中間点である三十五歳までに同じ数になる。八十歳では女性の数は男性の二倍になり、女性が一人で残される可能性は統計がいうところよりもはるかに多い。というのも、女性は慣例的には、年上で身分の安定した男性と結婚する。そのとき、はるか未来のことなどほとんど考えない。したがって、多くの女性が自分たちの最終の歳月を一人きりで暮らすか、高齢者のためのホームで他の未亡人たちと暮らすかを考えざるを得ない。そういうわけで長生きをしている健康で一人暮らしの男性は、たぶん人生で初めて候補者をはかりにかけ、選り好みする機会に恵まれる！

もっと説得力があるのは、両性のうちで雄のほうは使い捨てられていいという仮説である。生殖の結果に雄は相対的に小さい貢献しかしないとすれば、と議論は続くのだが、雄には自然淘汰のふるい分けが甘くしか働かず、それゆえ雄はパートナーほど生理的にたくましくないだろう。あとで述べるようにこの説明は妥当かもしれないが、そうだとすれば飼われている動物の寿命のばらつきの理由が説明されなければならない。たいてい雄は、交尾の行為そのものよりもはるかに大きな貢献をしていて、多くの長生きする鳥類、たとえばアホウドリやハクチョウは一雌一雄であり、子育ての仕事を分担している。どうしてなのかはわからないが、ときには伝統的な役割が逆になることもある。ヒレアシシギの雌はひなを抱く雄を置き去りにしてアイスランドから南へ飛び立つし、タツノオトシゴの雄は卵を腹の袋に入れることで「妊娠」する。これらの雄たちに彼らの任務の見返りに長い寿命が与えられているかどうか、それが判明すれば興味深い。

病気と機能障害

医学は、庇護者のようにふるまって高齢者を特殊施設に収容してきた点で、他の職業と同じくらい罪深い。老人病患者には失禁や痴呆があり得るが、これらの不遇に早くも四十代から見舞われることもある。医者は病気を見つけることにかけては優秀だが、老化という根本的な問題に手を差し伸べるための治療法をもっていない。老化を過去の損傷や病気による身体の消耗とみなす者もいる。また、老化はもう一つの病気であると考えるべきだと主張する者もいる。それが事実なら、若い医者は少なくとも一つの診断に関して試験をパスする自信をもつことができる。私たちは一人残らず、一〇〇パーセントの死亡率で不治の病を患うのだから！

このペシミズムは、学部の医学教育に老年学がまったくと言っていいほど欠落していることに反映している。それに伴い、老年医学の医療科目は医学の継子扱いをされている。ある意味では、老年医学は対象になる患者集団が生物学的な基準よりも年齢的な基準で限定されるので正しくない専門分野である。老齢はそれ自体が病気ではないし、治療というものは患者のカルテの生年月日で決められるものではない。獣医学の専門家が老いた動物の医療に関する教科書がなくてもいっこうに困っていないなら、彼らは年齢の違いを無視しているようで興味を引かれる。人間を診る医者と同じく獣医の多くの時間は老化した動物のために使われているが、当然のこととしてそれに対処している。おそらく人間という動物も、このアプローチで得るものがあるだろう。

年齢の変化はそれ自身で致命的というわけではないが、たしかに身体に感染や怪我や機能不全が起こりやすくなる。老化の病気は単一の整然としたカテゴリーにはおさまらない。誰にでも起きるもので、進行性で元には戻らないものがあり、動脈硬化や関節の磨滅、肺気腫がこのグループに分類される。また、実際には誰もがかかるわけではないが後年になってよく起こるものがあり、癌や高血圧はそこに分類される。どんな年齢でも起きるが、高齢の場合にはずっと深刻な事態になる病気や事故もある。骨折や肺炎、インフルエンザがこのグループの代表格である。

老人が長年にわたってウイルスや寄生虫に身をさらし、「免疫学的叡智」を獲得しているとしても、免疫システムが弱くなれば自分を守りきれなくなる。たとえば帯状疱疹は激しい神経痛をひき起こし、老人の苦しみの種となる。水痘の軽い症状を起こした子供時代から何十年間も潜んでいたウイルスの再発である。肺炎は、若ければ寝込むぐらいのものが死の魔手となるので、老人にとっては重大事だ。かつては緩慢な死を早めるので「老人の友」と思われていたが現在は治療可能で、つまりはほかのもので死ぬことになっている。ポイントは年齢それ自体によって死亡するのではないということで、死亡率の勾配は死に至るあらゆる病気の総和を表している。

法律で医師はどの死亡証明書にも死因を書き入れることになっているから、私たちは老人が何で死亡するかをよく知っていると思いがちだが、実情はまったくそうではない。たまに検屍によって死因がわかるだけなのだ。検屍が行われてみると、結果はしばしば臨床診断とは一致しない。多くの場合、複数の病気があり、根本的な原因がどれであるかは特定しにくい。はっきりしなければ「アテローム性動脈硬化症」と記入されたり、最期の日々に呼吸器に問題があれば「肺炎」となったりする。誰も純然たる歳月の重みで死ぬわけではないが、死亡証明書に「老化」を新しいカテゴリーとして要求した病理医がいることも驚くにはあたらない。

若い人の場合はあきらめにくいので、死亡証明書のそういう不正確さを世間は許さない。早すぎる死の納得のいく説明が要求される。老人の場合の不明瞭さをさほど気にする必要がないのは、殺人の疑いさえなければ、「自然」死の原因はある意味では何でもあり得るからだ。彼あるいは彼女は、おそらくいくつかの病気を抱えている。

このことは、いくらでも実際の事例で示すことができる。任意の例をあげることになるが、ある百二歳の老人は、インフルエンザにかかったあと、足の壊疽《えそ》で死亡した。検屍では、予想された血栓症が足に見られたが、さらに詳しく調べてみると他の多くの問題点も明らかになった。血管はかなりせまくなっていて、腸には腫瘍があった。「結節性甲状腺腫」があり、前立腺は肥大していた。この群れなす症状のどれもがいずれは命取りとなったかもしれないが、この負担が何カ月か、あるいは何年かをかけて重さを増していたにもかかわらず、彼は死亡する数日前に気分は良いと述べた。彼が言ったことは、年をとると「気分が良い」と期待されるものがいかに変化するかを表している。

機能障害はまぎれもない病気であり、老化のしるしであり、しばしば病苦と同じくらい恐れられる。杖にたよる腰の曲がった老人の姿や関節炎で変形した女性の瘤状の手指は、一連の変化が身体のほとんどすべての関節に及んでいる結果であり、それはずっと早く、たとえば三十歳に始まっていたかもしれない。五感の衰えは、動けないことよりもずっととは言えないにしても、動けないことと同様に生活の質（QOL）を変える。視覚や聴覚、嗅覚を失うことは生命にかかわる事態ではないが、事故に対して無防備になるので、死亡率の勾配を上昇させる一因となる。

中年までに人間の目は、遠近の調節をする能力をほとんど失い、読むためには眼鏡が必要になる。この遠視、つまり老眼は、水晶体が厚くなり、弾力が低下し、近いところをはっきり見るために網膜に焦点を合わせることができなくなる状態である。本や新聞を読むためにぐっと手を伸ばさねばならない。この障害は厳密には病的な変化ではない。健康な眼に起こることであり、遅かれ早かれ誰にでも起こる。水晶体が厚くなり続けることが老眼の一因だが、この点に関しては生物学上の「設計ミス」であり、閉経と同じくらい「自然な」ことである。

「耳が遠くなる」こともまさに老年の問題であるが、難聴は非常に軽んじられている。子供のときは二〇～二〇〇〇〇ヘルツの音を聞きとることができるが、この周波帯も耳のいい動物と比較すればせまい。音の振動を鼓膜から伝達する耳小骨《じしょうこつ》と呼ばれる小さな骨が硬くなり、さらに、液で満たされた内耳（蝸牛《かぎゅう》）の有毛細胞の数の減少が重なり、低音域よりも高音域の音が先に聞こえなくなる。それは年齢による多くの変化と同様に最初は気づかないほどのものだ。田舎でコウモリの鳴き声を聞こうとでもしないかぎりわからない。しかし聴力が落ち、会話に支障を来たすほど聞こえにくくなると、深い孤立感に襲われかねない。あいにく若い連中はしばしば思いやりを欠き、おじいちゃんが自分の難聴を認めようとしないとき、その挙動は家族の笑い話になったりもする。

聴力の低下は、私たちが思っているほど避けられないものではないかもしれない。僻地に居住しているスーダンの牧畜民マバ族における聴覚の研究によると、彼らは西欧人と比べ、可聴音の全周波帯にわたって四分の一の頻度でしか聴覚を失うことがない。彼らはめったに大きな音を耳にすることがないから、私たちの騒々しい環境が聴力の低下に拍車をかけているという興味をそそる可能性も考えられる。ここは耐えられないほどの「騒音」の世界で、限界を超えれば、しだいにいっそう耳が遠くなっていくのかもしれない。もしそうなら、騒音を減らす運動のための強力な理由となるだろう。けれども説明はそれほどすっきりとはいきそうもない。なぜならマバの人たちは、難聴と手をたずさえてやってくる動脈硬化や高血圧症のような、西欧人を苦しめる他の多くの問題も抱えていない。

嗅覚はさらに軽く見られている知覚で、それを失うことは調理師や美食家でなければさほど重大なことではないようにしばしばみなされる。それでは私たちの鼻が一万種類の匂いを嗅ぎ分け、私たちの嗅覚の

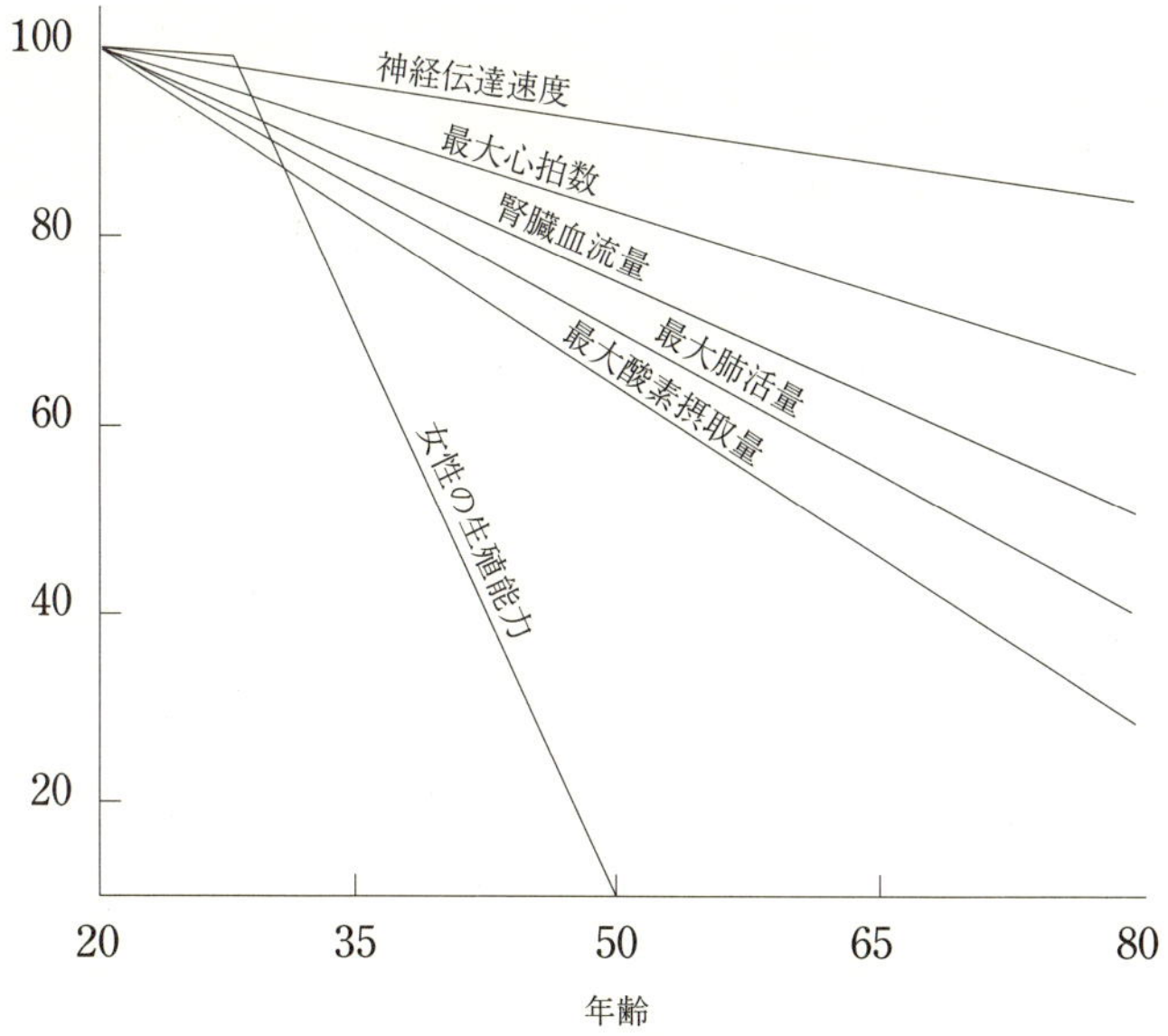

グラフは、男女が加齢と共に身体機能が衰えることとと、女性の生殖能力が早期に失われることを示している。

繊細さを担っている遺伝子グループがもっとも大きいものの一つであるのは驚くべきことではないというのだろうか。嗅覚は、食べてよいものか毒かを区別し、捕食者の匂いを感知し、獣の臭いの跡を追うことが生き残るうえでの一大事であった時代から、進化によって引き渡されてきたものだろう。私たちが受け継いできた鼻がどんなによくできていても、鋭敏さは年と共に鈍くなる。フィラデルフィアでの研究によると、七十歳までに五〇パーセントの人々が嗅覚を完全には維持できなくなり、男性は女性よりも早く、喫煙者は非喫煙者よりもずっと早い。私たちは審美的な理由のためだけでなく、安全のためにも何としても嗅覚をそのまま維持しなくてはならない。鼻はガス漏れをいち早く警告し、生命を救う役割を果たしてきた。

つまり老化は、不吉な鎌首をもたげる危険な病気の問題というにとどまらない。昆虫や蠕虫、軟体動物にも老化の形跡はあるが、温血動物に見られる癌や重篤な病気の兆候はまったく見つかっていない。老化はあれこれの機能障害をもたらすかもしれないが、必ずしも病気らしい病気になるわけではない。きわめて多くの場合、年齢の違いは生理機能や組織の変化の度合いの問題であるが、それが命取りになるかもしれない。原始人が老化の段階に入るほど長生きをしたかどうか定かではないが、五感が衰えると人は周囲の環境から孤立し、危険に遭遇しやすくなる。いかなる点でも老化で得をすることは皆無で、生物学用語を使えば、老化は決定的に「不適応」である。

私たちの生物時計を止めることはできないかもしれないが、自分たちの働きかけで期日をいくらか延ばすことはできる。ニューイングランド研究所所長のアラン・ジェットは、最近こう明言した。「機能障害を生物学的欠損や制約だけから決定される老化のプロセスの避けられない要素だとは思わない。むしろそれは多くの要因（物理的、認知的、社会的）の影響を受けていて、その一部は変えることも可能である」。老化のせいだとされている変化の多くは、実際にはいささかも老化によるものではない。もし私たちが自分の健康とその維持にもっと注意すれば、多くのものはさらに後年になるまで現れないだろう。四〇年前にボルティモアのネーサン・ショックが先鞭をつけた研究がその点を立証し、高齢の人たちの体力が増進することを説明するのに一役買っている。それはアメリカ人の長期調査研究としてもっとも有名になったものである。彼は地域社会で暮らす各年齢層の男女を集め、生理機能的かつ心理的に快適な状態であるかどうかを定期的に調べた。その結果、筋力は、アスリートのテストや生理学研究所の基準で考えなければ、中年までほとんど気づかれないほどわずかしか下降しなかった。一定の運動を取り入れると低下はほとんど防ぐことができた。筋肉のストレッチ運動は、個人の筋繊維の太さを維持する助けとなったが、筋繊維の数は増えなかった。肺容量の低下の大部分もエアロビクス（有酸素運動）によって防ぐことができるが、毎回の呼吸量が少ないことが若すぎる死の警鐘であることに変わりはない。もっとも勇気づけられる発見は、適切なフィットネス運動を取り入れることで、不具合のある六十代、七十代でも、肺活量がかなり増え、血漿コレステロール値が下がったことである。私たちにはこの原則が生理機能の他の面にどの程度まで通用するかはわかっていない。訓練によって性的活力や知的な力も維持できると信じたがる人がおそらくいるだろうが、運動ですべての機能障害を先延ばしにできるわけではない。たとえば、目の訓練をして老眼になるのを遅らせるというのは希望的観測である。老眼の問題は筋力の低下よりも、水晶体が厚くなるようにプログラムされていることに原因があるからだ。

「年のせいでしょうがない」と一般にみなされる変化の多くは、そういうものでもない。「私たちは動脈と共に老いる」とよく言われるが、血管が詰まるのでさえ、思われているほど避けられないものではない。実験動物のラットやウサギはアテローム性動脈硬化症にはきわめてなりにくく、高コレステロールの餌を与えられていても同じで、また、それはわれわれの種全体の病気というより、西欧人により多く見られる病気である。実際、アメリカやいくつかのヨーロッパ諸国で心臓病が減少しているという有望な兆候がある（スコットランドではひどくわずかである）。脂肪の摂り過ぎを節制したり、タバコをやめたり、運動を増やすことはおそらく助けになるが、健康的なライフスタイルですべてを説明するのは無理がある。心臓病の種子は私たちが若いときに、ことによると出生前に蒔かれると考えられ、喫煙や悪い食生活によって悪化するにすぎない。

四十年ほど前、カリフォルニア大学バークレー校の医学物理学者ハーディン・ジョーンズは、人の生物学的寿命はすでに若いときの病歴によってプログラムされていると提唱した。彼は、平均余命が延びたのはこの一世紀のあいだに幼児の死亡率が堅実に下がってきた結果であることを見いだした。ジョーンズはスウェーデンにおける数世代の死亡率の勾配を比較した。おそらく他のどこよりもスウェーデンには古くからの統計記録が残っていたからである。彼を驚かせたのは、あとの世代の生活状況の著しい進歩にもかかわらず、どの勾配も互いに並行していたことだ。それは人々がいままでどおり同じ速度で老化していることを意味する。違いは最近の世代になるほど勾配が上向きになり始める年齢が遅いという点だった。つまり現在の人たちは、以前の世代に比べて与えられた年齢よりも生物学的に若いということになる。

老化のプロセスは、いったん始まると生活環境にかかわらず、厳密な時間割に従っているように見える。世界中で人々は同じ速度で死亡率の勾配を上っていく。ジョーンズの推定によると、一九四〇年代に生まれた世代が与えられた暦年齢は、それより一世紀早く生まれた世代より五歳から一〇歳は生物学的に若く、そのために老いの病気や機能障害になりにくい。幼少期の有利な持ち札は、敵対的な環境をたくましく生き抜いた者であることよりも大きな影響力をもつ。健康な幼少期が老化の時計を遅らせるわけではないが、残り時間が刻々と減ってゆく開始時刻をリセットするのかもしれない。

残念ながらジョーンズの理論は簡単に検証できるものではない。なぜなら幼い時期を貧しく不健康な状況で暮らした人たちは、その後の人生も同様の状況のままということが珍しくないからである。彼の説明は、後半の人生におけるいくつかの重篤な病気、たとえば乳癌などが、富裕な社会に多く見られるというデータとも相容れない。そうして彼の理論は研究者たちにかえりみられなくなったが、最近になってイギリスの疫学者の手でその研究成果が新しい形でよみがえった。

イングランドのハートフォードシャーとランカシャーには、二十世紀初頭からの新生児の体重の記録が保存されている。サウサンプトンの医学研究会議（ＭＲＣ）疫学研究部門のデービッド・バーカーとその同僚は、出生時の体重が六十五年後の健康に関係するかどうかを見るために彼らの病歴を調べた。彼らは、出生時に三キログラムより小さかった人たちは心臓病や脳卒中、高血圧、糖尿病の割合が、四・五キログラム以上だった人たちの一〇倍になっていることを発見した。喫煙やアルコールの摂取、社会的状況を考慮に入れてもこの違いは残った。幼少期の有利な条件が一生の恩恵をもたらすというジョーンズの予測は、そこでの条件が出生時の体重に影響する子宮という環境にも当てはまることになる。動物の栄養作用については、すでに非常に多くの証拠が示されていたのに、人間の初期段階での健康づくりの重要性が再発見されるのにこれほど長い時間を要したとは皮肉なことだ。実際に二十世紀を通じて進歩の受益者となったのは、畜産業における動物だった。

どこまで人間の健康が増進し、寿命が延びていくかは、経済と政治しだいである。老年の病気を何とかして逃れようとすれば、健康増進の専門家や医学研究者は二次的な条件とかかわるしかない。体が損なわれていく第一の原因は老化のプロセスそのものであり、それは遺伝的に「配線済み」であるように思われる。老化の勾配をもっとゆるやかにすることができるなら、老化による病気が現れるのをもっと先にして、百歳以上の人たちが存分にテニスをしたり、慈善マラソンレースをすることができるかもしれない。これはまったくの空想的飛躍だとは言えない。ラットやハツカネズミの死亡率の勾配を食餌によって変え、つまり老化のプロセスそのものを遅らせ、老化の病気の始まりを遅くすることができる。しかし、これは人間に対してうまくいく方法ではないかもしれない。その理由はあとで説明するが、とりあえず現在のところ、できるだけ安逸に、健康に年をとることを私たちは願うしかない。

老化の謎

生まれたばかりの赤ちゃんは、目に入れても痛くない両親をのぞけば、誰がどう見ても非常に似ているが、大きくなるにつれ、どんどん違ってくる。個々人は違った速さで発育する。少女は少年よりも早くに思春期になり、他の少女よりもずっと早く思春期を迎える少女もいる。通常、この違いは四、五年以上には及ばないが、閉経は四十歳から六十歳のどこかの時点で起こり、ときにはもっと早いこともある。子供の頃は似たり寄ったりだった人たちも、七十歳ぐらいになると、十歳も二十歳も違って見えることがある。しかもそれは単に見た目の問題ではない。七十歳でも五十代の体力と健康状態をもっていると思われる人もいれば、「九十歳に近い七十歳」と言いたくなる人もいる。人が同じ暦年齢なのに違う生物学的年齢をもつ理由を説明するのは必ずしも容易ではない。遺伝的性質がそれに何か関わりをもっている。一卵性双生児の寿命は近親交配を繰り返した実験動物と同じように、血縁でない個体同士よりも接近している。たとえそうだとしても、やはりはっきりした違いはある。人それぞれに、住まい、食習慣、出産や職業など、ライフスタイルの独自の歴史があり、それらはどれもみな健康や寿命に影響を及ぼすことがある。

遺伝的な病気のための検査がしだいに身近なものになっているが、年をとると生物としての未来を占うのはとてもむずかしくなる。老年学者は、生物学的年齢を判断し、暦年齢よりも正確に寿命を予言する「生物学的指標《バイオマーカー》」を夢見ている。バイオマーカーがあれば、魚の骨や樹木の幹の生長輪から成長した歳月と特質が客観的に推定できるように、各自が死力の勾配のどのあたりまで来たかの大まかな目安が得られることになる。

バイオマーカーを見つけるのにもっとも望ましいのは体の表面である。それなら観察しやすい。爪の成長は甘皮のそばの溝にしるしを付け、それが上に達するまでの何カ月間かは、伸びる長さを計って測定できる。アメリカのある内科医が、成人してからの自分の爪を三五年間にわたって継続的に測定した。最初、爪は一日に〇・一ミリメートルの割合で伸びたが、年と共にだんだん伸びが遅くなった。頭髪も同じタンパク質でできていて、年と共に少なくなり、白くなり、他の人より変化が大きい人もいる。あいにくどちらのバイオマーカーも、暦よりましな生物学的年齢の目安とは言えない。どちらも非常に役立つと言うには老化の基本コースからはずれているし、普遍的と言うにはほど遠い。事実、髪が白くなるのは人種によってじつにまちまちだし、おそらく爪の伸びも違うかもしれない。

ホルモンの血中濃度や免疫反応、血圧、肺容量、そのどれもがバイオマーカーだと考えられたことがある。細胞中の「老化色素」や、糖尿病の特徴である糖のタンパク質への非酵素的な付加（糖化反応《グリケーション》）も候補になった。その多くは年齢と共に変化するし、病気の診断のための強力な証拠となるものもあるが、いずれも根本的老化プロセスの真の物差しとはならない。だから老年学者は良いバイオマーカーを欲しがっている。それは普遍的で、本人を傷つけずに繰り返し測定できる何かでなくてはならないし、病気の結果ではなく基本的な老化のプロセスそのものを測定せねばならない。最終的に、あらゆる年齢に、また異なった種であっても使えるものでなくてはならない。だが、理想のバイオマーカー捜しは、またしても期待はずれの困難な探求であることがわかってきた。

バイオマーカーなど見つからないままでいいと言う人もいるかもしれない。もしバイオマーカーが手に入ったら、雇用者や保険会社が私たちに不利なことにその情報を使うかもしれない。しかし、有効なバイオマーカーがないというのは科学が進歩していく障害となる。それがないと、その人が老化の勾配のどの地点にいるのかを正確に予測できないし、寿命を延ばすための治療の結果を評価することもできない。老化が速度をゆるめたかどうかを見定めるのに、その集団のメンバーがどれくらい長生きしたかがわかるまで待たなければならないとしたら、それは人間にとって気が遠くなるような仕事である。

老化はあいかわらず正体のわからない何かである。私たちはいたるところに老化の証拠を見ている。生殖力を失い、活力が衰え、機能障害と病気に襲われる。プロセスは万人共通ではないとしても一般的であり、環境の影響を受けるとしても本来備わったものであり、それぞれの器官、個人、種によって異なった速度で進行するとしても避けられないものである。科学とは解決するための技術であるとアーサー・ケストラーが示唆した原則どおり、科学者は個々に機能障害や病気の問題と慎重に取り組んできた。老化の根本的な原因よりも二次的な影響に取り組むほうが常にはるかに容易である。それはワープロの使い方は理解できても、その背後でソフトウェアやハードウェアが行っている魔術はさっぱりわからないでいるのにかなり似ている。

作曲家エドワード・エルガーは、家族と友人たちの生活や人物を点描した哀調を帯びた作品「エニグマ

（謎の）変奏曲」の主題の意味を決して明かさなかった。「その暗い謂《いわ》れは、推測されぬまま残されねばならない」と彼は記した。背後の主題は死すべき運命であると考える人もいるが、それは音楽の核心ではなく、聞き手の経験は作曲家の心中にあったものを知ることで決まるものでもない。同様に、私たち一人一人が老化の謎《エニグマ》を体現するが、老化の本質は依然として知られざるままである。

第4章 プログラムされた老化

遺伝子が寿命の直接的な決定因なのかもしれないし、寿命を間接的に制約するのかもしれない。

C・E・フィンチ

命の火

ビクトリア時代のエネルギッシュな工芸家であり社会主義者であったウィリアム・モリスは、一八九六年に六十五歳で息を引き取った。死因をたずねられた主治医は、彼は「ウィリアム・モリスだったから死亡した」と簡潔に述べた。当時も現在も同じだが、多くの医者と同様に彼も、老化は消耗に病気が荷担した結果であり、モリスがもっとのんびりした人生を送っていたら、さらに長生きをしただろうと考えたのだ。

まわりを追い抜くスピードで生きることを選択した人たちは、その代価を支払うにちがいないという考えには、何か直観に訴えるものがある。それは私たちのごく自然な公平感に合っているし、生物学的な運命がまったくどうしようもないものではないというわずかな望みを抱かせる。基金のように、もしそれぞれの人が決まった同じ分量の「生命力」を与えられているなら、いつどのようにそれを使うか、あるいは投資するかを各自が決めることができる。

二十世紀初頭、この考えは老化のもっとも重要な学説の一つを支えた。「生命燃焼速度（rate of living）」理論は、なぜ動物は一定の寿命をもっているのかという大きな疑問を解こうとする野心的な試みだった。その主たる提唱者、ドイツのマックス・ルーブナー、アメリカのレイモンド・パールの言うところによれば、動物はエネルギーをつくる限られた力をもって生まれてくる。自分の割当て量の終わりに近づくと、燃えつき、死んでしまう。速く生きれば生きるほど、ろうそくは早くに明滅しはじめて消えていく。

エネルギーは生化学の根本である。何をするにもエネルギーが必要だ。たとえばサッカーボールを蹴るにも、私が原稿を書くにも。私たちは脂肪や炭水化物、タンパク質を、しかも欧米ではこの順番でふんだんに摂取し、自分たちのエネルギーを手に入れる。腸で消化後、グルコースのようにさらに小さい分子が細胞に取り込まれる。さらに分解されてできたものが、細胞内のミトコンドリアと呼ばれるたくさんの小さい発電所に入る。そこで最終的には酸化反応によって、水、二酸化炭素、アデノシン三燐酸（ＡＴＰ）の形をとった多量の化学エネルギーが生成される。酸化の過程はじつに効率的である。グルコースの一分子から三八分子のアデノシン三燐酸が生成され、分解過程が完了するときには有効エネルギーのすべてが放出されている。微生物によっては、醸造酵母のように、酸素がない状態で発酵が進むものもある。この場合、糖はアルコールまでしか分解されないから有効なのは五パーセントにすぎない。それでも、効率がすべてではない！

基礎代謝率（ＢＭＲ）は私たちが生命を維持するために、つまり心臓が脈打ち、腎臓が濾過し、脳神経が発火し、等々のために必要とされる最少のエネルギー量のことである。安静時の人間の身体は毎分約二〇〇ミリリットルの酸素を消費して維持される。電気の出力で言うと八〇ワットの家庭用白熱電球と同じくらいである。言い方を変えると、パーティに集まった十二人ごとに、ダンスが始まるまでは暖房を一キロワット相当分節約できる。運動中は、年齢、健康状態にもよるが、代謝率が基礎代謝率の一〇倍から二〇倍になり、その過程ではるかに多くの熱が生成される。

基礎代謝率はほとんどすべての動物で、酸素の消費量か、あるいは熱として失われるエネルギーを測定することにより確認できる基準値である。もし「生命燃焼速度」というものがあるとすれば、基礎代謝率はその測定手段である。もちろん大きい動物は小さい動物に比べて巨体を維持するためにより多くのエネルギーを必要とする。それでゾウはネズミよりも桁違いにたくさんの食物を摂取するのである。しかし、びっくりするのは体重のグラム当たりに要するエネルギーはネズミのほうがずっと大きいことだ。グラム当たりのカロリーでは、ネズミはゾウの二〇倍の速さでエネルギーを消費する。あたかも小さな生き物の一生という炉は、より明るく、より熱く燃えるかのように。

最小の動物と最大の動物について言えることは、中間の動物にも当てはまる。事実、種の成体の大きさと体重のグラム当たりに生じるエネルギーとは大小が逆になる。動物によって細胞の数はものすごく違うが細胞の大きさはあまり変わらないから、「体重のグラム当たり」を「細胞」と私たちは読み替えることができる。一九四〇年代にアメリカの生理学者が発見し、「クライバーの法則」として知られるようになったグラフを描いてみると、その関係はなるほどと納得がいく。それは生命燃焼速度理論を証明する鍵であるように思われたが、今日まで続く数々の論争の発端となった。

体の小さい種から大きい種へと基礎代謝率が下り坂になっているのは、大きい種に比べてネズミとその一族がエネルギー効率の非常に悪いユーザーであることを示している。ネズミが代謝の火をかきたてねばならない理由の一つは、体重のわりに体表面積が大きくて小さな体がすぐ冷えるので、自分を温かく保つためだけにもエネルギーをつくりださなければならないからだ。大きな動物は身体の生命活動の維持を危険にさらすことなく、エネルギーを極度に倹約して使い、さらに別の使い道のための余力まで残す。

草食のカバやゾウなど厚皮動物の心臓は二秒ごと、つまり一分間に三〇回、重々しく鼓動する。ネズミの心臓は一分間に三〇〇回、軽くリズミカルに打つ。前者は七十歳まで生き、それに対して後者は三年以上生きられる見込みがない。おおよその数字で、どちらの動物も一生に最大一〇億回ないし二〇億回、心臓が打つ。また、一定の可能実行回数をもっていそうな器官は心臓だけではない。ゾウはネズミよりもゆっくりと呼吸するが、両方とも一生にだいたい同じ回数、約二億回の呼吸をする。眠っているときでさえネズミは自分を酷使し、ひどくストレスのたまった管理職のように速いペースで生きている。これがネズミの自然なライフスタイルだが、普通のネズミのストレスホルモンは正常な値である。実際、ネズミは極度に緊張した生活にうまく適応していて、人為的に代謝を下げるとすぐに死ぬ。

どんな大きさや寿命の動物でも、性能には動かせない限界がある。体のポンプ器官や送風装置に当てはまることは基礎代謝率にも適用される。ルーブナーは、一生の平均として、体重一グラムごとに二〇〇キロカロリーのエネルギーが消費されると算出した。彼はこの数字はどんな動物でもだいたい同じだと断言したが、人間ではこれが八〇〇に近い数字になる。

哺乳類と鳥類の基礎代謝率は一生を通じてほぼ同じである。どちらも、どのような天候でも、自分を温かく保てるように自動体温調節器を備えているからだ。もし体温が標準以下に下がると、特殊な休眠状態、すなわち冬眠で適応する種の仲間入りをするか、自前の茶色い脂肪の「電気毛布」で自分を暖めなければ、すぐさま意識を失って死んでしまう。世に言う冷血動物、爬虫類や両生類、魚類などの一生の速度は、周囲の天候によって大きく左右される。寒ければ代謝はゆっくり行われるので緩慢だが、太陽で暖まると、その生化学的な炎はぱっと燃え上がり、身体機能は早送りモードになる。彼らの一生は自然界における生命燃焼速度の実験である。

温暖な風土で生きている生き物は、寒い場所で生きているものよりたくさん食べ、短期間で成長し、早く成熟し、ずっと性急に自分の一生を終える。あるいはそのように見える。おそらく、氷でおおわれた極地の海や同じく冷たい深海には、非常に長生きをする魚がいる。実際問題としては詳しく研究されている魚はほとんどない。だが、アメリカで人気の釣り魚ウォールアイは例外である。その一生は、生息している緯度と気候しだいでぎゅっと縮まったり、ぐんと延びたりする。アメリカの南部諸州では二、三年しか生きられないが、寒冷なカナダの湖では一〇年から二五年も生きている。南にいる魚の一代記は短い期間に凝縮していて、早い晩年に達する前に、長い一生を送る北の仲間と同じ量の産卵をなしとげる。北にいた魚を南に移す、あるいは逆にすると、その運命が逆転するかどうかが問題点だ。寿命の違いは遺伝子よりもむしろ環境によると思われてきた。それが本当なら、ウォールアイの運命は生命燃焼速度が老化の速度を決めるという説に決着をつけるのに役立つ。

この理論は魅惑的である。なぜなら、自然は根本において単純で、理解できるものだという願望に合致する。しかし、私たちが観察する生物界のすべてのものに理由があるにはちがいないが、自然はいささかも単純ではない。生物学の見事な多様性と複雑さの前では、老化が生化学的な割当て量の体系に運命づけられていると主張する理論は説得力がない。

生命燃焼速度理論は次々と不備な点が明るみに出て、自分自身が老化の道をたどりはじめた。第一に、そもそも、なぜエネルギーに決められた割当て量があるのかを理論的に説明しがたい。生命あるものが地球上の考え得るありとあらゆる場所に住みつく試みに勝利をおさめつつあったとき、どうして寿命の進化が不意にエネルギーのやりくりで中断しなければならなかったのだろう。この訳のわからなさは、明らかに何百年も何千年も生きることができる微生物や細胞があるという知識によって、ますます窮地に立つことになる。本書の初めのほうで述べたように、生命には動かせない限界は存在しない。

コウモリは単純な説明を寄せつけないタイプで、これは体の大きさのルールと同じく生命燃焼速度理論でも言える。コウモリの基礎代謝率は高いから実際よりもずっと短命なはずだが、冬の何カ月間かを冬眠できることでどうにか長生きを説明できそうだった。コウモリは体温を洞穴や屋根裏のねぐらの温度まで下げ、冬場の食糧難のあいだ自分の代謝を抑える。地上ではネズミたちが死に向かって走り回っているときに、コウモリは眠りの中で、カナダのウォールアイのように寿命を延ばすことを夢見ているのだろうか。熱帯地方のコウモリが冬眠をしないのに同じくらい長生きだと示されるまで、それはもっともらしく思われた。

コウモリだけが道をはずれているわけではない。クライバーの法則は体温がおよそ三七度の飼われている哺乳類の観察から導き出された。ほかはどうなのか。それより体温の高い生き物は寿命が短いはずだし、体温が低くなっていれば長生きのはずだ。ところが実際には、その逆であることがわかった。有袋類は「標準的」な哺乳類よりも体温が少しばかり低いので基礎代謝率が低めだが、有袋類の多くは短い一生を生きる。例としてあげるにはオーストラリアのアンテキヌスはあまりにも変わり者かもしれないが、バージニアオポッサムでさえ三年しか生きられない。もう一方を見ると、鳥類は哺乳類よりも体温が高いので、より圧縮された一生を送りそうなものだが、実際は同じ大きさの哺乳類よりもずっと長生きである。

実験に基づく研究も額面どおりには受け取れない。イギリスの遺伝学者ジョン・メイナード・スミスは、生命燃焼速度理論が予言したように、ショウジョウバエの体温を上げると早くに死ぬことを発見した。ところがハエを冷たいところへ戻すと、まるで暖かいところにいたことなどないか、代謝の負債を返済しなければならないとでもいうかのように、平均余命は以前のレベルに戻る。暖めることは老化を速めるよりも、事故全般のリスクを大きくする。

吸虫のような扁形動物はいくつかに切り刻まれても新しい虫へと再生する。もし扁形動物にも一定のエネルギー割当て量があるなら、各部分は、死に向かって歩んだ親の歴史の分を次の「世代」として引き継ぎ、寿命は短くなるだろう。実際には寿命は変わらない。同様に、私たち自身の生殖細胞も代謝時間の使用分を子供へと回すわけではない。そうでなければ、子供たちの寿命は私たちより短くなってしまうだろう。

老年学のすばらしい発見の一つは、低カロリーの食餌がハツカネズミやラットの健康な生活を長続きさせることである。食餌をカフェテリア方式から一日おきに断食するように切り替えただけで、老化の勾配はゆるくなり、何と三〇パーセントも寿命が延びた。これは特殊な話ではない。食餌制限は線虫にもハエにも、そしておそらくほかの多くの動物にも効果がある。生命燃焼速度理論にしたがって、低カロリー食が基礎代謝率を低下させたということを見つけたいところだが、研究が明らかにしたところによると意外にも基礎代謝率は変化しない。

では、何かあるとすれば、私たちはこの相反する事実からどんな結論を出せるだろう。生命燃焼速度理論にも何かがあるのだろうが、代謝率は寿命の長さについての十分な説明にはならない。また、同じ種の中で運動過剰なものが他の連中よりも寿命が短いと言い出せそうな極端な証拠も見当たらない。モリスであったことが死因とされたウィリアム・モリスは、ビクトリア時代の人としては実際はかなりの年齢まで生きた。けれども科学には歴史の流れをかき乱す習性がある。まさに終止符が打たれようとしていたときに、生命燃焼速度理論は灰の中からよみがえる不死鳥のように再び浮上した。とはいえ新説は、生化学が不変の限界を定めるという考え方のただの生まれ変わりではなく、根本的に新しいものだった。

フリーラジカル

子宮で大きくなる人間の胎児は、酸素の比較的少ない環境で生きている。初めて呼吸をするときから、新生児は空気中の潜在的有害性をもつ酸素の濃度に立ち向かわなければならない。酸素がいかによく反応するかという証拠はいたるところにある。燃料は燃焼し、金属は腐食し、脂肪は腐敗する。酸素が最初に地球の大気に出現しはじめたときにも、同様の挑戦に初期の生物体は直面した。細菌のような原始的な微生物は、いまも間欠泉や沼で行っているように、硫黄やその他の合成物からエネルギーを生み出した。代謝の副産物として酸素をつくるものもあった。競争はほとんどなかったから細菌は栄え、酸素の濃度は徐々に高くなった。最初は非常にゆっくり、それから、わずかに速度が上がった。大気中に、しだいに大量のこの気体が現れ、私たちの現在の環境である二〇パーセントに近づいた。これは他の生物体にとって朗報とは言えなかった。なぜなら脂肪は酸化に弱い。これらの生物体は新しい環境を生き延びるために自身を順応させる勇敢な試みを行うしかなかった。一つの解決方法は、酸素を生化学的に用いて炭素や水素原子と化合し、二酸化炭素と水のような毒性の少ない物質をつくることである。これは酸素に立ち向かうために役立っただけでなく、副産物として成長や生殖に利用できるエネルギーが生じた。

この武勇伝のどこかの段階で、酸素を使うバクテリアの一部がもっと単純な細胞に感染した。それは宿主の庇護や食物のたくわえを当てにする招かれざる客だったかもしれない。取り決めとして、来訪者は宿主の細胞の酸素を片づけ、分け合うことができるエネルギーをつくり続けた。この協定はじつにうまくいき、それ以来ずっと今日まで続いている。イースト菌から人類まで、あらゆる生物体のあらゆる細胞には細胞質（細胞の核質を取り囲む流動性に富む部分）にこの変形したバクテリアが住みついていて、それがミトコンドリアになる。イギリスのバイキングのように、細胞質への侵入者は、徐々に土地の連中と馴染んでそこに落ち着き、ついには、たとえ彼らが望んでも、もう昔の自由気ままな暮らしには戻れなくなった。ミトコンドリアは宿主と一体となったまま、細胞が必要とするエネルギーの大部分を生み出す発電所の役目をしている。この歴史的な同盟は、今日私たちが知るかぎりでは、動植物の細胞の進化における画期的な出来事だった。

細胞が共生するバクテリアを宿しているという話は、一世紀前、その説が最初に出されたとき、おいそれと信じるわけにはいかないことに思われた。二〇億年前に起こった出来事を確かめることは不可能だが、ミトコンドリアの祖先がフリーエージェントだったという学説は、現在ではほとんど定説の地位を得ている。同量の炭水化物から別の方法で得られるエネルギーの約二〇倍をつくりだす手助けをすることで、かつては招かれざる客だったものが細胞の不可欠な一部となった。

これは完璧な協定に見えたが、酸化の代謝を利用するところで思わぬ欠点があった。ミトコンドリア内のプロセスから電子がはぐれ出て原子と結びつくことがあり、不安定できわめて反応を起こしやすい「フリーラジカル（遊離基）」と呼ばれるものができる。それが、ついには分子を傷つける有害な連鎖反応を起こすことがある。それは子供たちが広場でする鬼ごっこに似ている。「鬼」になった子供は、別の仲間にタッチすることでそれを次へ回していき、いちばん足の遅い子供が「鬼になった」とき、ゲームは終わりになる。その子は誰もつかまえられないからだ。

これは細胞で起きていることの大まかなたとえ話である。遊離した電子が最後には細胞組織や機構の一部となったり、核質に遺伝子を運ぶ染色体上にくっつくこともある。人間の細胞はだいたい数秒ごとに「酸化の一撃」を受けると予測されている。これが生きていくエネルギーを生み出すために支払われる代価である。さらに、たとえば農薬や化学療法薬剤のような電離放射線や化学合成物が、フリーラジカルによる体の負荷に追い討ちをかける。これが個体への不吉な知らせであるが、一方、フリーラジカルは役にも立っている。白血球は来襲するウイルスを殺す闘いにフリーラジカルを浴びせるし、フリーラジカルによって起きた突然変異が進化を加速させることに役立ったかもしれない。

たとえミトコンドリアがもはや独立して生き延びることはできないとしても、まだ自分たちの運命にいくばくかの力を及ぼし、細胞の残りの部分とは無関係に分裂することはできる。ミトコンドリアには、わずか一三個のタンパク質を合成するコードをもつ遺伝子の環状染色体がある。これはエネルギーをつくりだすことに関与しているが、あいにく細胞核内にある遺伝子よりもはるかに傷つきすい。もともとミトコンドリアの遺伝子はフリーラジカルの供給元により近く、細胞核と違い、損傷にさらされる遺伝物質を守る塩基性タンパク質ヒストンを欠いている。なかでもきわめて珍しいことに、細胞核の遺伝子と違い、ミトコンドリアの遺伝子は突然変異を処理する有効な手段をもっていない。しかも純粋に自己増殖系で、ミトコンドリアは自らを再生するために有性生殖をすることもできない。こうした不利が重なって、ミトコンドリアは細胞核の一六倍も速く突然変異を繰り返す。それを埋め合わせるたくさんのミトコンドリアがあるので、異常な突然変異はほとんど問題にならないが、結局は多くの突然変異したミトコンドリアが有害なレベルにまで達し、エネルギーを生み出す細胞の能力を低下させる。動脈がせまくなったり、肺が弱くなったりする年齢よりもずっと以前から、激しい運動で息が切れるようになる。おそらくそれには私たちの傷ついたミトコンドリアが何かしら関係している。ミトコンドリアの移植ができればいいのに!

フリーラジカルはさまざまな病気をいっそう悪化させたり、ときにはその引き金になると疑われている。癌や関節炎、白内障は、フリーラジカルのせいではないかと疑われている病気の一部にすぎない。大量の酸素を消費するタイプの細胞は、他の細胞よりも先にフリーラジカルの影響を受けるようだ。脳は体重の二パーセントしかないのに酸素消費量は全体の二〇パーセントを占め、老化の問題の多くの原因になっている。心臓と骨格筋も酸素の大口ユーザーであり、フリーラジカルが最盛期の運動選手の最初の衰えの原因となる。フリーラジカルの作用の痕跡は組織の中に肉眼でも見ることができる。脂肪とタンパク質の酸化の最終結果としてリポフスチン、つまり老化色素と呼ばれる褐色の色素が増える。脳も筋肉細胞もそれを除去しないから色素は着実に蓄積する。それ自体は無害かもしれないが、その色は老化の良いバイオマーカーの一つである。

フリーラジカルは、体が大きく鈍重で長生きをする動物よりも、小さく敏捷で短命な動物にいっそう悪い影響を及ぼしそうだ。ハツカネズミの一生で癌になる危険性は人間とほぼ同じだが、私たちの寿命はハツカネズミの三〇倍で、細胞の数は三〇〇〇倍である。癌が一個の異常な細胞から始まると仮定すると、ハツカネズミの細胞は私たちの細胞の約一〇万倍も癌になる可能性が高い。グラム当たりの基礎代謝率が高く、ミトコンドリアの数が多く、活発だから、これはまさに予測されることだ。そうした小動物の細胞でタンパク質が壊れて入れ替わる速度が速いのは、積み重なっていく損傷に対抗しようとする手段なのかもしれない。しかし、たとえそうだとしても、体が小さいことと関連して危険性が高いことは、そう簡単には説明がつきそうもない。なにしろ鳥やコウモリは、エネルギー消費の割合がとても高く、そして、おそらくフリーラジカルが多いのに長生きをするのだから。事実、細胞は一から十までフリーラジカルの言いなりというわけではなく、進化の過程で、フリーラジカルを打ち負かし無害なものに変える賢い遺伝子を獲得してきた。

遺伝子は、染色体の中の非常に長いＤＮＡ分子に線状に配列されている暗号化された情報の一つのまとまりである。その暗号はずいぶん前に、フランシス・クリック、ジェームズ・ワトソン、シドニー・ブレンナーの手によって秘密を解き明かされた。今日の大事業は、人間の個々の細胞内にある七万個ほどの遺伝子を読み解くことである。これは生物学における月ロケット打ち上げ計画であり、ヒトゲノム解析計画として知られている。けれどもDNAの遺伝暗号でさえ、遺伝情報の転写の末端で行われている高度に複雑な過程に比べれば、相対的には単純であることがわかってきたと言わざるを得ない。遺伝子の作用を解明することは二十一世紀の生物学の大きな挑戦であり、そして老化という現象も、最終的にはそのレベルで説明されるにちがいない。

遺伝子は遺産相続の代理人である。遺伝子は、細胞内の情報ピラミッドの頂点に位置する、いわば会社の首脳陣である。細胞核にある彼らのオフィスから（少数だがミトコンドリアにもある）細胞質の作業現場の労働者に仲介人（メッセンジャーRNA）を立て、暗号で指令を出す。細胞核で経営上の役割を担う遺伝子もいる。彼らは他の経営者たちに覚書きを送り、指令の流出を監督する。

細胞質ではタンパク質と脂肪が製造され、しかるべき場所に送り込まれる。細胞が卵子になるのか、精子になるのか、脳細胞か、それとも肝臓細胞か、その細胞のキャラクターを決めるのは細胞のタンパク質の構成である。すべての細胞は同じ一連の遺伝子をもっているが、どの遺伝子もスイッチが入れられるわけではない。慎重な経営陣はそれぞれの細胞に対し、多くのタンパク質や他の分子の適切な製造水準を確保する。DNAのすべての遺伝暗号は同時に解読されるのではない。そんなことをしたら大混乱が起きてしまう。ごく一般的な細胞は一万個ほどの異なったタイプのタンパク質でできていて、神経細胞はもっと多いが、それぞれがなすべき自分の仕事をもっている。細胞の基本構造の支柱と壁になるタンパク質もあれば、膜組織の門の役目をするものもあり、ホルモンのメッセンジャーをつとめるものもある。酵素はさらに多く、生化学反応を加速する。

それぞれの酵素には特定の化学反応が伴う。その一つ、スーパーオキシドジスムターゼ（超酸化物不均化酵素）すなわちSODは、スーパーオキシド（超酸化物）と呼ばれるフリーラジカルを酸素と過酸化水素に変える。SODはミトコンドリアでもっとも必要とされ、そこにたくさんある。スーパーオキシドはもっとも反応性の高いフリーラジカルではなく、害にはならず、自然に消滅する。脅威となるのは、スーパーオキシドが過酸化水素と結合し、きわめて反応しやすいヒドロキシル基（水素基）をつくるときで、ヒドロキシル基は酸化による損傷の代表格である。そういうわけでSODだけではフリーラジカルによる損傷から身を守るために十分ではない。そのうえ、過酸化水素はそれ自身が危険な反応をする。それが、さらにまた別の酵素のための遺伝暗号がある理由である。過酸化水素分解酵素カタラーゼ（CAT）は過酸化水素を機敏につかまえ、迅速に細胞に有効に活用される酸素と水に分解する。

もしSODとCATが長生きのための防衛隊として重要なら、長生きをする種にはそれがより多く見つかると期待できそうだし、これは実際に多い。また、同じ体内でもこれらの酵素の量は細胞のタイプによって違っている。その違いは、フリーラジカルによる損傷や病気に対する抵抗力が、種や器官によってまちまちであることの理由を説明する助けになる。人間の細胞はSODとCATがもっともよく集中している部類であるが、理想にはとても及ばない。理論上はこれらの酵素をもっと多くもって、さらなる健康と長寿を享受したいところである。しかしSODが多くあってもCATの量がそれに見合わなければ、生成された余分の過酸化水素が有害なヒドロキシル基に転化してしまうから、メリットはあまりない。

私たちは研究室でこの予測を試してみることができる。遺伝子導入の実験だが、まだ人間ではできない。実験動物に新しい遺伝子を導入したり、現存している遺伝子を壊したりすることは、その役割を研究するためにいまや日常的に行われている方法である。小さなショウジョウバエの *Drosophila*（ギリシア語で「雫を愛する者」を意味する）は、実験室で大量の「飼育」が簡単で、非常に多くの突然変異体ができるので遺伝学者のお気に入りだ。ダラスの研究者グループは最近、ショウジョウバエにSOD遺伝子とCAT遺伝子の複製を余分に組み入れて、これらの酵素をもっとつくらせ、寿命を延ばそうとした。SOD遺伝子だけを加えても見るべきものはなかったが、両方の遺伝子を導入すると、普通は寿命が一〇週のハエが三〇パーセントも長く生きた。しかもより強く、より健康だった。また別の研究所では、突然変異でSODをまったくもっていないハエが偶然に現れた。そのハエは幼虫期のあいだは普通に大きくなったが、成虫としては約一〇日の寿命しかなく、しかもフリーラジカルをつくりだす除草剤パラコートにきわめて敏感だった。

これらの結果は、フリーラジカルに対する防衛の重要性を強く印象づけるが、しばしば起こるように、一つの疑問に答えることは新しい多くの疑問をもたらす。研究の支払主任は、科学がやたら広がっていくなりゆきに、ときには絶望するにちがいない。一つの疑問はこうだ。SOD遺伝子とCAT遺伝子がそれほど健康に良いなら（つまり、いまは好まれない言葉を使うとすれば「優生学的に優れた」ものであるなら）、なぜショウジョウバエは望ましい量より少なくしかもっていないのか。もう一つの疑問は、なぜ人間はこれらの遺伝子を他の動物よりもこんなに多くもっているのか。私たちはこの謎の前でたたずんでいるわけにはいかない。さしあたり、ただ一つの遺伝子や遺伝子グループが「不老長寿の秘薬」であると証明されたことはない、ということを心に留めておこう。そしてまた、そういうものが発見されるはずもない。ときには寿命が延びることもあるが、それも一定程度でしかない。どうやら寿命に影響を及ぼす多くの遺伝子が存在していて、あるものはプラスの方向に、あるものはマイナスの方向に作用している。

プラス方向に影響する遺伝子については、生物学はベルトとズボン吊りを併用するように二重の対策を講じているようである。というのも、体は、出生時や病気と戦うときなどの一大事に備えて過剰品質につくられている。多くのことを知るほど、主装置が故障した場合には代替の方法があることがわかってくる。フリーラジカルに対する防衛は、ある程度まで食生活が関係している。食べ物が豊富であるか、食べ物の質が高いかに防衛力がゆだねられているというのは、かなり危険な戦略である。別の見方をすれば、恵まれていて用心深い人は、長く健康な一生を送る可能性が高くなる。

実験室で研究者は、抗酸化剤によってハエとネズミの寿命を延ばすことができることを知った。ハツカネズミは普通の三倍は長生きし、一般のものより健康で、ほとんど腫瘍もなく、脳に老化色素の沈着も少ない。その効果は、単に実験動物の通常の餌が不適当であることを示すだけだとけなす人もいるだろう。また、その種族の最大寿命には変化がないことも重要である。質の高い餌が、遺伝子で割当てられた時間をより多くハツカネズミに与えたということだ。

人間の日常の飲食物には酸化を抑制する三つのビタミンがある。ところで、「ビタミン」というのは誤った名称である。たしかにビタミン（vitamin）は生命維持に必要（vital）なものだが、それは化学的に多様な一群であり、アミン（塩基性化合物）ではない。欠乏症の徴候は、栄養不良の人たちに非常によく見られ、どのビタミンが不足しているかはすぐわかる。ビタミンAが欠乏すれば鳥目になり、Bなら脚気《かっけ》、

Cなら壊血病、Dなら佝僂病《くる》である。それでは、ビタミンEが防いでいる病気は何だろう。ビタミンEはとくに小麦類に豊富に含まれ、酸化を抑制する性質をもつ。フリーラジカルが細胞に致命傷を負わせる前にそれをやっつけ、なかでも細胞膜の保護に力を発揮する。ラットにEが不足したときのいちばん劇的な徴候は、筋肉と子宮に老化色素を疑わせる物質が蓄積されることである。この生殖器官との関連で、ビタミンEは生殖能力にかかわるビタミンだと言われてきたが、いまや「老化防止」のビタミンとしての名誉ある地位を獲得しつつある。ただし、急性欠乏症の実例はかなりまれである。

ビタミンCもまた酸化を抑制する効果で流行の補助食品となってきた。壊血病を防ぐために必要とされるよりはるかに大量に、十分すぎるほど摂取することで、普通の風邪から癌に至るまでのありとあらゆるものを防ぐ力があると信じられている。カリフォルニア工科大学の化学者で、二度のノーベル賞受賞者であるライナス・ポーリングがそもそもの提唱者で、九十三歳の高齢で死亡した一九九四年まで、彼は毎日数グラムのビタミンCを摂取していた。

CとEに、さらに三番目の抗酸化剤としてビタミンAが加わる（緑黄色野菜にはβ‐カロチンとして含まれる）。製薬会社の思惑だが、それを組み合わせたビタミン剤は頭文字をとってACEという新手の名前で流通している。β‐カロチンもまた有益なものであると言われている。もっとも、フィンランドで数年にわたって三万人に栄養補助として投与した最近の研究では、はっきりした効き目を確認することはできなかった。抗酸化剤は細胞を守るうえで疑いもなく重要だが、人間の病気と老化の生物学は、私たちがこうあってほしいと考えるよりも複雑であり、鳴り物入りの万能薬に飛びつく前に思案すべきである。効能の十分に説得力のある証明もないまま、ビタミン大量投与のブームがこんなに長く続いているのは驚嘆に値する。たいていのビタミンは尿に排出されるから、これは世界中できわめて高価な尿が製造されていると言うしかない。

ときにはビタミン剤が必要だが、わずかな摂取で足りるし、新鮮な野菜や果物をふんだんに取り入れた栄養バランスのとれた食生活に比べると、不十分な代用品でしかない。世界各地の主要な病気のいくつかは、食生活でうまく説明することができるし、食生活の比較から多くのことを教えられる。けれども地球上のあらゆるところで、なぜ人間の寿命にはかくも一定の上限があるのかを説明するためには、遺伝学に注目せざるを得ない。

親と瓜二つ?

一世代前の老年学者たちは、ソ連邦のグルジア、およびアンデス山脈の孤立した共同体に、百歳以上の男性が思いがけないほどたくさんいるという報告にすっかり夢中になっていた。その村の人々は、自分たちが特別の恩恵を得ているのは地元特産のヨーグルトときれいな空気のおかげだと言うのだが、はたしてそれは環境によってか、それとも遺伝子によるのか。その調査を行った研究者の一人が、生国を追放されたロンドン在住のロシア人ゾーレス・メドベージェフである。彼が直面した最大の難問は、その老人たちの年齢を証明することだった。なにせ出生に関する公式記録など存在していない。人口の年齢別分布が調査され、彼らの自己申告は疑いの目で見られはじめた。一般の共同体では、出生から一〇〇歳までを一〇歳ごとにくくり、その人口数を順番に積み上げていけば、伝染病や移住、もしくは戦争によって一つの世代の多数が失われなければ、きちんとしたピラミッド型になるはずである。ところがグルジアでは、きわめて高齢の男性の人数が女性よりもはるかに多く、そして確実にその下の年齢層よりも多かった。

異例な長寿の事例はすべての人の関心を引くので、科学はもう少しでだまされるところだった。いちばん有名な捏造は、一六三五年に百五十二歳で死んだ「最高齢のイギリス人」トーマス・パー（オールドパー）であり、ウェストミンスター寺院に、善人や偉人の中に混じって埋葬された。パーは高齢だったが、それほどの年ではなく、なかなかに利口者だった。彼は金持ちのパトロンをだまして自分をロンドンに連れて行かせた。異国の動物のように、彼は注目の的だった。彼の秘密、本当の生年月日をもし当人が知っていたとしても、その秘密がばれることはなく、彼は新しい友人たちと盛大に飲み食いし、首都の愉快な生活を満喫した。

パーの長寿に関して数々の意見が開陳された。田舎での地味な暮らしぶりと人々の絆の恩恵ではないかという人たちもいた。また、質素な食生活と田舎風のライフスタイルが彼の健康を保っていたが、大都会での生活で、汚染された空気と魅惑的な美食が彼を破滅させたという意見もあった。彼の死に際して、世間は好奇心の虜となった。不道徳に、あるいは節度なく用いられることがない健康な生殖器は長寿の秘訣だと昔から言われてきたからだ。当時、チャールズ一世の侍医であったウィリアム・ハーベーが死体解剖を依頼され、その後、長文の報告書が公表された。

生殖器官は良好である。陰茎は萎縮も衰弱もしていない。陰嚢にも、老齢で弱った場合によく起こる重篤な浸潤は見られない。睾丸もまた正常で大きい。そのため、かの風聞は事実であるようにも思われる。すなわち、百歳を越えたのち、自制できない性欲を悔悟して彼が告解を行ったという話、また、百二十歳代になって未亡人だった女性と結婚し、その妻が、世の夫が妻と行うように性交をもったことや、十二年前まで頻繁に彼女を抱擁することをやめなかったことを否定してはいないという話である。死の原因はかなりのところ、自然から離れるという環境の突然の変化に帰することができそうに思われる。空気の違いが主たるもの……ついで、これまでの自然な、非常に簡素で単調な食生活から一転、種々の食物が取りそろえられた食卓を前に、習慣以上のものを食す気になったのみか強い酒にも手を伸ばしたことで、内臓すべての本来の機能が狂いはじめるという結果を生んだにちがいない。……そのような牢獄に安んじることのなかった魂が天に昇ったとしても、驚くにはあたらない。

経験が老年学者に異例な長寿の申告に用心することを教えた。私たちが知るかぎり、似たような食生活や住居、健康管理下であれば、他と比べて格段の特権をもつ種族も孤立した共同体もない。それは個々人の寿命における遺伝的性質の重要性を否定するものではなく、かえって人それぞれの違いを説明する手助けになることもある。十九世紀の英国国教会の牧師とその家族の記録が、財産と共に長寿の潜在的可能性も受け継がれ得ることを最初に示唆してくれた。両親の身長が私たちの身長の予言者であるように、それほどではないとしても両親の寿命もそうなのだ。もし両親が高齢まで生きながらえたとすれば、自分にも同じことが起きる有利な札を手にしているし、良い遺伝子のセットは子孫に代々伝わる非常に貴重な天分である。世界で最高齢の婦人ジーン・カルメントは、両親が八十六歳と九十三歳まで長生きしたという恵まれた条件で出発した。ときに自然という実験室は、老化の遺伝的性質の重要性に私たちが目を開くよう仕向けてくれる。人間の場合、初期に受精卵が二つに分割する一卵性双生児は、平均して三年の範囲内で互いの寿命がつきる。それに対して、同じ家で共に育った二卵性双生児の寿命には六年の開きがある。

遺伝子の影響の大きさに関して、アメリカの七〇〇〇家族について調査が行われた。両親が八十一歳以上で死亡した対象者は、両親が六十歳以下で死亡したグループより平均して六年は長く生きた。次の世代の相関関係では、受け継ぐ遺伝子と同様に経済的社会的環境の類似がかかわってくるだろうが、この調査においては遺伝子という要素が支配的であることが明らかになった。この問題にエジンバラ生まれの電話の発明者アレクサンダー・グラハム・ベルも少し手を出し、寿命は父親だけから遺伝すると見当をつけた。けれどもこのアメリカの調査では、より強い相関関係を示したのは母方の年齢だった。これが疑わしい結果かどうかを言い切るのはむずかしいが、母方から伝わるミトコンドリア遺伝子の役割をじっくり考えてみることは興味深い。

遺伝子とのどんな相関関係があるにしても、両親や祖父母の寿命は予想を立てる大まかな指標にしかならない。一つには生活水準と医療の世代間の違いがいままでになく著しいし、もう一つは、両親の卵子の遺伝子と精子の遺伝子という二組のカードは、妊娠以前に切り直されている。樹木を挿し木するように親と瓜二つではない。わかるほうがいいと思うか、わからないほうがいいと思うか、いずれにせよ私たちは自分の遺伝子の特定の箇所を変えることはできない。もしそれができる日が来るとしても、遺伝子治療で欠点すべてを取り除くことができるようになるのはかなり先のことになる。

動物実験は遺伝学的な疑問を試す機会を提供してくれる。私たちは実験動物が生まれてから死ぬまでの食生活や環境をコントロールできるし、近親交配によって、ジーンプール（遺伝子給源）のサイズを変更することができる。ハツカネズミの兄弟と姉妹を少なくとも二〇世代にわたって近親交配させると、その子孫は遺伝的にだいたい同じになる。だが、近親交配した子孫群の個々の寿命は、初めの世代よりはずっと近づいてはいてもまだ異なっている。これまでのところ、寿命は二五パーセントが遺伝子によって決定されると推定されている。残る七五パーセントはライフスタイルと環境にゆだねられる。

それぞれの系統でどんどん近親交配していくと、純血種の犬のように寿命は系統によってだんだん違っていくかもしれない。短命な系統は、齧歯類なら乳房や下垂体の腫瘍、腎臓病といった早くに襲ってくる致命的な病気にかかりやすいからである。長命な系統は、遺伝的な欠陥がもっと少なく、病原体への抵抗力を強める遺伝子をもっているのかもしれない。同じことは人間にも当てはまりそうだ。良い遺伝的家系と記録的な寿命を誇る一族は、たいてい心臓病になることが少ない。

近親交配は、純血種愛好家と研究者にとっては望ましい特徴を引き出すようだが、隠された遺伝的欠陥も現れやすくなる。遺伝子には「優性」として知られているものがある。それが優性であるのは、形質を現すのに遺伝子の複製が一つあればいいからだ。もし優性の遺伝子が有害なものであれば、それが現れるとすぐに病気になったり死んだりする。一方、「劣性」遺伝子は二つの複製がないと形質が現れない。つまり同一の染色体（性染色体以外）のペアのそれぞれに同じ劣性遺伝子がなくてはならない。

私はアナグマに興味津々のナチュラリストの一生徒として、経験的にそれを学んだ。ロンドンのはずれにある暗い森から幻のように白子《アルビノ》のアナグマが現れたとき、どんなに驚いたことか。それはいっしょに生まれた三匹のうちの異形のもので、ごく普通の両親から生まれていた。その「スノーボール」はのちに普通の雌と交尾して、がっかりしたことには普通の子をつくった。けれども、劣性の遺伝子は単に潜伏していただけで、その後しばらくして、交通事故の犠牲者としてもう一匹の白子が見つかった。縞のないアナグマなんて誰も考えてもみなかったので、近隣の人たちは不思議がった。

先天性色素欠乏症《アルビノ》の遺伝子は人間では害のない突然変異である。ただ、強い日光をたくさん浴びるのは避けることになっている。大部分の突然変異は、進化の過程で健康な遺伝子が選ばれ、欠陥のあるものが除かれてきたのだから、害のあることが多い。それでも、私たちはそれぞれ害のある遺伝子を多少はもっている。大多数がその存在に気がつかないのは、もう一方の染色体の正常な遺伝子が支配的に現れるためで、約一パーセントの子供だけがはっきりした遺伝病をもって生まれてくる。しかし同じ有害な遺伝子をもっている人と結婚すると、遺伝子が子供に受け継がれるだけでなく、病気が現れる危険がある。囊胞《のうほう》性繊維症の遺伝子は二〇人中一人の割合で遺伝子を受け継いでいるから、両親が共に保因者である確率は二〇分の一×二〇分の一になる。そして、メンデルの遺伝の法則によると、彼らの赤ん坊の四人に一人は二つとも突然変異の遺伝子をもつ。つまり一六〇〇人中一人の割合で、重篤な遺伝病になる。

近親結婚が助長される共同体では劣性遺伝子が現れやすくなるが、その問題は純血種の動物の飼育者がいつも目にしていることである。交配する系統は有害な遺伝子をもった個体を除くため、無慈悲にも淘汰しなくてはならない。たとえそうしても、遺伝子の多様性が失われるので寿命は短く、繁殖力は低下しがちになる。こうした活力の低下は、異なった系統の個体との交配によって逆転することができ、異なった品種の犬、あるいは異なった系統のハツカネズミを掛け合わせると、生まれる子はどちらの親よりも健康で、繁殖力が高く、寿命が長い。長生きのための遺伝子がたった一つか、あるいは少数しか存在しないとすれば、標準的な寿命を取り戻すことはせいぜい散発的にしか起きないだろう。この事実からも、寿命には多くの遺伝子が影響を及ぼしていることがわかる。だがいまのところ、私たちはそのほとんどを特定できていない。

とんでもない遺伝子

寿命を長くする遺伝子より死を早める遺伝子について、私たちはずっと多くを知っている。新しい突然変異は確率は低いがいつでも唐突に現れるし、その変異の大多数は望ましくないものである。エラーはしばしば細胞分裂中か、あるいは有害物質や放射線にさらされた結果として自然発生的に起きる。ときおりの間違いは避けられないし、一つの細胞が分かれるたびごとに何千という遺伝子が複製されるのに、そこでもっと多くのエラーが起きないことのほうがむしろ驚きである。細胞核で何か悪いことが起こっていても、間違いをチェックし、ＤＮＡ（デオキシリボ核酸）を修復する校正のメカニズムがある。ＤＮＡは、私たちの細胞のなかで唯一修理可能な分子なのだ。けれども、その網の目をかいくぐるエラーもないことはない。

普通の体細胞にときどき起こる突然変異は、成長をコントロールする機構に影響を与えたり、癌を誘発しなければほとんど問題にならない。ところが、生殖細胞（卵子あるいは精子）で起こる突然変異は、その結果が子孫に代々伝わり、身体のすべての細胞に影響を及ぼすから事態が異なる。母親がまだ妊娠したことに気づかない初期段階で胎児が死亡するというような容易ならぬ場合もある。また、片方だけに複製された劣性遺伝子として隠れ続けていないかぎり、あとになって現れてくる場合もある。

きわめて特異な作用をする遺伝子がある。よく知られているもののうち二つを例にあげてみると、嚢胞《のうほう》性繊維症の遺伝子は肺の中の粘液の除去に影響を及ぼし、鎌状赤血球貧血の遺伝子は赤血球に含まれるヘモグロビン（血色素）を部分的に変える。ほかにも、多くの細胞タイプの中にあるタンパク質の遺伝暗号を指定し、一連の作用を及ぼすものがある。これらのいわゆる「多面発現性」の遺伝子によってひき起こされる特有の徴候や症状は、症候群として知られている。早老症は、不運な犠牲者に劇的な結果をもたらすそうした症候群の一つである。

まだ十歳で白髪になり、禿げ、しわがよった子供を想像できるだろうか。脳とＩＱ（知能指数）は幸いなことに影響を受けないが、十代のうちに心臓や他の内臓が急速に衰える。彼、あるいは彼より少数ではあるが彼女は、ハッチンソン‐ギルフォード症候群で、二十歳より長くは生きられないだろう。また、もっと遅くに病気が始まるタイプのウェルナー症候群は、五十歳か六十歳まで持ちこたえ、そのときに似たような徴候が現れて心臓病で死亡する。どちらの症候群もただ一つの優性の突然変異によってもたらされるので、遺伝子の一つの複製だけで死に至る病にかかる。幸いにも、早老症候群は極端に珍しい。

人間の早すぎる老化は生活史の圧縮というより、成人段階の切り詰めである。もし早送りのようなペットの生涯とそっくりだとしたら、思春期はそれに応じて早いだろうし、そのときどきに起こることは普通の老化の場合と同じだろう。しかし実際はまるで違う。ジョージ・マーティンによると、早老症候群では普通の老化の特徴の半分ほどが似ているにすぎず、それに苦しめられる人たちは糖尿病や重度の記憶障害にはめったにかからない。

敬意としてはいささか疑わしいが、新しい病気に自分の名前をつけられることで名を残す医者がときにいる。一八六〇年代、若者だったジョージ・ハンチントンは、父親がニューヨーク州ロングアイランドで地域医療の回診を行うのに同行していた。ある日、彼らのところにやってきたのは「母と娘で、二人とも背が高く、ほとんど死人のように青白い。どちらも腰が曲がっていて、体をよじり、顔をゆがめていた」。医療の道を歩みはじめた後年、この忘れられない経験によって彼はハンチントン病として知られるようになる遺伝病を研究するようになった。イギリスでは約三〇〇〇人がこの病気に襲われているし、世界中には一〇万人以上いる。よく知られている患者の一人、アメリカのフォークシンガー、ウッディ・ガスリーは、人生の最後の一五年間は能力を奪われ、五十五歳まで生きた。神経系の早まった老化の症状が三十五歳から四十五歳のあいだに現れ、たちまち致命的な事態になる。患者は糖尿病、骨粗鬆症《こつそしょう》、記憶障害になり、この病気が「舞踏」を意味するギリシア語に由来する「chorea《ヒョレア》」という別名をもつように、痙攣的な動きを示す。この原因となる遺伝子も多面発現性のものである。長い探究のすえに遺伝子が突き止められたので、初期診断とおそらくはいつか治療法が見つかる希望が生まれた。この遺伝子は興味深い反復性DNAの特色をもち、受け継がれていけばいくほど発病が早くなる。

アルツハイマー病はよく知られているのでほとんど説明の必要がない。八十五歳までに人口の三〇パーセントから五〇パーセントがかかると推定されていて、アメリカだけで二〇〇万人はいる。元大統領がかかったように、誰もがこの病気にかかるおそれがある。悲劇的なのは、記憶や知性、人格、身体機能の制御への破壊的な力が、ついには人をひとりでは動けず、二十四時間介護なしではいられなくすることだ。

この病気の原因は神経繊維のもつれと、脳内の正常なタンパク質ではあるが患者に過剰につくられるアミロイドの「プラーク」にあると思われる。

アルツハイマー病は突然変異の遺伝子が受け継がれるわけではないので、老化は何かの生産不足やタンパク質の誤った遺伝情報の結果であるという一般的な思い込みを打ち消す。大部分のホルモンや酵素は、若い体と同じように年をとった体でも活発なので、おそらく遺伝子は年齢によって損なわれることなく保たれている。年齢と共に活性化する遺伝子もあれば働きが低下するものもあり、多くは淡々と以前と同じように仕事を続ける。そういうわけで、遺伝子のすべてに共通のパターンはなく、老年期における遺伝子の発現の変化は胎児の成長中に比べると微妙で、それほど劇的ではない。それにもかかわらず誰もが目にするいくつかの変化がある。

四十歳までに、とくに男性は、体のあちこちに毛髪をつくる役目のケラチン遺伝子の働きに活発になるものと衰えるものが出てくる。眉や鼻や体表に以前より長く、濃い毛が生え、それなのに頭皮の毛はどんどん少なくなる。中東出身の男性には三十歳を過ぎると耳の縁に目立つ毛が生える人もいる。この「毛深い耳」と呼ばれるものの遺伝子はかなり変わっている。というのも年齢を重ねてから働きだす遺伝子を私たちはほとんど知らないし、それが男らしさと結びつけられているのはなおさら興味深い。他の細胞の活動の変化は、皮膚の厚さや柔軟さを変え、皮膚の色素沈着に影響する。目の退化的な変化は水晶体タンパク質に作用し、白内障を引き起こす。

これらの例には、老年学で昔から言われてきた、突然変異は年齢と共に確実に増えるという仮説を裏づけるものは何もない。この「体細胞突然変異」説は、老化現象を完全に偶然の手にゆだねる。宇宙のあらゆる方向からやってくるマイクロ波の放射をふんだんに浴び、日常の飲食物から呼吸する空気まで、ありとあらゆるものが有害かもしれない化学物質であふれているのだから、遺伝子機構の保全を脅かすものから私たちは逃れることはできない。しかし、多くの研究努力にもかかわらず、「体細胞突然変異」の結果だという証拠は、散発型癌の原因であることをのぞけば、じつにわずかしか得られていない。それは驚くにはあたらない。この仮説は遺伝子の複製の両方に突然変異が起きることを必要とするが、それは統計的に起こりそうもないからだ。もし仮説が事実だとしたら、三組の遺伝子をもつショウジョウバエは二組の正常な数のものより長く生きるだろうし、二組の遺伝子をもつタマバチは一組しかないものより長く生きるだろう。だが実際には昆虫の寿命と遺伝子を何組もっているかとは何の関係もない。

細胞分裂中に染色体が一対になり二つに分かれるときにエラーが頻繁に起きることは疑いようがない。エラーが起こると、二つの新しい細胞のうちの一つが、もう一方の細胞を犠牲にして、何千という遺伝子をもつ余分の染色体を獲得し、結果として両方が損なわれることもある。

人間の細胞内の染色体の正常な数は四六本だが、四七本とか四五本とかの染色体をもつ細胞が年をとるにつれしだいに増えてくる。染色体の数の異常は胎児のすべての細胞に受け継がれるので、とくに生殖細胞においては重大な問題となる。二十一番目の染色体に余分の複製が存在するとき、赤ん坊はダウン症候群になる。母親の出産年齢が高い赤ん坊ほどその頻度は大きくなる。よく知られている障害のほかにも、ほぼすべてのダウン症の患者が五十歳までにアルツハイマー病になる。おそらく二十一番目の染色体がアミロイド遺伝子をもっているからだ。出生七〇〇人に一人の割合で見られるダウン症候群は、早老症の主要な原因である。

不死身の細胞

細胞には体内で特別の役目にひたすら専心し、増殖する能力を、すなわち自分自身を更新する能力を失うものがある。たとえば座骨神経細胞は、細長い神経繊維の下肢が下方に五〇センチも伸びているので、分裂が物理的にむずかしいだろう。同様に赤血球は、細胞核がないので子孫をつくることができない。第9章で述べることになるが、卵子は受精して胚細胞になるまでは増殖することができない。そのため必然的に閉経が起きる。細胞をたくさん失えば先で困った事態になるし、それが神経細胞であれば、さらに広範囲に及ぶ重大な影響を受けるだろう。脳の小さい動物でもそうだ。突然変異の「ぽっくり病（*drop-dead*）」遺伝子や「のろま（*dunce*）」遺伝子をもっているショウジョウバエは、神経細胞が非常に少なく、早くに死ぬ。もっとも「のろま」ショウジョウバエは、名前ほどは鈍くはないのかもしれない。なぜなら、正常なショウジョウバエよりも回数多く交尾をして、不利な境遇を埋め合わせる。

人間の脳は大きくて、少々の細胞を失っても看過されるし、実際にそれは無理からぬことである。臓器の約一兆（10^{12}）個ある細胞の数を数えるのは容易なことではない。標本抽出法は、脳が年齢と共にゆっくりと干からびるように収縮することを常に考慮に入れているとはかぎらない。いまは方法が改良され、大脳半球や小脳、海馬状隆起の細胞が失われるとしても、脳のすべての部分ではないことが明らかにされている。よく引き合いに出される毎日一〇万個の脳細胞を喪失するという概算は、ばかげた考えである。種によっても脳細胞喪失のパターンは異なるし、減少が常に起きている細胞のタイプや場所があるわけではない。たぶんそれが、いつの日か脳の衰退を防ぐ方法が見つかるかもしれないという楽天主義の根拠になっているのだが、さしあたり神経学者は、ほかの人よりも記憶喪失や無能力状態に陥りやすい人がいるのはなぜかという疑問に取り組んでいる。遺伝病とはかかわりなく、生まれつき多くの細胞に恵まれている人たちがいて、それがあとで老化に対抗する緩衝材として有利な条件となり、無能力状態や記憶喪失の始まりを遅らせている可能性もある。少数の検屍の事例としては、痴呆の障害がないのに脳にアルツハイマー型の変化が見られた人がいる。その人たちは神経細胞に多くの予備があり、変化にうまく対処できる有利な条件をもっていた。

大部分の神経細胞は一生のあいだ持ちこたえるようにつくられているが、血液や皮膚、腸など、物理的あるいは化学的な危険にさらされる場所の細胞は寿命が短く、幹細胞によって頻繁に更新される。それは植物の茎の肥大成長を受けもつ形成層に相当する。どの幹細胞も二つの非対称の娘細胞に分かれ、一つは寿命を終えた専門職の細胞と入れ替わり、その姉妹細胞はいままでと同じ役割にとどまる。この戦略で、消耗の自然のなりゆきで失われる細胞の補充が必要とされるあいだ、肝細胞は生き残りが保証される。二つの例をあげると、皮膚と骨髄の幹細胞は一生の最後になっても機能を保っていて、若い人のために移植片として提供することも可能である。さて、それでは、それらの幹細胞が持ち主よりも長持ちするとしたら、それは不死身ということになるのだろうか。

渡米したフランス人で、一九二〇年代、三〇年代にニューヨーク市のロックフェラー医学研究所（現ロックフェラー大学）に在職していたアレクシス・カレルは、不死身の細胞があると考えた。彼はひよこの胚から繊維芽細胞を取り出し、ひよこの胚エキスでつくった養分の入ったペトリ皿で培養した。最初の皿がいっぱいになると、培養したものを二つに分け、細胞が再びその皿いっぱいになるまで増やした。それがいっぱいになると再び分けた。彼のもとにいた技術者たちはこの手順を三〇年のあいだ繰り返した。そのときまでに細胞は、ニワトリの生涯で起こり得たよりも多く、何千回も細胞分裂をしていた。普段慎重なカレルも、「したがって、繊維芽細胞は無限に増殖し、試験管内でも生物体の中で生きているときと同じく時間に支配されないということを確信してもいいだろう」と述べた。ここから、細胞には固有の老化プログラムはないが、食習慣やホルモンや外的要因といった生きる環境からの二次的な影響が原因となって細胞は衰えるという考え方が出てきた。けれども一九六〇年になり、ようやくカレルの間違いがわかった。培養基を準備するために使用された篩《ふるい》から新しい細胞がまぎれ込んでいて、それが長年の労苦を茶番に変え、老年学を誤った方向に導いたことが明らかになった。

その間違いを正したのは、当時フィラデルフィアのウィスター研究所にいた細胞生物学者レオナルド・ヘイフリックで、彼こそが老化の細胞生物学の父と呼ばれるべき人物である。ヘイフリックは、人間の胚の繊維芽細胞で注意深くカレルの実験を再現し、培養で分裂するのは一年間だけで、約五〇回であることを見いだした。これが培養の環境を改善しても変化しない確かな上限だった。この分裂回数は人間の体が生き続ける期間に予想される分裂回数を上回ってはいたが、「ヘイフリックの限界」は生物学上の重大な越えがたい壁だった。成人と子供から得た繊維芽細胞は、年齢に応じてどうにか一〇回ないし二〇回の分裂をしたが、早老症の患者から得た細胞の分裂回数はもっと少なかった。生まれたばかりの動物の「限界」はその種の最大寿命に依存する。ゾウガメの繊維芽細胞は一五〇回の分裂が可能だが、ハツカネズミではわずかに一〇回しかできなかった。ヘイフリックは、細胞にはある種の固有のプログラムがあることを立証したが、そのことが老化にとってもつ意味の全貌については、いまも論争が続いている。

細胞にはタイプごとに、細胞の存在理由《レゾンデートル》によって定められた生物時計が組み込まれている。厳密に割当てられた細胞分裂の回数は、脳や心臓、卵子では早くにつきてしまうが、骨髄、皮膚、精子の幹細胞では、体が必要とするよりはるかに多く分裂する。長く生き残ることや高い生産性が、必ずしもあらゆる細胞にふさわしい目的ではない。体が生きながらえて子孫をつくることに尽力したいなら、細胞によっては分裂をやめるか、自殺したほうがよいものもあるだろう。赤血球が細胞核をなくすときのようにときに理由は明確で、個々の細胞に言えることが器官そのものに当てはまることもある。胎盤がどこよりも早く老化する器官であるのは、子宮の中で九カ月後の運命が決まっているものに投資しても無駄だからだ。

細胞が時間を計る方法の一つは、染色体の両端にあるテロメア（末端小粒）を端から少しずつ切り取っていくことである。テロメアが減っても、そこはタンパク質の遺伝暗号の指定はしないＤＮＡ配列の繰返し（ＴＴＡＧＧＧ）であるから、最初のうちは何の問題もない。しかし分裂を重ねて染色体の末端部分が短くなると、染色体上の遺伝子が危険にさらされ、結果的に細胞の活力が損なわれることになる。

科学の最先端は常に推論の余地がふんだんにあるが、老年学の領域ほど最たるものはほかにない。興味深い可能性として、癌細胞を直ちに抑制するテロメラーゼ阻害剤が浮上している。というのも、正常な体細胞はおそらく影響を受けないと思われるからだ。ただし、男性の生殖能力には影響するかもしれない。ペトリ皿で培養した繊維芽細胞の研究では、テロメラーゼはテロメアを拡張し、細胞に「ヘイフリック限界」を回避させることが示されている。普通は休止しているテロメラーゼ遺伝子のスイッチを何とかして入れるか、あるいは新たにテロメラーゼ遺伝子を導入すれば、人間や動物の寿命がかなり延びるだろうという奇抜な提案は、正常な老化は多くの遺伝子の働きによるという証拠すべてに反する。そのうえ、付加されたテロメラーゼの活性は、私たちがもっとも避けたがっている非常に敵対的な作用、すなわち癌をつくりだすかもしれない。細胞を提供した患者ヘレン・レークにちなんでヒーラーと呼ばれる培養細胞は不死で、最初に単離されてから試験管内で何千回も分裂しているが、この細胞の祖先は一九五〇年代に彼女の生命を奪った。

増殖をコントロールできなくなるときに起こり得る損害は、細胞にヘイフリック限界が存在している一つの説明となる。細胞分裂が一定回数を越えるなかで癌を食い止めねばならなくなったとき、すばやく行動を起こせるように、自然淘汰は増殖を制止するメカニズムの進化に味方してきたのだろう。残念なことに、これは不完全なメカニズムで、悪性細胞の増殖と蔓延からしばしば体を救いそこなう。

私たちは、各タイプの細胞に分裂の割当て回数を指示する遺伝子の性質や数をほとんど知らない。まちがいなく複数あるし、個々の細胞にとってそれが事実なら、すべての動物の生き残りが、たった一つの遺伝子では決まらないというのは、さらに確実である。もし一つなら、すでに「不死」の突然変異体《ミュータント》が現れているだろう。キャレブ・フィンチによれば、「いかなる種においても、成長してからの持続時間を単独で決定するただ一つの遺伝子または遺伝子群があるという証拠は見当たらない」。ヒトゲノム解析計画がわかりやすい答えを見つけだすと待っている人は、あまり期待すべきではない。遺伝暗号《DNAコード》の先に、タンパク質が細胞の内部でいかに機能しているか、いかにして細胞はホルモンやその他の信号によって互いに情報を伝え合っているかといった、もっと厄介な複雑さが待ち受けている。だから、すべての遺伝子が解読できたからといって、老化の生物学について得るところはたいしてないかもしれない。

近い種でも、活性化される遺伝子によって寿命がかなり違ってくることがある。ビデオテープのように一生を巻き戻すことができれば、多少は違った経過と結末で再生できることを私たちは発見するかもしれない。とくに社会性昆虫の世界ではそれがよくわかる。ミツバチは、どれもまったく同じ遺伝子のセットをもっているのに、階級《カースト》ごとに一生の長さはまるで違う。雌の働きバチは飛距離約八〇〇キロを達成するまで、夏で六週間、冬ならもう少し長く生きる。巣で暮らす女王バチは六年か、あともう何年かのあいだ卵を産むが、女王バチの婚姻飛行以来たくわえた精子がなくなると、働きバチは女王殺しをする。寿命が違う理由は幼虫のときの餌にある。どの普通の幼虫でもローヤルゼリーを与えられれば王女になることができるが、すっかり成長した働きバチがこの餌をうまく手に入れたとしても、もっと長生きする役には立たない。

ローヤルゼリーの特性は魅力的だ。けれども、もっとすばらしいのは、群れの中での必要に応じて個々の外観や行動、寿命をまるで違ったものにする遺伝子プログラムの柔軟性である。研究にとって挑戦のしがいがあるのは、寿命を延ばす新たな食べ物やホルモンの発見ではなく、遺伝子プログラムがどう働き、老化のプロセスにどんな介入が可能なのかという問題を掘りさげることである。

老化に関係している遺伝子がいくつあるかは、老年学者のあいだで意見の一致をみていない。一年生植物やアンテキヌスのような動物、一部の昆虫のプログラムされた寿命では数十個、そして人間では何百個あるいは何千個と、推定はまちまちである。とはいえ、遺伝子のすべてがスーパーオキシドジスムターゼ（SOD）のように活力を増進するものではないし、最近の研究は「死の遺伝子」という旧来の考え方に信をおいている。

死の遺伝子

細胞死は、私たちが母親の子宮にいたときから、私たちを形づくることに関与している。これから生きていくのに必要とされるよりはるかに多くの細胞が、脳や筋肉、卵巣、そのほか体中で形成される。手でさえも不細工なへら状から始まって指の形になるまでには細胞が死ななければならない。これらの変化はすべて細胞死がプログラムされていたから起きたことで、そうでなければ私たちは不細工な組織の塊のままだろう。

細胞は勝手にこの重大な決定をするわけではなく、綿密な連係したコントロールのもとで自殺協定が結ばれている。ロンドン大学のマーティン・ラフは、死はあらゆる細胞にあらかじめ与えられたプログラムだと考えている。近隣の細胞のホルモンや信号が、ＤＮＡを断片に切り刻んで殺してしまう酵素をつくる遺伝子が活性化しないように抑制しなければ、細胞はすべて死ぬだろう。そう彼は確信し、彼の理論が誤りだと立証できた人には一〇〇〇ポンドを進呈すると提案した。もし彼が正しいとすれば、自死する遺伝子は危険な荷物である。体の形づくりの仕事を終えたあともまだ死のうとし続けるのだから、ポケットに爆薬の束を入れて運んでいるようなものだ。なぜそんな危ない橋を渡って災厄を招くのか。

エジンバラ大学の病理学者アンドルー・ワイリーは、診断のために何千という腫瘍標本を顕微鏡に置いて調べてきた。腫瘍の中央部に死んだ細胞があるのは珍しくないが、彼はある日、栄養が良く免疫細胞ともかかわりがないのに不思議にも死んでいる細胞を見つけた。ワイリーはこの初期の癌細胞の明らかな自殺の背後には、遺伝子プログラムが存在するのではないかと考えた。これはギリシア語の教授によって、秋になり木の葉が散ることを意味する「アポトーシス」と名づけられた。落葉は植物ホルモンの季節変化によってプログラムされている。

死の遺伝子は全体としてみると私たちに役立っている。戦うためには全滅する危険を冒すより欠陥のある一部を排除するほうがいい。細胞がウイルスに冒されたとき、感染が広がることを避けられるなら死の遺伝子を働かせて始末するほうが賢明である。同じ原理は腫瘍になる細胞にも適用される。有力な守護役の細胞の一つは、その発見者であるダンディー大学のデービッド・レーンによって、*p53*と名づけられた遺伝子である。それは、トラブルが起ころうとしているときだけ出動する遺伝子の警官のようなものだ。癌細胞や放射線を浴びた場合にしばしば見られることだが、DNAが傷ついたり突然変異すると*p53*が働きだし、損傷を回復する手助けをするか、その細胞を殺すか、どちらかを行う。遺伝子を狙い撃ちする技術でハツカネズミの*p53*の働きを止めると、実験処置をされていないハツカネズミよりはるかに放射線に抵抗力があったが、思春期のすぐあとにすべてが死んだ。癌細胞が自然発生的に現れるからである。残念なことに、私たちの細胞も完璧にはつくられていないし、*p53*はしばしば突然変異し、放置された増殖から私たちを守ることができなくなる。これは腸や乳房、肺の腫瘍でしばしば起こる。遺伝子治療で死のプログラムを矯正する方法を考え出すことができれば、腫瘍をもっと効果的に、化学療法や放射線治療の恐ろしい副作用なしにやっつけられるかもしれない。

これはアポトーシスのバラ色の未来だが、まだ全貌はわかっていない。別の種では、違う影響を及ぼす別の死の遺伝子が発見されている。むしろ逆説的な、老化を加速する遺伝子を見つけたのはコロラド大学の遺伝学者トム・ジョンソンである。C・エレガンス（*Caenorhabditis elegans*）と呼ばれる線虫の突然変異体は、普通の半分の速さで年をとり、したがって二倍の寿命をもつ。彼はその遺伝子を *age-1* と呼んだ。いつかは別の「老化」遺伝子が見つかるだろうと期待しての命名だった（実際に見つかっている）。大部分の突然変異は有害か、せいぜいが良くも悪くもないのに、これは寿命を延ばすという驚くべきものであり、だとすれば正常な *age-1* 遺伝子は、寿命を抑える役目を担っていることになる。

これが身元確認ができた最初の「老いの遺伝子」である。線虫は人間とは非常に遠い関係しかないが、生活史の重大な段階に関与する遺伝子が、もっと高等な動物にも縁者をもっていることがたびたび発見されてきたから、私たちはその遺伝的特徴に注目している。遠い昔の進化の過程で有益だと判明した遺伝子が、今日まで子孫を残して続いているのだ。ハツカネズミとヒトの遺伝子の多くは似ているし、無脊椎動物と共通しているものもある。『ツァラトゥストラはかく語りき』のフリードリヒ・ニーチェの言葉は生物学で成就される。「虫から人間へと苦労して歩んできたが、内なるものの多くはいまだに虫のままである」。これが意味するところを知るためにはまだ時間がかかるが、この発見は老化遺伝子を突き止める新たな道を切り拓き、新たな疑問を投げかけた。

一方では持って生まれた遺伝子が寿命を頭打ちにし、また一方では、遺伝子がフリーラジカルやほかの有害な物質に対する完全な防護に失敗するという事態があって、進化による淘汰は、生き残り、繁殖する力を最適化するという楽観論への私たちの信頼をぐらつかせるように見える。だが最初は奇妙に見えたものも、さらに詳しく調べていくと合理的なものだとわかる。長生きをする突然変異の線虫は、普通の線虫に比べると繁殖力が二〇パーセントしかなかった。この発見の意義はさらに解明されなければならないが、繁殖力と長生きが対抗するとき、繁殖力は長生きを打ち負かすようだ。この驚くべき結論は、老化がなぜ起こるのかという謎を解読する手がかりとなり、現代生物学理論の土台になった。

第5章 大いなるトレードオフ

不必要に複数の物事を仮定してはならない。

——ウィリアム・オブ・オッカム

自然淘汰の鈍化

ダーウィンは老化の起源を思い悩むには、他の問題に気をとられすぎていた。しかし、それが進化論を世に送り出した名高い一八五八年の論文の共同執筆者をやきもきさせた。形而上の諸問題は、ときには心霊術に手を出したほどのアルフレッド・ラッセル・ウォーレスにとって、大いに興味のあるところだった。彼は、老化のような明らかに望ましくないものが、どうしてこれほど多くの生き物で進化したのかと考え込んだ。個体にとっては不利だとしても、生物学的には種にとって良いことがあるというのだろうか。老化はトランプのジョーカーのように見える。ルールどおりには進化ゲームに加わらない。長生きする個体は長命の遺伝子を伝える子孫をより多く残すだろうから、進化ゲームの首位に登場するはずだ。自然淘汰は徐々に、さらに寿命が長くなるほうに手を貸すはずである。
不変の進歩という考え方はウォーレスの社会主義への共鳴に訴えたが、この問題に限っては、寿命がどんどん延びていくとマイナスの結果をもたらし、ついには種にとって大きな災いになり得る。年老いた個体が協力的に順次死んでいき、若い個体に道をゆずらないなら、住環境は超満員になり、食物の供給は底をつき、集団の緊張関係が高まるだろう。若いものは、最上の食べ物や巣作りの場所を見つけたり、知恵の勝った年長者と競って相方を勝ちとるには、競争上不利な立場に置かれるだろう。年寄りが種を滅ぼす！
ウォーレスは、老化は進化の原理に支えられているにちがいないと思った。彼はいくつかの考えを一八六〇年代の終わりに、フライブルク大学の動物学教授、プロイセンの指折りの生物学者オーガスト・ワイスマン宛の手紙に書いた。

一個体、あるいは複数の個体が十分な数の後継者をつくったとき、加速度的に増えていく食物消費者の中で、彼ら自身が後継者の害となります。その結果、自然淘汰は彼らを取り除くのです。そして多くの場合、自然淘汰は後継者を残すとすぐに死ぬ類に味方するのです。

すなわち、進化は年老いたものが若いもののために犠牲になる動植物の類に味方するのではないか、とウォーレスは考えた。彼は実地調査を通して、そういう利他的な行動、習性が自然界には珍しくないことを知った。昆虫の多くは、短い繁殖期間後に死ぬ運命にある。なかには、あごが発達しないので成虫になると餌を食べることさえできないものもいる。オーストラリアのアンテキヌスは、ウォーレスの直感を動かぬものにしただろう。しかし、その驚くべき一生が明らかになるには、次の世紀を待たねばならなかった。

ウォーレスは、老化は、たとえばシカの枝角とかアナグマの縞のように、種に特有のものだと考えていた。どの種にも進化の歴史における段階ごとの寿命に一定の上限がある。けれどもこれは永久に固定されたものではない。もし全体としての個体数が増えれば、寿命を切り詰めるのが種の利益になる。この考えは、老化のどちらを向いても陰気なことばかりの中へ、ほんの少しの慰めを投じた。老いたものたちは、自分より若く元気に満ちた世代が栄えるのを認めて退場するのだ。

ワイスマンも似たような方向で考えていた。体には退化が組み込みで「設計されている」から老化が存在するということに彼は賛同した。老いの機能障害や病気は、種が全体として生存競争を戦うのを助けるための意図的な防衛である。「疲れきった個体は種にとって価値がないだけでなく、有害でさえある。彼らが健全なものたちの場所を占めるからである」。これは目的論的議論であったが、強く直観に訴えるものがあった。

ある特徴が進化するのは「種にとって善」であるからだという説は、いまでも世間一般の考え方に力を及ぼしている。ダーウィン自身は決してそういう見方はしなかった。しかしそれは、動物のあいだに見られる利他的とおぼしき行動のもっともらしい説明としていまだに使われている。タゲリは、通りかかったり襲撃しようとするキツネを巣から遠くに引き離すために、羽が折れたふりをして自分の身を危険にさらす。またミツバチは、相手に針を刺すと自分の内蔵ごと抜けてしまうのにハチミツ泥棒を刺す。チェスのポーンのように、個体は全体の利益のためなら捨てごまになってもいいのかもしれない。この作戦が成功すればするほど、個体はますます利他的になるだろう。個々の無私の行為が、生き残りのゲームに再び賭ける機会を全体の側に与えることになる。

現代の生物学者は、自然界に関するこの大いに感傷的な解釈を全面的には信用していない。オックスフォード大学の動物学者リチャード・ドーキンスによると、利他的行動というのは見せかけで、潜在する動機は常に利己的である。これらの行為は進化の道筋で、個体にとって、自分自身と遺伝的な後継者のために都合が良いから進化した。協力的な行動によって一族が生き延び、繁殖すれば、その習性はさらに広範に広まるだろう。もちろんそういう行動が遺伝すると仮定しての話ではあるが。

これは受け入れにくい結論だし、しばしば激しい論争が行われてきた。一方は、自然淘汰は集団に利益になる行動に味方すると主張し、もう一方は、個体が淘汰の最上の単位であると考える。この主権をめぐる学問上の戦いでドーキンス派はだいたいにおいて優位に立ってきた。進化は、たとえ自分が犠牲になっても、自分の遺伝子をいちばんうまく伝えようとする個体の利己的な野心によって推進される。自己犠牲は気高い行為というよりむしろ、遺伝的な好結果を得るための作戦なのだ。この結論の政治的な言外の意味は多くの人にいやがられるだろう。けれども、私たちが発見した生物学的な証拠は認めなければならない。

老化作用の生命破壊についてのワイスマンの議論は、証明すべきことを前提としてしまったため誤ったものになった。彼は、動物は「疲弊」するから老化が進化したのだと主張した。しかし、なぜ、そもそも衰えはじめるのかを説明できなかった。私たちはすでに、何百年あるいは何千年も衰弱の兆候もなく生きながらえることができる種の例を見た。そんなに長いあいだ衰弱過程を食い止めるとは、それらの構造と修復のメカニズムはほぼ申し分のないものにちがいない。どうしてあらゆる生き物が同じようにつくられなかったのだろう。

ワイスマンに公平を期すると、彼は自分の主張に欠点があることに気づき、それを正そうとした。けれども、彼の若い頃に優勢だった遺伝形質という不明瞭な概念が足枷となった。晩年には、老化が種にとって意図的なものであったり有利なものであるということを疑うようになった。彼はこう推測した。もし個体が十分長く生きたら、自然淘汰は欠陥が広がるのを放置し、さまざまな細胞や器官の機能の質を保証することをやめるだろう。もしそれらの欠陥が遺伝性であれば、消滅せずに次世代に渡されるだろう。彼は、老化は暗黒の洞窟に棲む魚の役に立たない目のようなもの、つまりは消えない痕跡ではないかと考えた。

ワイスマンは将来の理論構築のためのいくつかの重要な基礎を築いたが、彼がいまも貢献しているのは、老化は変えることのできないものではないことを指摘した点である。それは、老化という現象は神によって定められたもので、科学の力の及ぶものではないともったいぶって話している人たちに反撃を加えるものだった。不幸なことに、後の章で述べるように老年学は、二十世紀の初めに袋小路に入り込んだ。老化をくつがえすことに関する非常に楽観的な期待が若返り治療の流行を生む結果となり、診療所がいたるところに出現し、時間の猛威に抗したいと切望する老人に期待をもたせた。そして、当時は優秀な科学者からも注目を集めていた老化の研究は、すぐに評判を落とした。老年学は科学で身を立てるための安全で尊敬に値する分野ではなくなってしまった。

ワイスマンの死から四十年以上たった一九五〇年代になって、ようやく老年学は復活の兆しを見せた。

その立役者の一人が動物学者ピーター・メダワーだったが、彼の老年学への貢献は、実験に基づくものというより多分に理論的なものだった。彼はギリシアの哲学者をおもわせる知的な力量で、生物学のこの未解決の謎を解きはじめた。

メダワーは、老化は進化の特性であり、単に物理法則で決められているものではないという理論に確信をもった。それ以前の誰よりも明確に彼は、進化の淘汰圧は動物が年をとると鋭利な刃を失うと指摘した。言いかえれば、体の生き残るパワーを増進する原動力は年齢と共に衰える。この考えにとくに不可解なところは何もない。それは単純に統計学の問題だ。人口構成でいえば、高齢層ほど人数は少なくなる。

もういちど庭にいるロビンの例をあげると、年ごとに生き延びる可能性は半分しかない。だとすると一歳から二歳までの一〇〇〇羽の鳥のうち七歳以上になるものは一六羽しかいないから、ロビンの生殖努力の大部分は若い個体によって担われている。両親の圧倒的多数が若い。個体の生殖能力が年と共に減退するかどうかに関係なく、これはすべての動物、すべての植物の実態にちがいない。まったく問題のない身体であっても、いつかは偶然に死んでしまうから、この法則はもしかすると不死かもしれない種にも当てはまるだろう。若い人より老いた人のほうが多くなるのに出くわそうとしているのは、私たちの時代だけなのだ。しかしそれは特殊な事例であり、また別の話である。

大多数の赤ちゃんは若い母親、若い父親から生まれるから、若い両親は進化の未来に大きな影響力をもっている。十分に元気で、あるいは幸運に恵まれ、他の人より長期にわたって子を産む人もいるが、大部分が若い両親であることにはメリットがある。若い両親は次の世代に、健康で生殖に有利な遺伝子を送り出す。まさしく数の力で、彼らの子孫が、種の今後の進化のなりゆきに圧倒的な影響を与える。大きな河の水源のせせらぎと下流の全水量を比較するようなもので、進化の変遷における年をとった個体の影響力はごく小さい。たとえ年をとった個体が最高の質の遺伝子をもっていたとしても、その影響力は多数派にかき消されてしまっただろう。

メダワーの理論によるとこうなる。個体に偶然の突然変異で遺伝的に新しいものが現れたとしよう。その唯一の影響力は、幼い動物の病気への抵抗力を向上させる。この親の子は他の子と比べて有利であり、たくさんの赤ん坊を産みそうだ。この者たちは順々に、その遺伝子と長所を自分の子孫に伝えていく。子孫はますます多くなっていく。こんなふうに「良い」遺伝子は増え、成功がさらなる成功を生むように全体に急速に広がっていく。

ここで、その遺伝的に新しいものが、一生の終わりがけにならないと有益な影響力を発揮できないと仮定してみよう。若いときにはその遺伝子をもっていることには何の得もないので、保持者がよりよく生き残れるわけではない。後年になって活性化する遺伝子の恩恵を受けるほど長生きした少数の者たちも、その年で次世代のジーンプール（遺伝子給源）に大きなインパクトを与えるほど多くの赤ん坊を産むことはありえない。したがって遅くに活性化する良い遺伝子をいざ増やそうとしても、自然淘汰は力を発揮できない。

一生の早い時期に機能する有益な遺伝子のほうを重視するメダワーの進化論は、なぜ若いときがもっとも元気に満ちているかをうまく説明できる。たしかに年をとっていればこその有利な条件もある。食べるためや避難のための最良の場所を見つける経験もあり、感染症から逃れる免疫学的な叡智も身につけている。しかしそれは若いときの適応度と比べると、進化の通貨としては低い価値しかない。

良い遺伝子の話は以上とする。というのも、たいていの突然変異は「悪い」。なぜなら動物は何百万年という自然淘汰を経て、すでに遺伝子的に自分の環境にうまく適応している。卵子や精子に現れる突然変異は、個体が成熟期に達する以前に死を招くものであれば次へ伝えられることはない。ハッチンソン - ギルフォード早老症から、免疫機構をもたない突然変異、重症複合免疫不全症（ＳＣＩＤ）をもって生まれる悲劇的な「バブルボーイ」まで、そういう多くの症例がある。

「悪い」遺伝子が後年になるまで発現しないならば、その不利益の継承は、妊娠し、子が生まれる時期に影響を及ぼしはじめているかどうかにかかっている。ハンチントン舞踏病は三十歳を過ぎるまで患者に悪影響を与えないので、この脅威は子供へと次々に伝えられていて、しばしば新たな突然変異が生じているわけではない。相当後年にならないと活性化しない遺伝子は、理論的にはそれだけ永続性がある。発現するのが遅ければ遅いほど、長い時間が経過しても自然淘汰によって除かれる見込みは小さくなる。

それでは自然界で種が普通に長生きした年齢のあとにならないと、つまり人間でいえば閉経のあとにならないと機能しない悪い遺伝子はどうなるのだろう。子をつくる時期を終えてから威力を発揮するなら、そういう遺伝子をもっていても生殖に不利にはならない。自然淘汰はそれを阻めないから、人々のなかに居座り、正常なゲノムの一部になることができる。同様に自然淘汰は、後年になるまで機能しない良い遺伝子にも積極的に手を貸さない。したがって、老化という摩訶不思議な現象、哲学者たちが幾世紀も考え込んできたこの現象は、単純な勘定で説明がつくかもしれない。

十九世紀の生物学者は、老化は種のために進化したのだと推測したが、それは自然淘汰の目が届かなかったために人生の表舞台に忍び寄ってきたものらしい。メダワーは、都合の悪い影響を及ぼす遺伝子は一生の終わりのほうの場面に押しやられ、それが急な幕切れをもたらすと考えた。これは一生を通じて各自に蓄積する遺伝子のエラーを老化の原因と考える体細胞突然変異説とはまるで違う。老化の進化論を理解するためには、好ましいものもそうでないものも、生殖にうまく乗り、世代から世代へと広がっていく遺伝子を考えてみることが必要だ。そのプロセスはゴールもなく、決して終わることがない。なぜなら常に環境は変化する可能性があり、どの遺伝子が淘汰されるかは環境次第であるからだ。しかし、メダワーによれば、私たちは最後には「遺伝子のごみ入れ」と彼が呼ぶところの晩年の不運な事態に至る。自然淘汰はそれを阻むことができないので、種はその遺伝子をどうすることもできないのだ。

そういうわけで、一生の始まりにおける良い遺伝子の作用と終盤における悪い遺伝子の作用とは、まったく別個のものかもしれない。青年期のすばらしい健康状態や抜群の体力は必ずしも元気な老年期を約束するものではないし、若いときに病弱であっても、だからといって長生きできる見通しが暗いというものでもない。こういう考え方は、自分よりもスポーツマンだった同級生の中年になってせりだした腹を見ると、じつに納得がいく。亀はついに兎を追い越すかもしれない!

メダワーは、なぜ私たちが若いときにもっとも元気なのかという理由や、なぜ遅くに機能する遺伝子がゲノムで許容されるのかという理由を手際よく説明してくれた。けれども彼の理論は時間の尺度の問題、つまり一生のうちでいつが「遅い」のかということに目を向けなかった。どうしてハツカネズミには二年後であり、人間には二年後ではないのか。どうして徐々に老いる動物もいるのに、急速に燃えつきる動物もいるのか。老化の進化論はこの難問を前にして挫折してしまったのだろうか。

一九五七年のクリスマス直前に、当時ミシガン大学にいたジョージ・ウィリアムズは、メダワーの理論の不十分な点に取り組んだ論文を「進化学ジャーナル」に発表した。彼は、老化の鍵をにぎる遺伝子のなかには一生の初めと終わりで良い結果と悪い結果の両方を生むものがあることを示した。すでに知られているように、二つ以上の結果を生む遺伝子は「多面発現性」と呼ばれ、臨床上の症候群に多くの症例がある。ウィリアムズの功績で独創的だったのは、この複数の作用が一生の別の時期に発現する場合があるという考えだった。その遺伝子が悪い作用より良い作用で勝っているかどうかは、結局のところ個体がどれくらい長く生き続けるかによって決まる。

かなりよく知られている多面発現性の遺伝子の一つは鎌状赤血球貧血を起こす。この病気はアフリカやアラビア半島に広まっていて、ヘモグロビン遺伝子が必須タンパク質の中のたった一つのアミノ酸に誤った遺伝情報を伝えることによって起こる。症状は危険で、血球が円盤状から鎌状に変形して細い毛細血管をふさぐ。不幸にもこの遺伝子の複製を二つ受け継いだ人は、幼児のときに死亡する。

異常な遺伝子の複製を一つだけ受け継いだ人は、ずっと幸運である。なぜなら彼らは、幼児期における三日熱マラリアとその致命的な合併症、脳性マラリアに対する抵抗力が強い。その遺伝子の保因者は生き延びて子供を残す有利な条件をもっているので、マラリアを風土病としてもつ地域で人々に広がり、この有害な遺伝子は生き残った。そういう遺伝子なので、マラリアがないところでは自然淘汰がそれを阻んだ。たとえばサウジアラビアのオアシスの人たちのあいだでは、マラリアが風土病なので人口の四分の一に鎌状赤血球形質が見られるが、同じ地方の砂漠地の遊牧民ベドウィンには、危険なマラリアの問題がないので鎌状赤血球の遺伝子はほとんど見られない。鎌状赤血球遺伝子だけではない。いわゆる脂質蓄積症をひき起こす多面発現性の遺伝子群がある。その名称にもかかわらず、肥満とはほとんど関係がない。この遺伝子によって、脂肪、つまり脂質が正常な代謝で処理されずに脳細胞やその他の細胞に不適切に沈着蓄積する原因となる酵素異常が起きる。この種類の病気ではいちばん重いテイ‐サックス病（家族性黒内障性白痴）は、たいていは幼児のうちに命を落とす。こうした酵素突然変異とその疾患のおおかたは、アシュケナジ（東欧系ユダヤ人）のあいだ以外ではめったに見られない。それぞれ別個の突然変異によって起こるのに、どうしてこの人たちにだけ災難がよく降りかかるのだろう。つじつまのあう説明は、この遺伝子の保因者は結核と腺ペストに対する抵抗力が強いということである。これは今日ではほとんど価値がないが、中世ヨーロッパのユダヤ人居住地では生き残りに有利だったのかもしれない。

若者が選ばれるように便宜を与える進化は、高齢者差別に荷担していると言える。ウィリアムズは「利害の衝突が起きるときは必ず、自然淘汰は老いより若さに味方する偏りがあると言えるだろう」と予言した。どんな有害な作用があっても、生殖に有利であれば遺伝子は存続する。言いかえれば、一方に生殖の成功、もう一方に病気や機能障害があって、そのあいだで寿命の長さのトレードオフが行われる。青年期のわずかな利益であっても、老年期だけに現れる深刻な不利益と釣り合わせることができる。この遺伝学的な緊張関係は拮抗的多面発現と呼ばれている。この学説の魅力の一つは、動物の寿命の違いの説明となるところである。寿命の長さは、生殖と生き残りのあいだでのトレードオフの釣り合いにかかっていて、老化の進化を導いたのは、この釣り合いをとろうとする力だった。

ウィリアムズは遺伝学的な証拠も、実験に基づく証明も手にしていなかったが、自分の理論のわかりやすい例をあげている。彼はこう述べた。若いときには多くのカルシウムが骨に投じられるように促進する遺伝子を想像してみよう。この遺伝子は骨格を強くし、おそらく繁殖成功度の見込みを向上させるだろう。

しかしそれでも、もし同じ遺伝子が一生を通じて作用し続けたら、最後には有害なものになるかもしれない。動脈や腎臓など身体の他の部分に石灰沈着が起こると、いつかは血液循環や総合的な健康状態にひどく悪い結果をもたらす。私の知るかぎりではそういう遺伝子を発見した人はまだいないが、いかにもありそうではないか。

メダワーやウィリアムズの提唱した遺伝子理論の実験に、多くの努力と創意が注がれた。科学ではしばしば起こることだが、理論家たちは鋤《すき》で新しいうねを立て、収穫物を吟味することは余人に任す。メダワーの「遺伝子のごみ入れ」の中を調べるのは困難であることがわかり、後年になって活性化する突然変異が存在するという経験的な証拠はきちんと揃っていない。もし多面発現性の遺伝子が人間の老化における病苦の主たる原因だとすれば、免疫に影響を及ぼし、ホルモンの影響で癌になりやすい遺伝子の実例を私たちは発見できるはずである。この研究はまだ途上にあるが、それらが存在するという大まかな証拠は出はじめているので、章を改めて述べることにしよう。拮抗的多面発現説が否定しがたい卓見であることが判明しようとしている。

ショウジョウバエ

マイク・ローズは孫自慢をするおじいちゃんのように、自分の驚くべきショウジョウバエのことを得意げに話す。カリフォルニア大学アービン校で研究している彼は、昆虫界のメトセラ［九百六十九歳まで生きた旧約聖書の長命者」をつくった。ごく小さなショウジョウバエは世代交替が早く、大量に「飼育」できるので、老化の遺伝子を探すには理想的な実験材料である。生物学者は関心のあるショウジョウバエの形質を選び出し、実験室で自然淘汰を支配して、その迅速な世代交替を通して遺伝子の変化を見届けることができる。

ウィリアムズの予言どおり生殖と老化のあいだでトレードオフがあるとすれば、年をとった両親から生まれたハエは長生きに味方する遺伝子を受け継ぐから、より長く生きるはずだ。もし年をとったハエだけを繁殖させれば、その遺伝子が全体に定着していくが、一生の早い時期の生殖力と活力を担う遺伝子は抑制される。ローズと同僚たちは一群の異系交配したハエの系統を、まったく同じ条件下で別々に繁殖するように二グループに分けた。一つのグループは普通のハエのように自由に子をつくらせる対照群である。予想どおり、このグループの寿命と生殖力は代々安定していた。二つ目のグループは、生殖期間の終わりがけに生まれた卵からだけ繁殖させた。この方法で、最初の実験では十五世代まで繰り返した。もっとも結果は、終わりまでいくまでもなく明らかだった。数世代後、年をとった母親が産んだハエは長生きで、より長い期間にわたって子を産んだ。研究者たちは回を重ねるごとに少しずつ遅くに卵を集めることができ、そうして世代間の違いが大きくなっていった。この長生きショウジョウバエは生殖力の低下という代償を払い、対照群や彼らの先祖よりも少ない卵しか産まなくなった。

このハエたちの生活史は引き延ばされたように見える。これらのハエは大きさも見かけも変化はなく、対照群と同じ量を食べたが、彼らのほうが丈夫だった。飢餓や乾燥、アルコールにも抵抗力があり、より長く飛ぶことができた。数世代後には最大寿命が三〇パーセントも延びて老化の勾配は非常にゆるくなり、この繁殖実験を続けることで限界に達したという徴候はなかった。

ローズの実験結果はウィリアムズの予言と一致した。遅い繁殖を人為的に選び出すのは、老いた者より若い者に味方する自然淘汰の傾向の逆をいくものだった。メリットのトレードオフは、繁殖力が貧しくなるという犠牲を払って長生きになるほうに傾いた。現実的な理由で、年をとった父親よりも年をとった母親を選ぶほうがたやすかったが、子孫は両性とも同じ恩恵を受けたので、そのメリットは卵巣に関係する遺伝子や性染色体上にある遺伝子には限定されない。

これは老年学の実験のなかでもじつにドラマチックで洗練されたものだった。彼らは長生きが遺伝するという疑いを払拭し、長生きを担う遺伝子を追跡する仕事にはずみをつけた。かつて考えられていたほど、種の生活史は変えることのできないものではない。

実験結果は魅力的だが、すぐさま私たちに役立つことが含まれているわけではない。二十世紀に平均余命が二倍になったのは、生活水準の向上と幼児を病気から守れるようになったからだ。決してローズのショウジョウバエの遺伝変化と同等のものではない。もし私たちの先祖が現在に生き返ったら、その人たちも私たちのように七〇年か八〇年ぐらいは生きると期待できる。もし私たちの子供たちがビクトリア時代に、あるいは当時と同じような状態がいまも続いている地域に送り込まれたら、彼らは逆の運命を経験することになる。彼らには平均して五〇年以上を生きることは期待できない。人間の寿命の人口統計学的推移は私たちの遺伝子に組み入れられたものではなく、したがって不安定なものである。逆にローズのショウジョウバエは、永久に彼らのものである遺伝的な特権を手に入れたから安心していられる。その変化は、低温で、あるいは低カロリーで飼育されている動物が長生きするのとはまったく違う。こういう結果は、遺伝子によってつくりだされる新しさではなく一時的な生理的変化に帰すべきものだから、その恩恵を代々伝えていくことはできない。

寿命を延ばす方法の発見は、寿命を縮めるメカニズムを知ることよりもずっと科学的に重要である。本来備わっている老化のプロセスを速めなくても人生を縮める方法はいくらでもある。しかし寿命が長くなることには、何か根本的なものの手触りがあり、私たちは老化の原因を捜し求める研究で少しはそれを見つけそうになっている。

現実の自然界と関係があるとしてもごくわずかな、人工的につくりだした変異体を研究することの有用性を疑問に思う人もいるだろう。これは実験室で行われる試みに対するもっともな批評だが、この場合はゆゆしい批判ではない。なぜなら、野生のショウジョウバエにもトレードオフがあることがわかっているからだ。ハワイには異常な腹部をもつ天然の変異体の現れる種がある。それは *aa* と呼ばれ、正常のハエより寿命が短い。このデメリットは、早くに多くの幼虫ホルモンを産生し、したがって普通よりも若くに多くの卵を産む能力で埋め合わされている。この変異体の耐乾性は一般のハエと変わりがないが、早い時期に繁殖するので、乾燥した年でもそのうちの多くが子を産む。雨が多い年には彼らは競争に不利で、その運命は逆転する。

アメリカのある老年学者グループは、哺乳類の多面発現説の決着をつけ、人間の老化の原因となる遺伝子を見つける道を切り拓くために、ローズの方法を使ってメトセラ［長命］ハツカネズミの交配を計画した。ハツカネズミと人間の遺伝子では、異なっているものより共通するもののほうがはるかに多い。一〇年以上にわたる一〇〇〇万ドルの経費のプロジェクトは、生物学としては明らかに金食い虫かもしれないが、物理学における「巨大科学《ビッグサイエンス》」に比べれば「小金」しかかからない。だが、助成金の最近の申請は却下された。担当機関が一つの大きなプロジェクトより多数の小さなプロジェクトを援助することを選んだからである。いまやトレードオフの証拠は揃っていて、繁殖を遅らせる戦略で哺乳類を生ませていけば確実に好結果が出るだろうに、残念なことだ。

拮抗的多面発現は老年学の礎石になったが、壁を築くためにはたくさんの石が必要になる。ただ一つの魅力的な理論を手に入れたいという誘惑に陥り、遺伝子の大部分は一生を通じてすべての年齢に便宜を与えるという事実を忘れることのないように注意すべきである。とはいえ多面発現に関しては、老化の多くの現象やタイミングを説明するために少数の遺伝子だけで事足りるし、さらに興味をそそることに、それらの遺伝子はしばしば生殖で役割を果たしている。

使い捨て体細胞

ワイスマンの不朽の進化論の一つは、老化が出現するのは種が一定程度の複雑さに至ったときである、というものだ。もっとも単純な生物では、体の各部分でほとんど、あるいはまったく仕事の分担がなく、大部分の細胞はあらゆる役割を自分のレパートリーとしてもっている。食物を吸収し、排泄物を出し、あちらこちらに体を動かし、まわりを感知し、そして生殖する。しかも必要とされるならまったく同時にこれらを行う。もっと複雑な動物は、腺、腎臓、筋、神経というように専門的な仕事のための細胞をもっている。各種の細胞は遺伝子の特定の組合せによって、それぞれが独自のタンパク質の構造をもつ。ワイスマンは、専門化の度合いがある段階を超えると生殖能力が失われると考えた。これは該当する場合もある。

彼は生殖から閉め出された部分を「体《たい》」と呼び、それを卵子や精子、つまり生殖細胞と区別した。体細胞は船のようなもので、錆びるし、エンジンは消耗する。一方、生殖細胞は救命ボートで、遺伝子という貴重な積荷を、安全な新たな船に運ぶ。卵子と精子は一つの世代をもう一つの世代につなぐ生命の糸である。ワイスマンは、「雌鶏は卵が新たな卵をつくるための手段だ」というサミュエル・バトラーの至言に共感したことだろう。

この身体部品の二分法にはジレンマがあった。体細胞が腐敗しない生殖細胞の必滅の運搬人ならば、どのように両方のタイプの細胞が同じ受精卵から発生し得るのだろう。ワイスマンはいくつかの種で、「生殖質」と呼ばれる卵子の細胞質の特別の一部分が生殖細胞をつくるように決まっていて、その残りが体《たい》の発生に当てられていることを発見した。世代から世代へと体細胞と生殖細胞の系統は分けられていて、決して両者はまみえることはない。生殖質は太古から生殖細胞だけをつくってきた。この理論はかなり広く「生殖質の連続学説」として知られるようになったもので、生物学をカルビン主義的な予定説に近づけた。

現在では私たちは、哺乳類や鳥類やそのほか多くの動物で、卵子の細胞質の特別の一部分の運命がそういうふうに定められているのではなく、むしろ偶然の所産であることを知っている。卵子の細胞質はカクテルのようにさまざまな要素の混合であり、多くの細胞が形づくられる受精後に生殖細胞と体細胞への分配が決定する。世代を通じて別個のものとして生殖質が存在するということは、植物でもまったくありえない。菌類の子実体は、柄の生殖細胞から直接に生え始めるのだから。

推論に満ちたワイスマンの理論の多くは、どうして赤ん坊は両親の体に明らかに刻まれた老化の重荷を背負わずに生まれてくるのか、という驚きから生まれた。これはいまも何かしら不可解だ。現在では、年齢の変化で卵子も精子も傷つきやすいことを私たちは知っているが、それでもその遺伝子は、再びスタートラインから完全な一生のプログラムを実行することができる。

ワイスマンの考えは、不備が明らかにはなったが、現在はマンチェスター大学にいる理論生物学者トム・カークウッドによって延命している。彼は、種の最大寿命は体細胞の保全と生殖細胞の産生との競争の結果しだいである、と提唱した。最小限の本質的要素のみを自明とみなすべきだというオッカムの剃刀《かみそり》の原則は、経済学や政治学と同様に生物学にも当てはまるようだ。

カークウッドは、個体の資源には限りがあるという否定しがたい事実から論証を始める。彼あるいは彼女は限られた量の食物しか消費できないし、それだけしか身体組織の保護と修復に投資できない。自分の維持と生殖のあいだでバランスをとらねばならない。

そこで生きとし生けるものはジレンマに遭遇する。買い替える余裕がまったくなくなるとしてもロールスロイスを買うべきか。廃車にして買い替えができるもっと安い車にするべきか。ロールスロイス体細胞を選択することは、完璧な車体であってもいつか事故でつぶれることもあるのだから、あえて全部の玉子を一つのバスケットに入れる危険を冒すことになる。体細胞はいずれにしても使い捨てだし、生殖は常に必要である。だからといって、いっそ生殖に全力をつくすのも最上の戦法ではないかもしれない。ロールスロイスか小型大衆車かどちらかにしなくても、中くらいのモデルを選ぶこともできるし、もしそれが生殖力か長生きかに都合がよければ、最大限の可能性でなくても繁殖するために悪くはないだろう。

多面発現性の遺伝子は、この競い合う要求に、エネルギーや資材、修理作業を割り当てる役目をする。多面発現性の遺伝子はこの作業のために多くの代理人をもっているが、なかでも性ホルモンは、生殖システムと他の身体部分とのあいだで、生殖スイッチと資源分配のコントロールをする非常に重要な代理人である。

生殖は、親なら誰でも知っているように、容易な仕事ではない。個人的なリスクなしではすまない状況ばかりだし、その代価は相当なものだ。子をつくることが、エネルギーと本体に過重な要求を課すこともある。魚類には生殖腺すなわち「腹子」の重さが、産卵時に全体重の二五パーセントになるものもある。鳥の卵の一孵《かえ》しも大型の投資に相当する。人間の卵子と精子は比較すれば微小だが、妊娠を維持して首尾よく子を産むには、少なくとも哺乳類の中では負担が大きい。分娩時に女性は余分に一二キログラムの体重をもつ。つまり体重の二〇パーセントである。自然界では妊娠と授乳のための栄養摂取の臨時経費は、生存を危険にさらすことさえある。スコットランドのラム島のオジロジカは、子鹿がいなくても夏に多くの脂肪をたくわえ、苛酷な冬をうまく生き延びる。

性ホルモンは雄のアンテキヌスや、他のそれに類する種の運命を決定する。性的成熟と子を産むことの代価は死である。雄にせよ雌にせよ生殖器をもっていること自体、その細胞の積荷が増殖したり悪性転化する可能性が非常に高いので、潜在的には危険なのだ。去勢されると多くの場合は長生きをするし、無気力で満足しきる傾向がある。純潔は雄雌どちらのハエの寿命をも長くする。生殖は自分が生き残ることより重要である。飢えたとき、ハエは飛ぶための筋肉を衰えさせても産卵を続ける。再び餌にありついても筋肉を再生することはできないというのに。女性の場合、四五キログラム以下に体重が減るとホルモン機構が停止し、月経が止まり、その結果、妊娠という過重な要求を回避して飢餓を生き延びるチャンスを増やす。だが、再び体重が戻りさえすればホルモン機構は働きだし、また妊娠できる状態になる。

寿命と生殖とのトレードオフは、他の種よりもずっと長く生きる種がある理由を説明するのに役立つ。どちらが得をするかは生息環境、つまりそれぞれの種がいる生態的ニッチに左右される。環境の違いによって、生活史に見られる多様性が生み出される。危険な環境で生きる種は、たとえそれが個体の生存そのものを脅かすことになるとしても、生殖に多額を、しかも速やかに投資するように促されるだろう。食物の供給が非常に不安定なときや、捕食者や寄生虫がたくさんいる場所では、早くに多くを生んでおく種は遺伝子を残す闘争の勝利者となる。これがハツカネズミやその親類たちが採用している方法である。

テレビアニメの「トムとジェリー」にはそれがうまく描かれている。おそろしく活発な小さなネズミは危険な環境で暮らしていて、そこで有利な立場に立つチャンスを虎視眈々《こしたんたん》と狙っている。彼の敵であるネコのトムは、静かな生活を送ろうとしていて、本当に必要なときしか本気で力を発揮しない。これが大人向けの話であれば、彼らの性的習性に反映される生命戦略の違いが見られただろう。

ネズミには求婚の形式にこだわっている時間はない。これはアンテキヌスやサケ、たくさんの小さな無脊椎動物にも言えることである。彼らはすぐに大人になり、生殖のためのあらゆるチャンスを逃さず、全力をつくして努力する。長く生き延びる見込みはわずかだからだ。彼らは多くの子を産むが、子に親らしい世話はほとんどしない。これら動物王国のオポチュニストたちは危険にさらされた状態で生きることに完璧に適応している。そうした生き方は、社会生物学の父、ハーバード大学の生態学者エドワード・O・ウィルソンによって「r戦略」と名づけられた。

ネコや霊長類をはじめとして食物連鎖の最上位にいる動物たちは、もっと先が見通せる境遇で生きている。彼らは生き残る見込みが十分にあるから、大きく、賢くなるために時間をかけることができる。これを達成するためには生殖への資源の配分に厳密な秩序を要するが、遺伝子の系列を保つためには少数の子だけ産んで、子の世話をすればよい。われわれの霊長類の祖先がもっと危険な環境に生きていたとしたら、私たちの非常に遅い思春期や大きな脳、長命は、とうてい現在のようには進化しなかっただろう。私たちの生活史のタイプは「K戦略」と呼ばれ、長生きする動物すべての特徴である。

種はいつも明確に特定のグループに分類されるものではなく、rとKの両端のあいだには中間的なものが存在する。人間はKタイプの典型であることを自負しているが、私たちにも意外な同朋がいる。他の霊長類やネコやイヌのほかにも、Kの仲間にはコウモリや一部の有袋類や、アフリカの草原の地中に住む奇妙なハダカデバネズミもいる。

こういうふうに種を類別してみると、思いがけない関係が見つかる。まず、人間はハツカネズミやラットよりもコウモリと多くの共通点があるように見える。もっとも生物医学的な研究の主たる被験体はずっとネズミなのだが。この事実は、ハツカネズミから人間を推しはかることに二の足を踏ませるが、ネズミがお役ご免になることはありそうもない。ネズミは満腹と飢餓の周期的なサイクルのなかで一生を凝縮する必要があるのかもしれないが、カロリー制限によってネズミの寿命がドラマチックに延びるのは、ひょっとしたらr戦略のもう一つの特色かもしれない。だとすればKタイプの人間の寿命は、低カロリーの食事で延びたりしないかもしれない。別の意見が出てこなければ、おいしいものを我慢しようと気づかったりしないで、私たちはどんどん食べ続けていいことになる!

動物には生殖と体細胞の維持という競い合う要求があるので、マルサスが提唱した、再生産が急速に進み、熾烈な競争が起こり、それが環境を荒廃させるという悪魔的な進化の可能性を排除しているように思われる。それでも、けたはずれに子だくさんで、しかもタダ飯食らいの悪賢い連中がいないことはない。寄生虫にはこっそりと宿主に忍び込んだあげく、免疫システムに見つけられないようにして、家賃も払わず借家人として居座るものもいる。その連中はいったん家を確保すると、ほんのわずかな家事をして、子だくさんと長生きの両方を手に入れる。

寿命の長い植物にトレードオフがあるかどうかは動物ほどはっきりしていない。古木にも、種子は少なめでもどんぐりなどの実をたくさんつける木もある。どれだけ生き続けるかという決まった上限のない植物は、生長機能として繁殖するので、体細胞と生殖細胞との区別ができず、トレードオフが存在するのかという問い自体を巧みにはぐらかす。

生物学的な他の形質と同じように老化が進化してきたという考えは、耳新しくはないが最近になって根をおろしたものだ。ひところは自然界では老化していく動物がほとんど見当たらないという理由で単純に無視されていた。しかしそれは、老化が起こるほど高齢まで生きていないだけで、現在では野生で老化する動物がいる証拠もある。といっても自然研究者たちが遠いジャングルから老いた野生の動物を持ち帰ったのではない。実例は私たちのすぐそばにいた。

調査によって、オックスフォードの森のシジュウカラとスウェーデンのシロエリヒタキが自然の条件下で老化することが確認された。これらの鳥は見た目には年をとらず、繁殖行動だけが減退する。生殖システムも他の身体器官と同じで老化を免れない。人間ではなおさらそうだ。

老化が進化の産物であることに環境がどれほど重要だったかを示す実例もある。昔はハリウッドの撮影所のライオン使い、近頃はハーバード大学とアイダホ大学の教授のスティーブン・オースタッドは、この分野の専門家であり、とりわけフクロネズミに関して詳しい。フクロネズミは北アメリカに分布する有袋類で、南部諸州のハイウェイで轢死《れきし》しているのによく出くわす。オースタッドは、危険の少ない環境は動物の次世代をK戦略に近づけると論じる。なぜなら、子孫を残すために時間をかける余裕があるからだ。彼は、島にいる動物は有利な環境にいるかもしれないと考えた。

サペロ島はジョージア州の野生動物保護地区で、高い松とサルオガセモドキが垂れ下がる節くれだったオークの木立が印象的な島である。本土から五マイルの沖にあり、フクロネズミとその捕食者が泳ぎ着くには遠すぎる。そこにいるフクロネズミは、島ができたおよそ五千年前に大陸の仲間と引き離された。島の子孫たちのほうが、捕食者とも、あの貪婪な敵、自動車とも戦わなくてすむので幸運だった。彼らは安全に慣れて成長し、昼日中にさすらったり、うたた寝をしたりする。本土の連中は用心深く、暗くならないと穴から出てこない。

オースタッドは本土と島の両方からフクロネズミを捕獲し、生活史を調査できるように発信機つきの首輪をはめた。老化は島の住人のほうがゆっくりで、彼の予想どおり、少なくとも一年は長く生き延びた。尾のコラーゲンの引っ張り強さを検査したところ、推測される暦年齢よりも生物学的に若いこともわかった。そのうえ重要なことには、通常は一度に七匹の子を産むが、島のフクロネズミは五匹で、しかも非常に珍しいことに、その多くは翌年に子を産むまでちゃんと生き続けていた。島の住人の場合、何が何でも急いで出産するというプレッシャーは緩和されていた。大洋中の島に巣作りする鳥が、その結果として例外的に長生きであるのと同じように。

無人島での生活を夢見る都会人もいるだろうが、人間の寿命が延びるかどうかはまだわかっていないし、そういうことは起こりそうもない。人間は一世代ごとがとても長いし、違いが現れるほど長期に隔離されていた住人もいない。アンデスやコーカサスやヒマラヤの僻地の村落における長寿記録が取り沙汰されるが、そのいずれもがきっちり確かめられたものではない。人間ではっきりしているのは、他の多くの種と同様に性別による違いだけである。

性差もまた進化における異なった生活史のプレッシャーということで説明できる。一般的に雄のほうが雌より危険な生き方をする。競争相手とは戦わざるを得ないだろうし、繁殖のためのなわばりを守らねばならない。これは雄が雌よりも少しばかりK淘汰からはずれていることを意味する。なぜなら遺伝子の最大の関心事は、できるだけ間をおかず父親として子をつくることだからだ。それと同じ速さで雌が子を産むことはできない。雌の役割は妊娠したときに始まるのだし、生殖の努力は間隔をおくことで意味がある。雌は用心深く暮らし、自分を健康な状態に保つように促される。地球上のすべての生き物のうちで、ヒトの雌がK淘汰の代表格であることはほぼまちがいない。この見方は、われわれ霊長類の祖先の原始のイメージ、ヒトの雄が自分の妻の前をいばって歩いていき、その後ろにさまざまなサルたちや他の動物を従えているという戯画をやや異なる光景に変える。

老年学はやっと不安定な青春期を卒業し、一人前の科学の仲間入りをした。未熟な着想の坩堝《るつぼ》だったものが、堅実な進化論と、動物によって老化の速度が違うのはなぜかということの解釈を手にした。自然界や研究室の実験結果から証明されたものは単純明快で、首尾一貫していて、ローズの楽観主義にすっかり同調してしまいそうだ。ローズは、「老化の原因の一般的な問題は、生物学の他の比較問題と同じく完全に解明されると考えられる」と述べた。ではどうして他の分野を研究する多くの生物学者は、この業績に気づいているとしてもぼんやりしているのだろうか。それになぜ、こんな大発見が世界中に華々しく報道されたり、ノーベル賞になったりしないのだろうか。おそらくその意義を十分わかってもらうには、地味なショウジョウバエよりもっとドラマチックな実例が必要なのだろう。

ちっぽけなこの生き物が、一生の時間割や長さは必ずしも永久不動に固定されたものではないということを証明した。そしてこの点に関して、ヒトという動物は違うのではないかと疑う理由はどこにもない。しかし、マイク・ローズが彼のショウジョウバエで行ったように進化に手を貸して寿命を延ばすことは、われわれの種では、たとえ多くの世代交替を重ねたあとでも、ほとんど確認できないだろう。将来、著しく寿命が延びることがあるとすれば、老化のプロセスに対してもっと根本的な挑戦が必要だろう。何世紀ものあいだ、健やかな長寿が得られるという評判の妙薬や手術が種切れになることはなかった。体を若返らせることができると自称するニセ医者や詐欺師も跡を絶つことはなかった。けれども、まれにではあるが、型破りな実験が科学を大きく変貌させることがある。その最たる例は、シャルル‐エドゥアール・ブラウン‐セカール教授の自分自身を若返らせるための報われなかった挑戦である。

第Ⅱ部 老化への挑戦

第6章
ブラウン - セカールの秘薬

自らを正そうとして飛び出す種子に満ちた豊かな実りをもたらす誤りを尊重すべきである。

ヴィルフレード・パレート、ケプラーについて

性的ペシミズム

健康の維持と子を産むことが競い合う要求であるという考え方は、いくつかの園芸の前例を見ればいかにも納得がいく。実をつけなくなった樹木を、手足の出血を止める止血帯を巻くように樹皮を環状に剥いて脅かすのは、庭師が実を結ばせるために用いる古くからのトリックである。同じように、カリフラワーの生育は乾燥した天候によって抑制され、早くに花蕾《からい》球になる。カリフラワーは、有機的生存があやうくなると、生長モードから遺伝子の未来に投資することへ方向転換する賢い植物だ。それと逆に、花を摘み取られた一年生植物は力を維持し、二年目まで生き残ることができる。

この視点から見ると、交尾後のオーストラリアのアンテキヌスの急速な老化もさほど奇妙には思えなく

なる。自然の奇矯さと言うより、この種は、生きながらえようとやっきになるよりは生殖に投資する慎重派の極端な例だと考えればいい。種によってバランスポイントはいろいろだが、進化のトレードオフの原理は私たちすべてに当てはまる。

私たちの文化史を見ても、これらの例が奇妙だとは言えない。教会の説教も医術も、性的な営みはかなり有害なもので、家系を絶やさないためにどうしても必要なとき以外は避けたほうがいいと公言していた。ビクトリア時代の人々は極端なまでにこの定説に従い、性的放縦と「種の浪費」を虚弱や生殖不能、あげくは狂気の原因とみなして厳しく監視した。彼らの主張は生物学的なものではなく道徳的なもので、たとえ結婚生活においても過度の性交渉は好ましくないとして激しく糾弾した、初期の教父たちの性の節制の神学を強化した。聖ヒエロニムス［三四二頃‐四二〇］は「妻を過度に愛する者は大罪を犯している」と断言し、ローマ教皇パウロ二世も同じように述べている。

キリスト教が性的な力の悪弊を警告した唯一の世界宗教ではない。古代ヒンズー教の文書「マーニナグ」には、精液は生命を生ずるばかりでなく生命を維持するものだと記されている。精液の実体は有限であり、一滴ごとに血液四〇滴の損失（百の百倍という異説もある）に相当すると考えられていた。ガンジーは結婚生活にあっても徳を持して禁欲を保ち、ヨーガの哲学は本来、清浄な思索、言葉、行動によって生殖力「オージャス」を肉体的、精神的な力として使えるようになると教えるものだった。

中国の道教は性についてさほど悲観的ではなく、性交は前立腺の腫れを抑えるものであり、喜ばしい賜物だと考えていた。しかし彼らは、食生活や運動や呼吸法のように性行為も、徹底的な管理下にあるべきだということを認めていた。信者は生命を与える精液（*ching*）を無駄にせず、いかにして性的な刺激を得るかについて教えられ、その教えには中絶性交という奇異な技巧も含まれていた。骨盤筋を引き締め、深呼吸し、歯ぎしりして、射精を制止する。それに失敗したときは、まさに射精の瞬間にペニスの根元を指で押さえて精液を体に押し戻す。精液を脊椎へと押し戻し、脳を若返らせようとした！　彼らは精液が一時的に膀腔に入り、それからすぐに排泄されることを知らなかった。

これらの奇妙な修練とその底にある哲学は、十九世紀末の先駆的な科学者の着想に影響を及ぼしたので、当面の問題に大いにかかわってくる。研究者は持論に執着してしばしば袋小路に追い込まれるものだが、老衰をいつかは克服するという信念と性ホルモンが生物学的時間を巻き戻す鍵ではないかという予想が彼らをつき動かした。彼らの治療法の大部分は単純素朴で、期待はずれに終わる運命にあった。それにもかかわらず、この熱狂と船出が、ついには不妊治療法や安全で効果的な避妊法や病気の予防法に、はかりしれない恩恵をもたらす性ホルモンの発見につながった。

科学と神話のあいだの未明の世界で話は続く。私は残された記録から一世紀前に行われた講義を再現してみた。記録に残されていない細部を埋めるために、あちこちに想像力の羽を伸ばしはしたが、話の要点はこの時代の基調をつくった傾向と願望を表しているはずだと思う。

一八八九年六月一日、パリ

暖かな午後にもかかわらず、エコール・プラティーク（フランス高等研究院）の板張りの階段講堂は、週一度の生物学会の会合に集まった学生や研究者でいっぱいだった。会長が立って講演者を告げると、会場は急に水を打ったように静かになった。

「ではブラウン - セカール氏に、『若いモルモットとイヌの睾丸エキス皮下注射が男子に与えた影響』と題された論文について話していただきましょう。」

会長の紹介を受けて教授は立ち上がった。年のわりに階段をあがる足取りは軽快で、黒っぽいフロックコート姿の、強い印象を与える堂々とした人物だった。講演卓のところで彼は半白の頭をあげ、ほとんどが顔見知りの聴衆のほうに目を凝らした。後ろの席に、助手のダルソンバルとエノックが緊張した様子で座っているのを見つけた。今日は彼らにとっても特別の日になる可能性がある。ダルソンバルの筋肉熱生成に関する研究が注目されていて、もし今日の講演論文が医学に新しい一章を開けば、彼はいずれコレージュ・ド・フランスでブラウン - セカールの教授職の後任となるかもしれない。

教授は咳払いをして講義を始めた。

「優秀なる会員の皆さん、私の論文のタイトルに当惑し、笑っておられる方もあるようですね。しかし、本日はある重大な発見を報告いたします。それは私がこれまでに述べたいかなることより、はるかに重要なことです。人間の老化、まさにその問題を述べることになります。

長年にわたって私が研究してきたのは、腺は精気を与える物質を血流に分泌し、それが身体の隅々にまで運ばれているのかどうか、ということであります。この考えが芽生えたのはさかのぼること一八五六年のことで、その年に私は、腎臓よりも副腎を切除されたモルモットのほうがいっそう早く死ぬということを発見しました。そのすぐ前にイギリスの内科医トーマス・アディソンが、副腎の病変後に時をおかず死亡する患者がいることに気づきました。小さな腺には不釣り合いなこの甚大な影響は、生命維持に欠くことのできない血液を浄化する強壮物質がそこから分泌されているからではないかと考えられます。

私たちは当初、腺は唾液や汗のように体液を身体の表面に、あるいは消化液のように腔の中へ分泌しているだけだと考えていました。現在では、血流にも直接に分泌することがわかっております。副腎に関する私の研究と、先輩であるクロード・バーナードの肝臓の研究が、一般的現象への最初のヒントでした。私はいま、すべての腺は内分泌に関係していて、良好な健康状態の促進を助けているのではないかと思っています。ところで諸君、この点において、ほかの何にもまして重要な一組の腺があります。

睾丸の摘出が人間や獣に重大な影響を及ぼすことはご存じのとおりです。しかし、去勢は性的欲望や性交能力の消失、陰茎の収縮にとどまるものではありません。生殖過程に直接には含まれない筋肉やそのほかの器官にもさまざまな影響が出ます。たとえば声帯はどうでしょう。睾丸が大きくなる思春期には、声帯が長くなり、「声変り」を引き起こします。去勢された男子にはそういう変化は起きないので、したがって最高音域を失うことはありません。また、彼らは一般の男子よりも気性がずっと従順で柔和です。

睾丸によって体に与えられる力に留意し、自慰が危険であることを忘れないようにしたいものです。おおかたの医師の見解は、自然な性本能のこの濫用は、身体にも、知的な面にも実際に害になるということで一致しています。射精は体質を虚弱にし、精神障害をもたらす場合さえあります。度を越せばなおさらです。青年期の男子にとってはとくにそうであります。彼らはまだ生殖腺が十分な力を獲得していません。そして高齢になると、その力は衰えていきます。正真正銘の独身の若者は、その神経系の活力によって身体的、精神的力を増すと言われています。それゆえに睾丸は、身体の隅々まで行き渡るように自然の強壮剤を送り出す源泉であり、けれどもそれは精液として失われるものだという結論に至るのであります。

このことが私を老いというテーマに導きました。七十二歳の私は、老いの問題に関して多少の確信をもって語ることができます。哲学者と医者による何世紀もかけた思弁的な理論化にもかかわらず、私たちはその原因を理解する方向へと進んではいないように思われます。問題はすべて、無知と迷信の濃い霧の中におおい隠されたままです。けれども、いまや私は、そこにわずかながら光をあてることができます。

老いの問題にはいくつもの原因があります。第一に、体のさまざまな部分が若さの活力を失うことから生じる一連の変化です。これらの変化は自然なもので、避けがたく、おそらく元に戻すことはできません。次に、生殖腺の力が衰えて体力と精神力が低下し、事態を悪化させます。しかし、もし自然に生み出される強壮物質に取って代わるものがあれば、老化の速度を遅くし、神経を再活性化することが可能になります。

私はそのことを、パリのここでの連続講義で初めて発表してから二〇年というもの、じっくり考えてきました。一八七五年、ボストン近郊のルイ・アガシーの夏の別荘に滞在していたとき、自分の理論を試すいくつかの実験を行う機会がありました。私は若いモルモットの組織を一二匹の年老いた雄犬に植え付け、一つの有望な結果を得ました。それから何年かは、ずっと旅と講義で手一杯で、この勇気づけられる手がかりを徹底的に追求する時間がほとんどありませんでした。

ごく最近になり、再び持論を試す機会が訪れました。私は若い動物の睾丸をすり鉢ですりつぶして粉にし、水溶エキスをつくって年老いた動物に注射しました。注射をした動物たちはほどなく、いままでより健康になり、艶も良くなり、精力的になりました。なんら副作用はありませんでした。動物に効くものなら人間にも同じ効果があるにちがいないので、私は自分自身で実験を行うことにしました。

ダルソンバル博士と私は、二歳のイヌと若いモルモットの睾丸からの抽出物の水溶液を用意しました。この液は、精液と睾丸の静脈の血液を混ぜて蒸留水で三、四倍に薄めたものです。それは濁った赤い溶液になりました。五月十五日から毎日、私は自分の左腕か左脚にその液一ミリリットルの皮下注射を始めました。エキスを濾過して不純物を除去し、注射部位の炎症と痛みを軽減しました。私の研究結果の詳細な説明に入る前に、皆さんが結果を正確に判断できるように、私の健康状態をお話ししておきましょう。

若い頃、そして中年期を通じて、私は体質が丈夫で、仕事に関してもきわめて貪欲でした。研究に講義、そして患者の治療に、来る日も来る日も一六時間かあるいはそれ以上を費やしていました。だいたい午前三時には仕事を始めていたものです。十年ほど前、この健康状態に変化が生じました。階段を駆け上がったり駆け降りたりしていたのに、それが困難になり、用心して上り降りしなければならなくなりました。さらにひどいことには、三〇分の実験をするともう座り込んでしまいます。机に向かい三、四時間の書き物をすると、それで疲労困憊し、横にならねばならなくなりました。六時に馬車で家に着くと私はひどく疲れていて、さっさと夕食をとるとすぐさまベッドにもぐりこまねばならないほどでした。そんなふうなのに、睡眠によって元気を回復することもなく、どうしても早い時間に目覚めてしまうのです。

八回目の注射をした直後、非常にぐあいがいいと感じました。まるで自分が自分の半分ぐらいの年齢の男のような気がしました。かつての体力を回復し、座り込んだり、横になったりすることもなく、数時間の実験が続けられるのです。この何年間か、夕方以降に本格的な頭脳労働はとうていできませんでした。しかし、五月二十三日、続けて三時間半の実験をしても私は体が軽く、元気で、夕食後には面倒なテーマに関して二時間近くも執筆することができました。かつての力を回復したことが、いかに私の精神を高揚させているかがおわかりいただけるでしょう。

恩恵を受けたのは精神的な面ばかりではありません。私は膀胱にたくさんの尿をためる能力を失い、尿の勢いはちょろちょろと流れると言ってもいいぐらいでした。注射を続けたあとで再び計ってみると、継続時間が三分の一は長くなっていました！

便秘はさらに苦痛なものです。膀胱の筋肉と同様に腸の筋力は脊髄の神経によってコントロールされていて、神経の活性が低下すると筋力も低下します。けれども治療を始めて数日後には、私の腸の力とリズムは他のどの機能よりも好転し、もう緩下剤を必要としなくなりました。この強壮剤によって脊髄機能のすべての面が明らかに改善されました。

私たち科学者にとって、満足がいくという改善された感覚だけでは臓器に真の変化が起きたことの証明にはなりません。客観的な事実と数字が必要です。そのために私は筋力計を使用し、前腕の力の正確な測定値を出しました。実験をする以前には、私がどうにか持ち上げられる平均の重さは約三四・五キログラムでした。けれども、実験後には四一キログラムを持ち上げました。これは二十六年前、私がロンドンにいたときに持ち上げることができていた重さです。この結果は、治療が私の神経だけでなく筋力も改善したことを意味します。

皆さんに私の主張を無批判に受け入れていただきたいとは思っていません。皆さんに代わって私自身でもっとも重要な質問を発してみましょう。この好結果は、内臓の変化というより自己暗示に帰すべきものではないでしょうか。私はいまだ絶対的な確信をもつには至っていません。しかし、この好ましい成果は予期しないものだったので、この解釈を信じかねています。早急に他の研究者の手による確認が行われなければなりません。学会各位にぜひ、睾丸エキスが若返りの力をもっているかどうかを試していただきたいと思います。」

教授は自分の論文を書類の山に無造作に重ね、これで終わりだと知らせるように後ろを振り向いた。わずか十五分ほどで、彼は長年の優れた業績の中でもっとも驚嘆すべき主張を行った。会長はブラウン‐セカールに丁寧な言葉をかけ、聴衆からの質問を求めた。一斉に手があがった。ブラウン‐セカールは、古い友人が立ち上がるのを見て勇気づけられた。

「ブラウン‐セカールさん、あなたの論文に敬意を表します。これは当学会の歴史上、ことによると医学全般にとっても非常に重要な論文の一つです。私自身、あなたの理論を試すモルモットになることを申し出たいところだが、皮下注射となると、私は自分が臆病者であることを白状せねばなりません。そのエキスは経口でも有効だとお考えでしょうか。」

教授は微笑みながら答えた。「胃と腸の消化液がエキスの効力を消失させないか、また、血中へ吸収されることが可能かにすべてはかかっています。経口投与は治療が容易になるのでとても重要なことです。なにせ多くの人が注射針を拷問の道具だとみなしています。いつか経口時の効果を試してみなくてはなりませんが、そのときはあなたにやっていただけそうですね。」

次の質問は、治療の経路よりエキスそのものに関するものだった。「あなたが、一つの種の睾丸エキスが別の種に作用するという発見の重大性を強調されなかったことを私は意外に思っています。イヌやネズミの臓器が人間に効くなら、大量生産に向けてもっと大きな家畜を用いて製造することができるでしょう。」

「鋭いご意見に感謝します。有益な物質が高等動物に共通していることが判明しても、たぶん私たちは驚いてはいけないのです。ダーウィンの理論によれば、それぞれの種は、その最良の健康状態を実現する構造へと進化してきたと思われます。進化において、強壮物質を失うことを避けるというのは非常に強い要請でしょう。そこに生存競争における種の絶滅がかかっていたかもしれないからです。」

この支援者たちに教授は緊張を解きはじめていた。そのとき、会場の後ろにいた若い男が会長の目にとまった。

「ブラウン - セカール氏は臓器エキスの注射によって、身体の特性が別ものに変えられるとおっしゃっています。それなら毛むくじゃらの動物より、ゾウガメを生け贄にすべきではないでしょうか。なんといってもカメは一世紀を越えて生きると言われていますし、そのほうが治療を受ける者は余計な体毛が生える危険を冒さずにすむでしょう。」

フランケンシュタインの話は人々の意識に深く印象づけられていた。老教授が毛猿に変身するイメージは嘲笑と恐怖をもたらした。質問者のまわりからクスクスと忍び笑いが起こったが、ブラウン - セカールは、科学への厳粛な態度を崩すのは非常にむずかしいということに気づいた。彼には、こういう下世話な意見を受け流す当意即妙の才が与えられていなかった。彼の狼狽を感じとった会長は、急いで次の質問に移った。

「教授は若返り治療によって、コレージュ・ド・フランスが正教授の終身在職権の方針を放棄せざるを得なくなることに同意されますか」。会場に笑い声が広がったが、教授のぼそぼそとした短い応答はほとんど聞きとることができなかった。

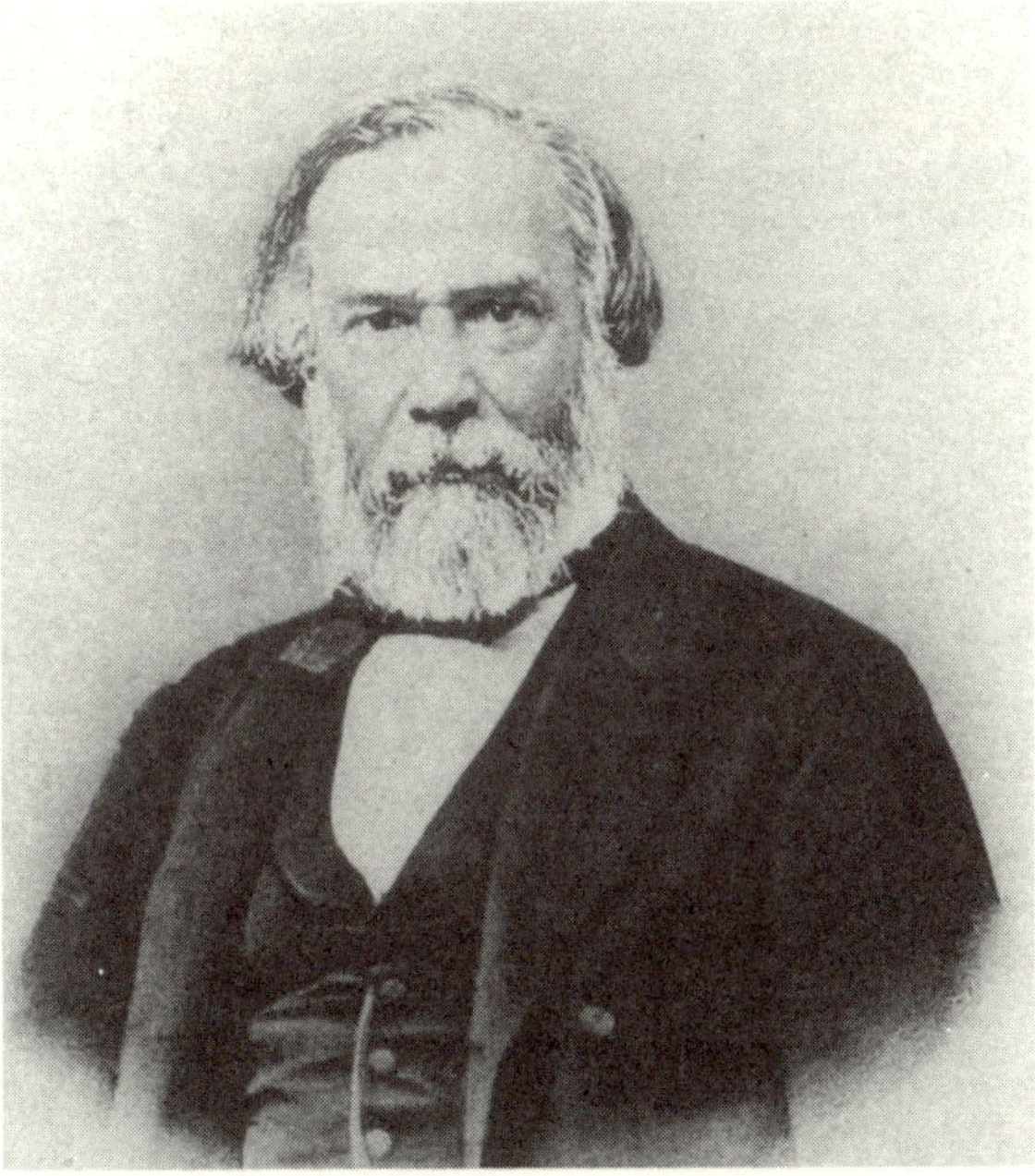

シャルル-エドゥアール・ブラウン-セカール（1817-1894）は、コレージュ・ド・フランスの教授でホルモン研究のパイオニアであった。

急に会長が時間を切り上げ、次の講演者を呼び出したとき、ブラウン-セカールは席に退くことができることを感謝したにちがいない。たぶん彼は、自分の講演に対する褒貶《ほうへん》相半ばする反応について考え込んでいて、何を言われたかはほとんど聞こえていなかっただろう。同僚たちは、「生命に不可欠の（essentiels à vie）」物質を私が発見したことの意味をわかってくれたのではなかったか。ついに何世紀にもわたる老いの原因と治療の研究に今日、自分は結論を出したのではなかったか。この発見は、パストゥールやベルナールと共にフランス科学界の天空の星のように、彼の名声を確かなものにするはずではなかったか。

彼が講演を終え、学会の会議室をあとにした頃、すでに新聞記者たちは記事を準備しようとそれぞれのオフィスへ急いでいた。学会は講演にあたって、重要な発見がうわさとして広まるより公の情報として速やかに伝達されるように、記者用のテーブル席を用意していた。ジャーナリストたちは、いままで待ちかまえていたどんな学術講演よりも必ずや世間を騒がせそうな特ダネに沸いた。しかし、のちに内分泌学と呼ばれるホルモン研究という新たな科学の誕生の日に、自分が立ち合っていることを見抜いていた者は、もしいたとしてもごくわずかだった。逆説的にも性的ペシミズムという間違った信念に基づいてはいたが、この誤りは豊かな実りをもたらすものであることが立証された。彼らの記事は、医学の進歩が導くであろうところへの不安をあおると共に、世間の人々の好奇心をかきたてた。彼らは、若返り治療の何十年と続く熾烈な報道合戦時代の幕を切って落とした。

臓器療法への流れ

一八八九年はフランスの文化史上、縁起の良い年だった。エッフェル塔が一般公開された。この塔はこれまで建てられた建造物のうちもっとも高いもので、技術の驚異と讃えられた。パリはヨーロッパの芸術の都であり、才能に恵まれた多くの画家を育み、南のサン・レミでは、一人のオランダ人が傑出した作品群にオリーブ園を加えようとしていた。パリはまた世界的な医学の中心地とも言えた。大西洋の両岸から優秀な学生がぞくぞくと集まり、生理学者のクロード・ベルナールやフランソワ・マジャンディ、ルイ・パストゥールのような人々と親しく交わった。ブラウン - セカールもこれら大家の一人で、自分を若返らせたという驚くべき主張で世間に広く知られるようになっていた。

医者のほとんどは新聞で初めて睾丸エキスの驚異的な効果について知った。近代の医者連中は用心深く、世間を沸きたたせる話題にはめったに支持者は現れない。生物学会の機関誌にブラウン - セカールの論文が掲載されなければ、その真価が評価されることはありえない。この独創的だと言われている論文に対し、開業医はよくても懐疑的で、医者の評判を落とすのではないかと危ぶむ者さえいた。彼の生理学の同僚たちは、自分自身に長寿の秘薬を調合する白髪混じりで腰の曲がった老人の哀れな光景をあからさまに物笑いの種にした。そのうえ、その治療は、若さの活力は人から別の人へ移すことができるという昔の信用できない発想の蒸し返しに見えた。まだ伝染病で赤ん坊や子供がたくさん死亡している時代で、老人や虚弱な人たちを守ろうとするよりも若い盛りの人たちを襲う病気が先決問題だと思われていた。

一方、一八八九年の秋までにブラウン - セカールのもとには、彼の成功を祝い、臓器エキスの試薬を求める何百通もの手紙が来た。人々は新聞で読んだ奇蹟の治療を望んで騒ぎ立てた。翌年までに一二〇〇人の医者が彼の秘薬を患者に用い、臓器療法の流れは力強いものとなり始めていた。多くの人が、これは老いという手ごわい病気を治す革命の兆しだと思った。彼らにとってはブラウン - セカールとコレージュ・ド・フランスの名声は、誠実と権威を十分に保証するものであったのだ。むろん自分の診療所が儲かることを計算に入れている者も多少はいた。臓器療法の値打ちが諸手をあげて迎え入れられなかったのは、あらゆる革命的な新事実が初めは抵抗に合うことを考えればいたしかたなかった。生殖器エキスという新たな科学は、可能性を身ごもっていた。

最初に睾丸エキスを試した医師の一人にパリのドクター・バリオがいた。彼は自分で実験してみることには魅力を覚えなかったが、臓器療法に五十四歳、五十六歳、六十八歳の「老人」を選んだ。似たような年齢の別の二名が対照群とするために加えられ、その二名には純然たる水が注射された。その時代の規範としてはバリオの実験に倫理的な問題はなかった。まだ倫理委員会は存在していなかったから、承認を求めるよう要求されることもなかったし、人間モルモットになろうとしている被験者に説明をする必要も感じなかった。彼らはただ「栄養補給」の注射をしていると言われた。

もしブラウン - セカールが、あせって最初に自分の理論を試そうとするバリオの見苦しさにいらだちを覚えていたとしても、その結果を聞けばたちまち不快は消え失せただろう。それは七月五日の満員の学会会議で報告された。睾丸エキスの注射をした人たちは非常にぐあいが良いと感じていて、見た目にもそう見えた。治療は老人を若返らせた！　臓器エキスか水かを被験者が知らなかったということは、改善がプラシーボ（偽薬）効果によってもたらされた可能性を除外できると思われた。

科学の重要な一歩のために今日必要とされる時間や労力と比較すれば、臓器療法が試され、広まったスピードには息をのむ。じきに臨床テストはロシアからアメリカまで、多くの国で行われるようになった。ブラウン - セカールと助手たちは書状への回答や、しきりに最新ニュースを欲しがる訪問者の対応に追われた。他の分野での成功も加わって、パリはいまにも科学界の聖地になりそうな勢いだった。教授は自分の時間をとられるにもかかわらず、問い合わせを歓迎した。なぜなら世界各地の最高水準の研究所や病院で確かめられることでしか、本能的に疑い深い科学者に自分の主張が受け入れられる道はなかったからで

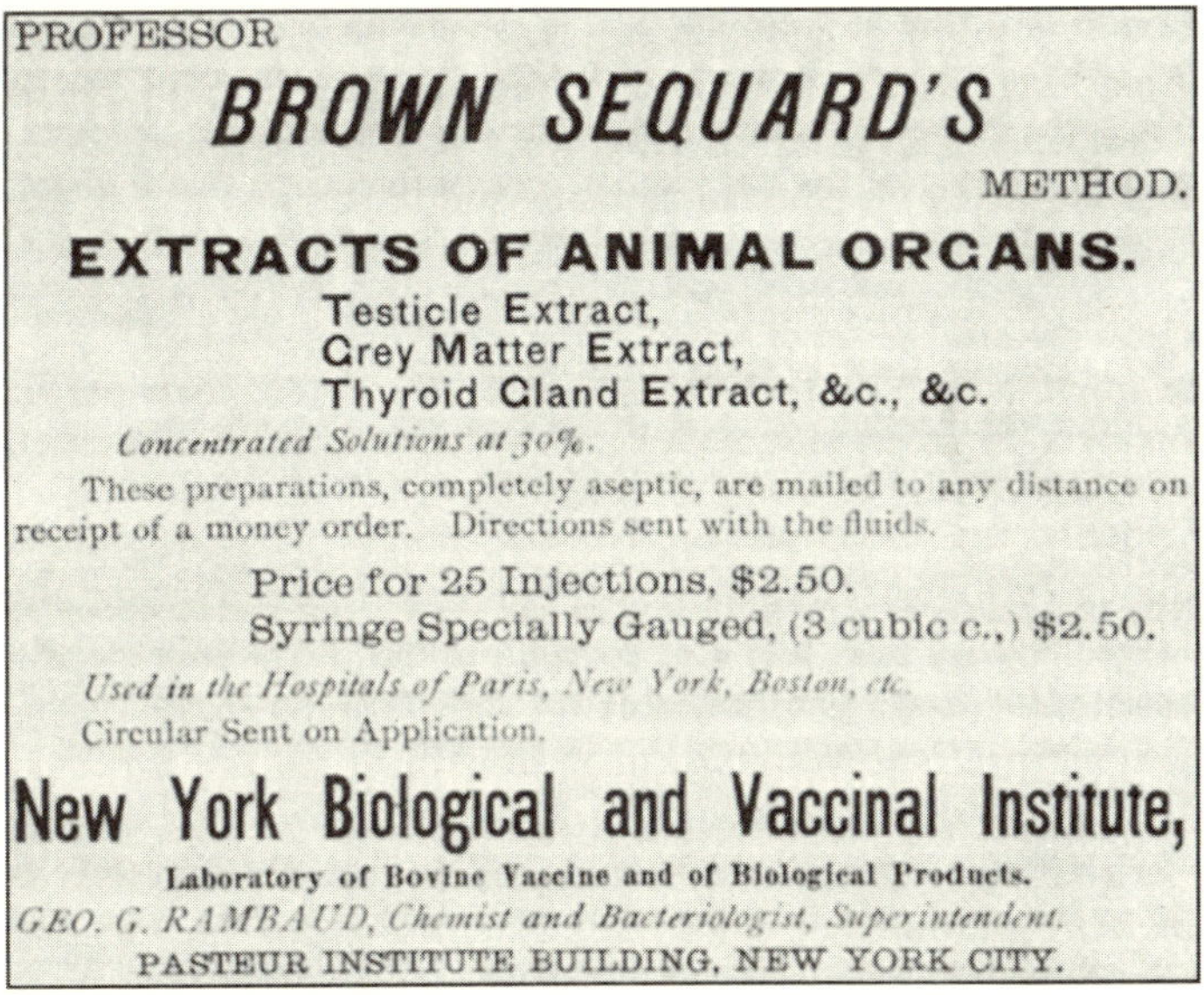

1890年代の薬学雑誌に掲載されたブラウン - セカールの臓器エキスの広告。

ある。

時流に乗ったのは生物学者と医者だけではなかった。化学者も同じ船に乗り込んだ。彼らがブラウン - セカールの秘薬の有効成分を精練できるはずだと考えたのはもっともな話だ。純粋な製剤であれば、患者にとって精液がそのまま入っているよりずっと受け入れやすいし、雑菌の混入や副作用の危険も避けやすい。成分が単純であることが判明すれば、あるいは既存の物質に似ているとわかれば、産業として合成する道が開ける。臓器療法ビジネスに大変革が起き、それは欲しがる人すべてに薬を提供する有望な事業になるだろう。

一八九一年の夏にはサンクトペテルブルクのアレクサンダー・フォン・ポールが、精液からスペルミンという、わりあいに単純な物質を分離したことを報告している。

実際にはスペルミンは科学的に新しいものではなかった。はるか昔の一六七七年に、オランダ人の顕微鏡学者アントニ・ファン・レーウェンフックが発見した。彼は資料台に放置されていた精液中の結晶に気がつき、精子の発見という重大事を報告するロンドン王立協会宛の手紙で、この発見にも言及している。今日では、スペルミン・エステルはヒトの精液に一リットル当たり約二グラムの割合で含まれ、他の体液や他の動物と比較しても非常に高い濃度であることがわかっている。スペルミンが生理的強壮物質として登場したとき、それはブラウン‐セカール効果の最有力候補となった。

フォン・ポールは患者にスペルミンを試し、ほかの医師たちへも供給を始めた。梅毒から老衰まで、じつに多くの病状が驚くほど改善されたという報告があった。これが商品としてつくられたホルモンに似た性質をもつ最初の物質だった。だが、化学者の手から得意先へと、地球の遠く離れた場所に高価な船荷が運ばれている最中にも研究者たちはその生物学的作用を調べていた。それは循環器系と危機的状態の臓器には明らかに作用したが、若さを回復する効果は何も確認できなかった。スペルミン療法の空騒ぎは終わった。

こうしたなりゆきにもかかわらず、世界のあちらこちらで臓器エキスの需要はいっこうに下火になることはなかった。アメリカでは、ブラウン‐セカールはバージニアやニューヨークやハーバード大学にいたときから名を知られていて、彼の名前が印された秘薬には相当な権威があった。たいてい新しい治療法はほんのわずかな証拠で認可された。当時は二重目隠し法による臨床テストや統計値が認可に要求されることはなかった。一つか二つの印象的な結果が出れば、すぐにペンをとり、論文を発表する医師がいた。新聞には、ある開業医の喜びに満ちた声が載った。「麻痺していた人が歩き、足が不自由だった人はステッキや松葉杖を投げ捨てた。耳の聞こえなかった人が耳を、目の見えなかった人は目を取り戻した」。どうやら本当に効いた人がいる！

誰もがこういう誇張に魅せられたわけではないが、この秘薬は徐々に広く受け入れられ、流行にまでなった。楽観的な社会風潮では、老化の万能薬でさえいかにもありそうに思われるのかもしれない。癲癇《てんかん》だけは手に負えないが、癌を含めた多くの不治の病がこのすばらしい秘薬で治ると言われた。こうした事態を深刻に受け止めたモラリストたちは傲慢さを糾弾し、神が人の一生を七〇年と定めたのだからと、老いに逆行する試みを非難した。さらに悪いことには、性的な含みがあることで治療は反感を買い、好色をあおることに不安を起こさせた。

エジンバラ大学の医科を出ていたアーサー・コナン・ドイル卿は、小説『這う男』で大衆の不安とだまされやすさを描いた。初老の教授は、若く美しい女に言い寄るためには格別の力が必要だと考える。彼は猿の睾丸エキスの用量を誤り、飲み過ぎてしまう。そのために欲望が高まっただけでなく、彼は野蛮な猿に変身する。幸運にも、そこへシャーロック・ホームズがその女性を助けに、大きな犬を連れてやってくる（インドの言い伝えでは、犬は猿の宿敵である）。このパンドラの箱をあける科学者という趣向は実際によくありそうなことだと思われるが、実のところ科学者は多くの人が思っているよりずっと保守的である。

広告業者は宣伝というものにマイナスになる宣伝はないと言う。若返ると太鼓判を押されればいつだって抵抗しがたいし、人はわずかな望みにも高い金を払う心積りがある。イギリスの医療専門家の絶対多数が、富の追求を最優先にしていないと私は思いたい。たとえその態度が常に高潔であるとは言えないにしても。儲け主義はブラウン - セカールがひどく嫌ったことで、専門家にあるまじき行為の報告が彼を嘆かせた。「とりわけアメリカでは、しばしば私のしたことや動物臓器からつくった皮下注射に関するもっとも初歩的なルールも知らず、何人もの医者が、いや医者というよりもニセ医者や山師が、多くの人の熱烈な願いを食い物にし、たとえ最悪の事態は起こっていないにしても、彼らを非常に大きな危険にさらしている。」

ブラウン - セカールはヨーロッパとアメリカで、睾丸エキスが市場に出るのを禁止する命令を得ようとした。自分の発見ができるだけ多くの人のためになっているか、エキスの質が厳重にチェックされているかを彼は心配した。発明者の特許権はその製品の詳細が公表されると無効になるので、彼の努力は実を結ばなかった。彼にできる唯一のことは、欲しいという医者なら誰にでも無料でサンプルを提供し、市場を圧倒してしまうことだった。さまざまな名称で売られている怪しげなものと見分けられるように、どのサンプルにも真正の製品であることを示す「コレージュ・ド・フランス医学研究所」と印したラベルを貼った。ブラウン - セカールは、製造し、宣伝し、郵送する費用を自腹でまかなった。開業医として繁盛していたこともあり金持ちだったのだろうが、彼の気前のよさも経費が一万フラン（現在の二〇万フランくらいに相当する）を越えたところで中止を余儀なくされた。

イギリス医学界の反応はひどく気むずかしく、それは彼を驚かせ、悲しませたにちがいない。彼は自分をイギリス人だと考えていたし、イギリス連合王国の勲章と臨床医の資格をもっていた。ロンドンの国立病院の壁の記念銘板には、彼が設立者の一人であることが刻まれている。「英国医療ジャーナル」の編集者は、イギリス海峡を越えた新奇の流行《はやり》について、苦々しげにこう訴えた。「多くの場合、やぶ医者が我流の治療を思いつくほどの証拠しかないまま、きわめて楽天的に到達した考えや治療法を論文にする医師が目につく」。その意向は、匿名批評家がつけた記事のタイトル「若返りのペンタクル」で一目瞭然だった。ペンタクルというのは魔術で神秘的図形とされる五角の星のことである。

イギリスの独善的な清廉さは、科学上の異議だけでなく道徳的なものを土台にしていた。動物実験反対派は、すでにビクトリア時代には力のある圧力団体になっていて、たとえ屠殺場の廃棄物が供給されるにしても、動物の臓器が売買されることに憤激していた。別の批判は、患者が動物の臓器に、とくに精液に汚染されるかもしれないと伝え聞き、気味悪がる人たちからのものだった。ブラウン‐セカールは無防備にも、健康に良い同じ効果を得るためには生殖器の刺激を射精直前で止めればよく、それでこの薬を使わなくてもすむと助言して自分の立場を余計に悪くした。彼を非難する人たちは、これを高齢者に自慰を奨励するものだと受け取った。

公式見解は冷淡だったが、多くのイギリスの医師にとって臓器療法は十分に魅力があり、睾丸エキスを自分の患者たちに試した。結果はさまざまだった。一九八〇年にロンドンで行われたハーベイアン協会の会合で、ウォーターハウスという医師が神経病の患者に有望な効果が見られたことを報告した。一方、サマセットのブリッジウォーター診療所と国立病院の医師たちは疑問を呈し、この治療は効き目よりも体への害のほうが大きいと警告した。

ブラウン‐セカールが公表してから四年後、世界中で数えきれない何百何千という人たちが睾丸エキスの注射をした。世間の関心は非常に高く、「英国医療ジャーナル」の編集者は、用心をしすぎて重要な発見を見落としたのではないかと心配しはじめた。ますます多くの医者が、化学的な欠乏に帰すべき病気があるかもしれないという考えに傾いていった。たしかに毎日の食事が基本的に必要なものを供給する。しかし、それ以外の物質は体の中でつくられなければならない。もし何か非常に重要なものが不足していたなら、それを補充することで完全な健康状態が取り戻せるというのは理にかなう。編集者はこう書いている。「ブラウン - セカールが自分自身で実証した睾丸エキス皮下注射の驚くべき効果を発表してからいまや数年が経った。多くは彼を永遠の若さの発見者と揶揄したが、その考えは着実に地歩を築いた。そこには確実に何かがある」。イギリス医学界は、開業医たちが他の臓器エキスで見事な成功をおさめていたので、ここが自説を変える潮時だと悟った。

一八九一年にニューカッスルの医師が、粘液水腫（甲状腺の機能低下）にかかった女性への新しい治療の結果を発表した。その女性は羊の甲状腺を注射してから、頭髪が再び生えはじめ、脈拍が速くなり、以前の元気さが戻ってきたようだと感じた。事実、彼女は比較的健康な二十八歳の別人として生き返った。ジョージ・マレーの論文は喝采を博し、彼の発見からまもなくして粘液水腫を治療するための甲状腺剤が製造されるようになった。彼の場合は、身体の中で多量のホルモンをたくわえている臓器を選んだこと、その甲状腺ホルモン、チロキシンが内服によって効くものであったことが幸いした。一八八九年から九〇年にパリに滞在していたマレーは、そのときおそらくブラウン - セカールに会っているのだが、この老人の臓器療法における先駆的な仕事には何も言及していない。イギリスでは一匹狼と目されていた人物と距離をとっていたかったのかもしれないし、あるいは単に発見の栄誉を分け合いたくなかったのかもしれない。

この頃にはブラウン - セカールは、いま私たちが内分泌学と呼んでいる「内分泌論」の強力な提唱者となっていた。強い影響力のある化学物質（後にホルモンと呼ばれる）が大部分の臓器に存在しているのではないかと着目したところで、すでに彼は時代に先んじていた。一八九一年三月、彼はニースの冬の別荘から助手にこう書き送った。「睾丸のように、すべての外分泌腺は同時に内分泌腺である。腎臓や唾液腺、膵臓は、排出するだけの器官ではない。それらは甲状腺や脾臓などのように直接に、あるいは外分泌後の吸収によって、血液に重要な成分を与える器官である。」

創生期の内分泌学は、ほかの場所でもしだいに勢いづいていた。ときにはパリでの出来事に懐疑を公言した者たちによっても推し進められた。一八九四年、ハロゲットの医師ジョージ・オリバーは、事前の連絡もとらず、ロンドン大学ユニバーシティ・カレッジの生理学教授エドワード・シェーファーを訪ねた。オリバーは、自分が息子に試した実験をどう解釈するべきか、彼の意見が聞きたかった。多忙な教授は丁重に断ろうとしたが、執拗な訪問者は彼が動物の手術を終えるまで腰をすえて待っていた。手術が終わったところで、オリバーは息子に試した副腎エキスの入った薬瓶をチョッキのポケットから出した。シェーファーはしかたなく、麻酔した動物の静脈にそのエキスを注射することに同意した。そしてシェーファーは、血圧計の水柱がほとんど極限まで上昇するのを目の当たりにして驚愕した。

これが別のホルモン、アドレナリン（後にアメリカではエピネフリンと呼ばれる）が前触れもなく、突然に科学の舞台に登場したいきさつである。七年しないうちにボルティモアのジョンズ・ホプキンズ大学で、ジョン・エーベルがその化学式を明らかにし、純粋な形で合成した。効力を血圧測定で一段階ずつテストできるという利便さが、解明を早めることに大いに寄与した。

この進展に科学者たちは勇気づけられ、ホルモンがありそうな腺を調べていった。小人症は下垂体エキスで、糖尿病は膵臓からのエキスで治療できる可能性が高い。その方針は正しかったが、技術は未熟で、報いられるまでには何年もの努力を要した。

少なくとも成長ホルモンとインシュリンの効果は測定しやすいものだった。適切なホルモンを十分に与えれば、特別に小さい子供が平均的な大きさに育ち、糖尿病は血糖値をコントロールできた。ところが睾丸エキスによる老化の症状の軽減を判断するのは、生物学的年齢を測定する客観的な方法がないのでそうはいかない。一夜のうちに急に老け込むわけではなく、老いはゆっくりとやってくる。そして変化の大半はかなり漠然としている。治療が時間を巻き戻したかどうかに評価の真の一致はありえず、医師は経験を積んだ自分の目を当てにするしかない。

皮肉なことに、ブラウン - セカール自身の健康状態は有名な講義のあとで急速に悪化した。彼は睾丸エキスがファウストのような若返りを約束するとは主張しなかったが、老化の最悪の問題を先送りできると信じていた。技術的には未熟だった皮下注射針と至るところに残る炎症の痛みもかえりみず、彼は注射を続けた。この注射への信頼は一八九四年に彼が七十七歳で死亡するまで、いささかも揺るがなかった。

老人の愚行

ブラウン - セカールが一八九〇年代後半に睾丸エキスがすっかり支持を失うのを見ていたら悲しんだことだろう。例の秘薬は注射でも服用でも効果のないものだというところに世評は落ち着いた。本当は害になるといううわさが流れはじめた。常に否定的な結果は肯定的なものほど表に出てこないから、がっかりした体験はおそらく公表された証言が示すより多かっただろう。しかもブラウン - セカール教授の評判が高く、自分自身の結果に疑いをもった医者もいたかもしれない。

ブラウン - セカールの秘薬の広告が薬の新しいカタログから姿を消しはじめ、処方箋が書かれることもほとんどなくなった。なりゆき注視の戦略の正しさが立証され、懐疑主義者は満足の笑みを浮かべた。ブラウン - セカールが先鞭をつけた功績は忘れられ、彼は避けられない運命に挑みかかる愚かな行為の悲劇的シンボルとみなされるようになった。

この物語の教訓は、老人は自分の評判が落ちないうちにさっさと隠退しようということだ。ブラウン - セカールは過去に輝かしい業績があった。副腎で証明されたとおり、彼の科学的な資質は優れたものだった。さらに有名なのは、知覚神経が脊髄の中で交差していることを明らかにした仕事である。それは脊椎損傷の位置の診断に大いに役立った。けれども彼は、老化の治療としての生殖腺でつまずいた。彼の仮説、あるいは観察力が、彼を引きずり降ろしたのだろうか。

まず彼は、持論への過大な自尊心を牽制する科学的公正さという、従来から培われてきた智恵を無視した。彼はどこから見ても謙虚な人だが、自尊心は科学者と発明家にとって誘惑の魔手である。彼は最後の意義深い仕事をやり遂げようとしたが、その目的にすっかりのめり込み、批評的な目配りをおろそかにした。この場合に彼は、かつての好敵手クロード・バーナードの「外套を脱ぐように、理論は実験室の外に置いておけ」という忠告に耳を傾けたほうが賢明だっただろう。

ブラウン - セカールは自分が独自の考えをもった人間だと思っていたが、私たちの大多数と同じように、彼も自分の文化に囚われていた。彼は当時の仮説を受け入れ、性行為と精液の浪費によって人は衰弱するというもっともらしい見解を強化する立場をとった。射精が精力のたくわえを枯渇させるというビクトリア時代の誤った考えは、性的放縦を非難したがる人たちのためにあった。性交後の疲労感が精力を消耗したしるしだと受け取られたが、今日の私たちは性的興奮や射精のカロリー消費が高くないことを知っている。化学的分析では通常の射精一回分の精液三ミリリットルで失われるエネルギーや栄養素、その他の成分の量は、身体にたくわえられているものや日々の摂取量に比較すればごくわずかで、同量の血液を失うのとだいたい同じである。

公正を期すために言えば、ブラウン - セカールは、カロリーが多いとか、あるいはタンパク質や脂肪、糖質が多いといった精巣（睾丸）の特別な「栄養物」を重視したわけではない。精巣にしかない別の物質があると彼は考えた（卵巣にも少しはあるだろうと考えていた）。その本来の行き先は血流であり、そして身体の末端まで送られる。精液の中には、どうしても必要なときだけ使われるべきだと考えた。

これは独創的で、ことによると革命的な考えだった。そこには真実の萌芽があった。精巣がつくる物質が、たとえばあごひげのような男らしさの勲章に及ぼす影響を追究する大胆さが彼にあれば、もっと間違いのない立脚点に立てただろう。不運にも彼は、老化という不可解な問題にどうしようもなく魅入られていたし、去勢された男性の弱々しさと老年期の体の衰弱とを混同していた。彼の根本的な誤りは、老化がゆるやかな去勢の一種だと仮定したことである。それはせまい意味でしか真実ではない。

あと知恵にすぎないが、彼はテストステロンを捜していたのだ。だが、このホルモンを取り出し、精製するまでには、他の人たちの手によってなお四〇年以上の歳月がかかった。彼の水で処理した睾丸エキスは、ホルモンが不活性であったはずだということも現在ではわかっている。なぜなら性ホルモンは水に溶けない。しかも、たとえテストステロンが存在していたとしても、テストステロンの「タンパク同化（アナボリック）」すなわち筋肉増強の効き目が現れるまでに時間がかかることを考えれば、エキスを注射したあとに彼が経験したという速攻性の恩恵は疑わしい。だから彼は仮説だけでなく、自分の観察によっても足をすくわれたようだ。

別の出来事でも彼の観察眼はたよりないものであったことがわかる。そして、それが彼を性急な結論に飛びつかせた。わが身を実験台にするのは倫理的な見地からは立派なものだが、ともすると不注意な研究者に道を誤らせる。四十五歳のとき、すでに彼は年齢が自分の体にもたらす変化に興味をそそられていた。あごひげはまだ黒かったが、こめかみと耳のそばに白髪が混じっていた。前髪にいままでなかった白髪を見つけた朝のことを彼は記録している。片方の五本の白髪を抜き、もう片方の七本を抜いたが、二日後には両方にもっと多くの白髪を見つけた。それは根から先まで白かった。この実験を繰り返した彼は、長い白髪は一夜にして現れる！　という結論を導き出した。第10章で述べるように、そんなことはありえない。

自分自身の体が若返ったというのは彼の評判を落としかねないきわめてセンセーショナルな主張だった。もし実は何もなかったのなら、元気になったという彼の高揚感を私たちはどう説明したらいいのだろう。私には、彼はプラシーボ（偽薬）効果を軽視しすぎて簡単に片づけてしまったが、本人が緩和されたと感じた症状は、もともとが老化からきたものではなく、自分で気づかずにいた抑鬱《よくうつ》症が原因だったように思われる。

ブラウン‐セカールは、自分は食が進まず、便秘症で、寝つきが悪く、元気を回復しないまま目覚めると認めていた。精神的にか肉体的にか元気が出ないと訴えていた。これらは高齢者によく起こる問題だが、臨床的抑鬱のようにも疑われ、その場合は年齢による衰えよりもはるかに偽薬に反応しやすい。一九六五年の英国医学研究会議の調査によれば、鬱病の患者の三分の一以上が偽薬治療によって症状が軽減している。臓器療法は、とくに主治医がその効力を患者に納得させていれば、同じ理由で多くの患者に効果があっただろう。

この出来事から一世紀がたち、ブラウン - セカールについては確かめる手立てのなくなった話もあるが、私の直感を裏づける証拠も多少はある。過度に働いていた中年の頃に彼は自殺をしようとしたことがあった。ストレスを受けたとき、鬱病と自殺衝動は珍しいことではない。また、彼はあの有名な講義の朝に「ブラウン - セカール夫人のもとに行った」ことを友人たちに打ち明けていた。彼は紳士らしい慎み深い言い方で、再び性的交渉を楽しんでいることを認めていたのだ。七十二歳で可能だったということは、しばしばインポテンツの原因となる器官の障害はなかったと思われる。性衝動の喪失はいかにも鬱病の特徴であり、そしてそこから回復したのだから、この領分における改善の告白は精神障害のベールが取り払われたのではないかと思わせる。

ブラウン - セカールは自分の若返りを公表したことで面目を失ったが、彼が自己欺瞞の最後の偉大な犠牲者というわけではない。けれども彼は大胆な主張をすることで、掛け金を危険なまでにつり上げ、自分自身と自分の研究が嘲笑されるリスクを背負い、自らを批判の目にさらしたのである。私たちは約束を実現できずに終わる「科学のブレイクスルー」に何度も立ち会っているが、そのほとんどすべては誠実で正直な研究者によって公表される。安価なエネルギーを生み出す低温核融合についての最近の失策は、予備的な研究成果を提示するあやうさへの良い警告となった。このように物理学の最先端でさえ不確かであるなら、まして老年学の最前線でどれほどかは想像にかたくない。

ブラウン - セカールが打ち立てた学説は性的ペシミズムの誤謬に根ざしていた。しかし、それにもかかわらず、豊饒な派生物を生み出した。化学者は生殖器やありとあらゆる分泌腺のホルモンを探求し続けた。生理学者はホルモンがどのように血流に放出され、人体にどのように化学的に作用するかを研究した。しかし道は遠く、睾丸エキスへの熱狂を分かち合った医師の中には、若返りの可能性を夢想し続けている者もいた。正統派の科学はひたすらこつこつと努力を重ねていたが、何人かの野心家たちは、老化の暗い影を克服する早道があることを断固として信じていた。

第7章 腺移植者たち

われわれは分泌腺と共に老いる。

ユージーン・シュタイナッハ

分泌腺を交換する

二十世紀になり、臓器移植の前途はいよいよ輝かしいものとなった。無菌手術の画期的進歩により、開腹手術で多くの患者を助けることができるようになった。一九一二年、ノーベル賞委員会は、ニューヨークのロックフェラー医学研究所のアレクシス・カレルに生理学・医学賞を授与することで、この将来有望な新分野を是認した。カレルはシカゴ大学の生理学者チャールズ・ガスリーと共に、ホスト（移植を受ける人）の血管と移植臓器の血管吻合《ふんごう》法を開発した。彼らは見事な技術で動物実験を続け、心臓、腎臓、卵巣をいったん取り出した後、同じ動物に無事に戻せることを実証した。しかしカレルは、ある個体から別の個体へ臓器を移植することができるものか疑わしく思い、そこで体外、すなわち試験管内で細胞を育てる研究に方向転換した。ところが、カレルの警告にもかかわらず、過去に公表された成果に勇気づけられ、大志を抱いた若返りの仕掛人たちは生殖腺の移植を推し進めていた。

スコットランドの外科医ジョン・ハンターがおんどりの精巣（睾丸）をめんどりに移植し、めんどりの卵巣をおんどりに移植したのは、早くも一七八〇年代のことだった。この奇妙な実験を思い立った動機は、女性が年齢と共に男性的になる傾向への抑えがたい興味だった。彼は、それは「どの種類の動物にもある程度見られる。私たちが気づいているように、同じような何かが人類にも起きる」と書き留めた。性が逆に変わり得ることについても彼は気がついていた。そのなかには十五世紀のバーゼルで、卵を一個生んだために魔術のかどで厳粛に審判にかけられた有名な雄キジも含まれる。この不幸な被造物が火刑に処せられたあと、ローストされた遺体からはさらに三つの「雄キジの卵」が発見された。

ある実験のあと、ハンターはノートにこう記した。「以前、おんどりの精巣をめんどりの腹に移植した。それはときどきは定着したが、頻繁にはうまくいかず、完全に成功するまでには至らなかった」。彼の成功した移植の一部は保存されていて、現在もロンドンの王立医科大学の博物館で見ることができる。樹木の接ぎ木は何の支障もないのに、このうまくいったりいかなかったりする結果に、彼はさぞ戸惑ったことだろう。しかし、その拒絶反応の理由はずっと先になるまでわからなかった。

ゲッティンゲン大学の生物学者Ａ・Ａ・ベルトルトはあきらめなかった。幸運だったのか判断力が優れていたのか、一八四九年に彼は摘出した若いおんどりの精巣を再び元の持ち主に移植した。まもなく、まるで旧友が戻ってきたのを歓迎するかのように血管が伸び、精巣に栄養分を送った。去勢したおんどりと比べ、とさかや肉垂の大きさも外見も良い状態が維持され、おんどりは「めんどりにいつもの関心」を示

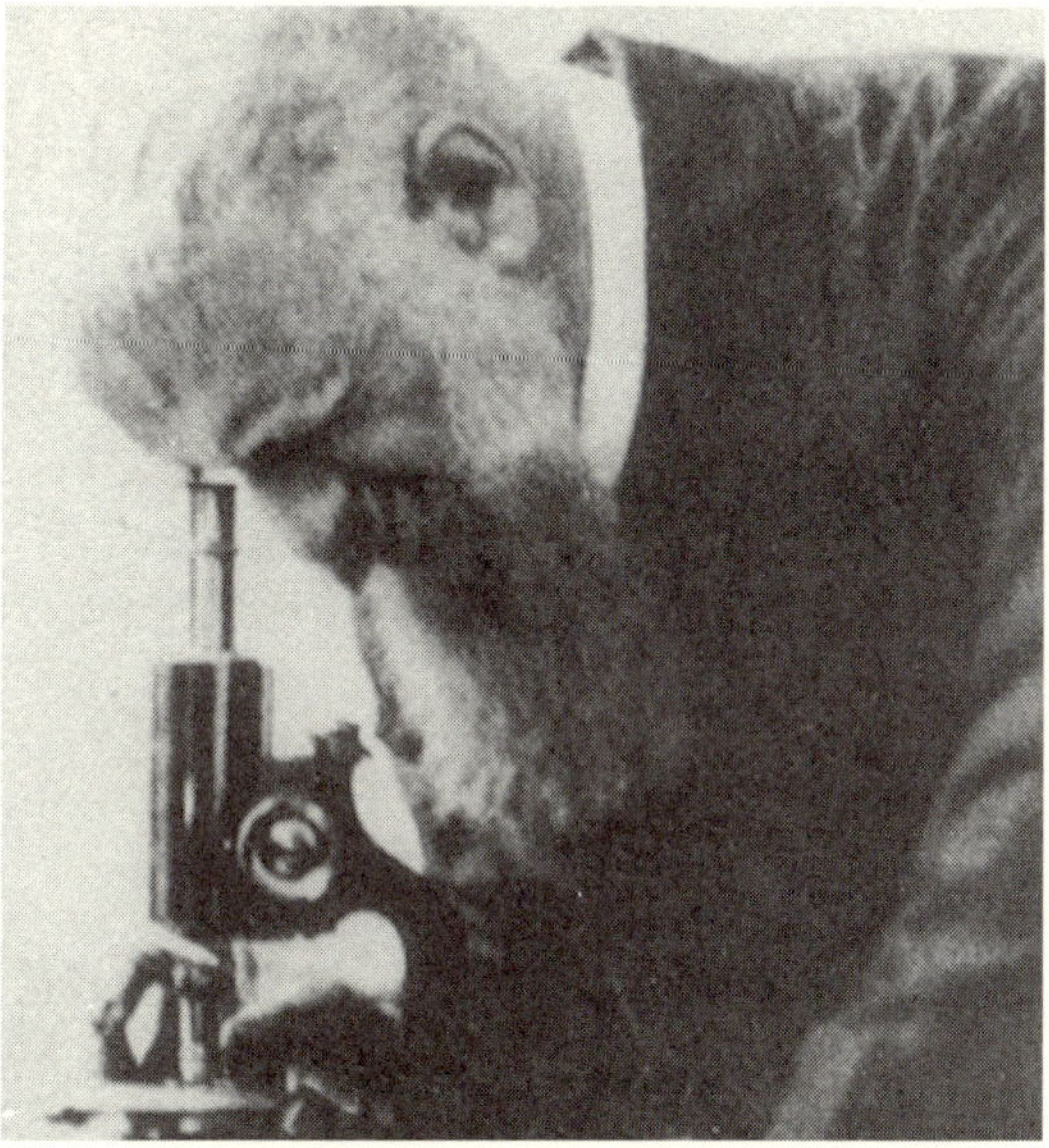

ユージーン・シュタイナッハはウィーン大学の生理学教授で、精巣の中にテストステロンをつくる細胞を発見し、1920年代に、彼の名を冠した手術で有名になった。

した。手術で精巣の神経はすべて切断されたはずだから、雄の器官が血流に何かを放出して体の形や行動に影響を及ぼしているにちがいないとベルトルトは正確に推論した。彼の論文はわずか四ページではあったが、最初にテストステロンの存在を暗示した非常に重要なものだった。けれども同時代の遺伝学者ジョージ・メンデルと同様に、この重大な発見が認知されたとき、すでにベルトルトはこの世を去っていた。

世紀が変わるまでには、腺の移植は、生まれたての科学だった内分泌学で重大な役割を演じるようになっていた。他の大部分の臓器と異なり、ホルモンを分泌する腺は血管につながなくても組織に埋め込むだけで、移植がしばしば成功することを科学者たちは発見していた。腺は身体の不自然な場所に入れても働く。数日で新しい血管が内に伸び、酸素と栄養分を腺に送り込み、体の離れた部分に働きかけるホルモンを送り出す。

ウィーン大学の生理学教授ユージーン・シュタイナッハは、移植の草分けの一人だった。二十世紀初頭、彼は精巣の中に雄性ホルモンのテストステロンをつくる腺細胞を発見した。彼はジョン・ハンターの前例にならい、精巣や卵巣を去勢した同性や異性のラットに移植して影響を調べ、予想したとおりの結果を得た。動物が雄として現れるか雌として現れるかは、個体の当初の性別よりも臓器の性別に左右された。そこから彼は、同性愛はホルモンバランスの異常に起因すると推論した。これは今日でも議論されていると ころである。

この時点でシュタイナッハは、性別の特質を変えられるなら年齢の特質を変えることもできるという仮説に立ち、動物を若返らせるために生殖器を移植する研究を始めた。シュタイナッハが一流の研究所の所長という地位にあったから、若返りの科学は内分泌学の実の妹であり、同じように敬意を表すべきものだという認識を大いに広めることになった。彼はブラウン‐セカールの秘薬は不活性だったと確信していたので、年寄りのラットに若いラットの精巣を移植してみて、長続きする効果が現れないかと期待した。結果は彼の直感の正しさを見事に立証した。前はよぼよぼしていたラットが世間知らずのライバルをわけなく負かすようになり、再び雌に興味をもち、普通よりも二五パーセントは長生きをした。

ブラウン‐セカールは、方法は駄目だったとしても正しい方向に向かっていたようだ。生殖器官は体の原動力であり、ホルモンの不足は老化の原因だった。したがって、どんな手段であれホルモンのレベルを上げれば、体全体は元気づき、生きていくための機能が維持される。カレルは特定の臓器の衰弱を克服するために移植が役立つことに気づいていたが、シュタイナッハは万人の強壮剤として生殖腺の移植が非常に大きな意味をもつことを理解していた。

しかし、生殖腺の移植はなかなか信頼されず、懐疑的な多くの人はあれこれ言い続けた。移植で十分に長く患者は若返っているのだろうか。またしても移植せねばならないとしたら、もしそうなら行き渡るほど供給できるのだろうか。シュタイナッハはそうした不安の声を聞き、若い臓器は年をとった動物の弱った精巣や卵巣を本当に若返らせたのだと安心させる情報を提供した。移植の効力が弱まったあとでも、あるいは取り出したあとでも、いったん得た力は持続するから、自前の臓器が再び元気になるまで維持できればいいのだと彼は主張した。こうしたことが、同じ頃、私が「若返りの仕掛人」と呼ぶことにした冒険的な外科医の一群のがむしゃらな努力に拍車をかけた。

一九一六年、シカゴのフランク・リズトン博士は同僚をわきへ連れていき、自分の陰嚢のこぶを見せて彼を唖然とさせた。博士は自分自身の一対のそばに別の男性の睾丸の一部を縫いつけていた。五十四歳の彼は地位を上りつめていたが、この実験を自分に試みるまでは元気がなくなったと感じていた。ところが彼は、「生殖腺移植は価値があると、いまや断言したいね。めきめき体調がよくなったし、とくにセックスに効験あらたかだよ」と言った。

数カ月のうちにリズトンは、同様の手術を、本人の臓器に異常があったり、事故などで損傷を受けた患者に行った。彼の最初の患者は、十二年前にフットボールの試合中に睾丸を押しつぶされ、切除を余儀なくされた人だった。臓器は検屍解剖された十代の少年から調達され、状況は改善された。患者が言うには、頻繁に起きる勃起を抑えるのに氷嚢が必要だった！　たとえ移植が成功だったとしても、現在の私たちは、幼児の勃起でわかるようにペニスの膨張にテストステロンが必要ではないことを知っている。それにもかかわらず、この肯定的な結果は当時、前途を祝すものであると思われた。

成功の波の背後には往々にして問題が押し寄せている。移植に適した若い臓器提供者をどこで確保するかという難問があり、治療を切望する人の数はすぐに提供数を上回った。供給は予測がつかず、さもしいとは言わないまでも、主に事故の犠牲者と電気椅子で処刑された囚人にたよっていた。臓器は貴重で、週末に到着すると月曜日の朝まで冷蔵庫に保管された。ほとんどの腺細胞はこういう扱いに耐えないし、睾丸は摘出すると短時間で劣化するが、それでもリズトンは驚くべき治療法であると主張していた。

リズトンの研究報告が知れわたったと、それに勇気づけられ自分自身で試み、診療所を開業する人たちが出てきた。シュタイナッハの医師仲間の一人ロベルト・リヒテンスタンは、一九一五年に、三年前の戦争で負傷した二十九歳の伍長に手術を行った。弾丸が両方の睾丸が吹き飛ばしたのだ。「替わり」は停留睾丸で手術を受けた別の兵士から得た。スライスした一部分を腹部の筋肉に縫合したあと、伍長のあごひげは再び生え、もちろん子供の父親にはなれなかったが性生活は改善された。

カリフォルニアのサン・クウェンティン刑務所で医師をしていたスタンレーという人も、腺移植に非常に熱心だった。囚人にとってはほんのささいなことでも監獄の飽きあきする日課から気をまぎらわせてくれるから、臨床テストの実験台を志願する者には事欠かなかった。彼は監獄医の幾人かをうまく説得し、数人の女性囚人にも睾丸移植の被験者になるように説きつけた。睾丸は処刑された囚人からか、うまく人間のものが手に入らないときはヤギやヒツジ、ブタ、シカで代用した。組織はどろどろにすりつぶされ、太い皮下注射針で腹部の筋肉に注入された。彼は、ホルモンの分泌は陰嚢の中と同様に腹腔内でも効果的に行われ、均質化が血管をすばやく成長させると主張した。数週間のうちに喘息、にきび、リウマチ、老衰がかなり顕著に好転したと彼は記録している。さらに劇的にも、被験者たちは囚人運動会で目立って成績がよくなった。

一九二〇年代になった頃、腺移植は名誉と富への確実な道であるように見えた。ただ問題は、人間の臓器の供給だった。臓器不足をどうやって乗り越えるかという課題が、創意に富んだ天才たちを刺激した。

シュタイナッハ手術

シュタイナッハは、年老いた精巣（睾丸）のホルモンの産生を増やすことで、必要とされる移植の肩代わりができるのではないかと期待した。彼は、ネズミの精管切除の実験中に、精子をつくる精巣の細管が退化していることに気づいた。それと同時に、近くにあるテストステロンを分泌する役割のライディヒ細胞が大きくなり、活発になっていた。精管を縛ることで起こる背圧ができかけの精子を殺し、ホルモンを出す細胞が広がる余地をつくりだすという結論を彼は出した。ホルモンを必要とする精子がほとんどないから、余分のテストステロンは血流に入り、体の他の部分を活気づけるほうにまわる。簡単で安全な精管切除術で腺移植と同じ目的を達することができるのではないかと彼は考えた。

数週間後の研究室で、シュタイナッハは自分の直感が間違っていなかったことを確認した。精管切除を

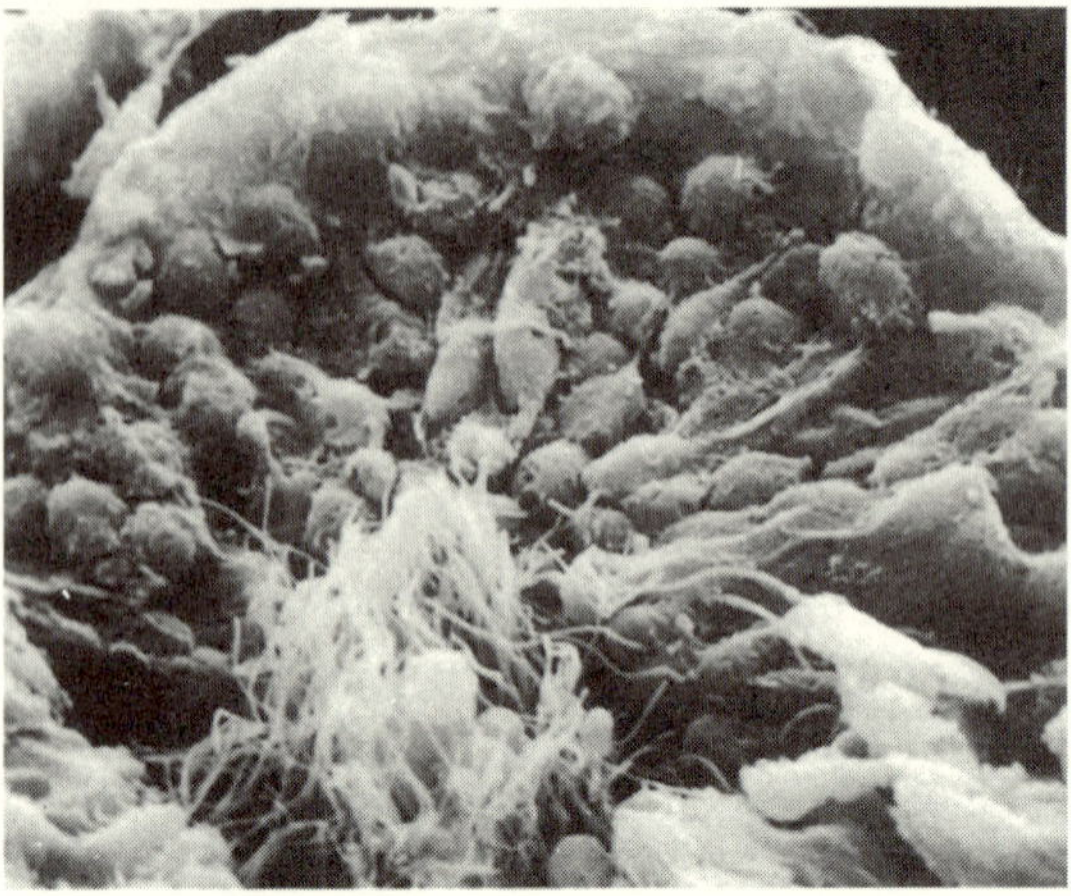

精巣の電子顕微鏡写真。精子をつくる精細管がテストステロンを分泌する細胞に囲まれている。

した老ネズミの様子は、以前より若々しく艶がよくなっていた。まるで移植した動物のように、生命力と精力を取り戻した。彼はその手術を「精管結紮《けっさつ》」と呼んだが、まもなくそれは「シュタイナッハ手術」として一般に知られるようになった。

彼はリヒテンスタンに、患者にその手術を試してみるように勧めた。一方の管だけを結紮し、もう一方は後日に追加料金で行われる手術用に残された。手術は成功し、「男性の更年期」の症状が治ったというわさがすぐに広がった。血圧、ふるえ、めまい、リウマチ性の痛み、視力と聴力が改善され、禿げ頭に黒い髪まで生えてくると言われた。この手術の性的な効果を称賛する医者もいて、睾丸が大きくなり、性欲の乏しい男性が強くなると主張した。

革命的な手術のニュースが広まると、シュタイナッハの評判は高まった。彼の名前は科学の驚異の代名詞になった。キャベツにさえシュタイナッハ手術ができると言われた！　新聞や雑誌は、努力と叡智で万人に益する心優しき天才という彼の人物像を伝えた。ほかの若返りの仕掛人と同じように、彼も自分の理論と方法を自画自賛する大衆的な本を何冊も出版した。彼はウィリアム・オスラー卿の名言「人は動脈と共に老いる」を、「われわれは分泌腺と共に老いる」とうまく言いかえた。今日では何でも遺伝子が責任を負わされるように、強さのことごとく、弱さのことごとくがホルモンのためだということになった。まったくの冗談としてではなく、彼はこういう予言もした。「今日、すべての子供が天然痘の予防にワクチン注射を受けているように、国家によって、五十歳になったすべての男子に精管結紮か、あるいは同様の効果のある何か別の方法がとられる日が来ると思う」。しばらくのあいだ、診療所の長くなるばかりの患者の列は、彼の夢を保証するように見えた。

効果のない従来の治療やインチキ療法が何年も続いたあとで、多くの患者は大いに満足を感じ、喜んだ。彼らの熱狂は、精管切除による不妊法への今日の消極的な態度ときわだった対照をなす。いまの若い人たちには、精管切除は自己犠牲的で、健康維持にはまったく役立たないものとみなされている。精管切除で元気を取り戻したという話は聞いたこともないし、十分な証拠がないにもかかわらず、何か手を加えると害になるかもしれないと男たちは心配する。人間の性的な生理機能と性行動の領域では、暗示の力はきわめて大きい。

ところで女性はどうなのか。商売を広げることをもくろみ、若返りの仕掛人たちは人口中に高齢の女性が増え続ける問題に着目した。精管に対応する女性の卵管を縛ることが役立つだろうか。結果は期待はずれで、卵管は構造的に（男性のように）生殖腺につながっていないのでホルモン分泌を刺激できない、と医者たちはいかにも科学的な説明を行った。両性間の異なる反応となぜ男性のほうが簡単に効果が出たのかは不思議なことだ。

二十世紀の初めに医学の周辺で実践された若返り治療の魅力は、公的規制がほとんどなく、ある方法が失敗すると患者を助ける窮余の一策としていつも別の方法が登場したことである。「反復手術法」では細管を何本か切断するために、それを押し出せるように睾丸（精巣）のまわりの丈夫な皮を切った。これは粗雑な生検《バイオプシー》に類し、目的は診断よりも治療にあったとはいえ、ためになるより害になりそうだった。もっと変わった提案の一つに、睾丸を体の別の場所に移す「自家移植法」があった。もっともそれが実際に行われたかどうか私には確信がない。これにメリットがあるとすれば、もっと傷つかない場所が発見されていたかもしれない！

手術を好まない患者には「ジアテルミー」による治療があった。両方の睾丸につないだ電極から直流電流を一アンペアまで通すというものだ。きっと不調な腺に勢いをつけようとしたのだろう。若返り科学のパイオニアたちはたしかに独創的な創造力とあらゆる状況への救済策をもっていたが、いくつかの治療法は現代人の耳にはそら恐ろしく聞こえる。X線とラジウムの「穏やかに刺激する線量」がシュタイナッハ手術の代案として用いられた。まだ不可解だった放射線がありがたみを増したが、その危険性は正しく認識されず、安全のための規制は存在していなかった。あるアメリカの会社は通信販売で、夜のあいだベッドで身に着けるように設計されたラジウム入り装具を売り出した。この家庭用若返りキットは、はるか大西洋の向こう側にいるシュタイナッハの支持者にまで問題視された。彼らは正当にも人々の安全を危ぶみ、若返り治療の評判が落ちることを心配した。職業人としての名声と自分の身代がかかっていたからである。

若返りの仕掛人たちは、整形外科医が皮膚の表面をいじるだけなのと違って、外科用メスの見事な数振りで男性の生理機能の完全なオーバーホールができると主張した。多くの名士が治療を受け、若返り診療所の評判を高め、華々しさを添えた。全盛期が過ぎてファンから忘れ去られることを恐れている役者にとって、若返りの可能性はたまらない魅力であり、ゴシップ記者によって治療のうわさが広まることも歓迎すべきことだった。芸術家はしばしば直観的に科学に疑いの目を向けるが、彼らもまた強い関心を示し、「老人の時間」を逆行させる期待の前に自らの疑惑を押し殺した。一九三四年に六十九歳だったアイルランドの詩人W・B・イェーツは、同志であり良き相談相手でもあったグレゴリー夫人を失ったあと、詩を書かなくなっていた。彼はハーレー街の性科学者ノーマン・ヘイアによるシュタイナッハ手術を選び、伝えられるところでは体力と創造力をいくらか回復した。

自己負担の患者の多くは非常に遠方から治療を受けにきたので、医者が治療の成果を判断したくとも実際にはむずかしかった。効果を正確に長期にわたって評価するためには、経過観察ができる一定数の患者が必要だった。インディアナ刑務所の勤務医は囚人にシュタイナッハ手術を試し、有望な報告をした。

手術後の経過を診るための恵まれたチャンスを得て四六五事例を扱っている。好ましくない症状を示すものは皆無である。睾丸の萎縮はなく、その後の膀胱の変性もなく、それどころか、患者は陽気に、賢くなる傾向があり、過度の自慰をしなくなり、周囲の者に自分自身のためにこの手術を受けるように勧める。

最上の手術でもたまには失敗する。失敗は患者が資産家の場合、どうしても人目につく。アルバート・

ウィルソンは自分の手術の成功に有頂天だった。そして、いやというほど金持ちだったので、彼はロンドンのアルバート記念館を借り切り、「いかにして私は二〇歳若返ったか」と題した講演を行うことにした。講演の前日、彼は友人たちと盛大な飲み比べをして浮かれ騒いだ。ノーマン・ヘイアはあとでこう述べた。

彼は七十歳を越えていた。しばらく前に行われたシュタイナッハによる手術は大成功だった。しかし彼は取り戻した元気を過信し、自分の体力に過度な負担を強い、[講演の前日に]狭心症の発作で死亡した。この病気は手術以前から長期に患っていたものである。彼は新たに手にした力を浪費しないように警告されていたが、自分が七十代であることを忘れ、二十代の若者のように生きようとした。その結果、当然のなりゆきとして大きな不幸に見舞われた。

批評家のなかには誇張された主張に困惑し、この取り組み全体を非難する者もいた。一流雑誌「米国医療ジャーナル」の編集者モリス・フィッシュバインは、たとえ危険でないとしてもこうした試みはすべて何の役にも立たないと再三再四、激しく非難した。世間の反感をあおろうとして、こういうものには決ってセックスの若返りが隠されていると言い立てた。若返りの仕掛人たちはこの非難に苦しめられた。彼らは、あの編集者には内分泌学に関する専門的知識が欠けているとあざけり（それはたしかに事実だった）、シュタイナッハとフロイトの教えへの聖人ぶった攻撃であると応戦した。シュタイナッハの評価は、これらの摩擦や、さらにその後の歴史による裁断を生き延びたが、彼の名は老化に関する研究よりもホルモンの偉大なパイオニアとして記憶されている。

ヤギ腺の福音

一人の金鉱探しが運よく金を掘り当てると、大勢の大望を抱く金鉱掘りが奮い立つのと同じで、しばしば科学や医学の進歩にも、その跡を追いかけてニセ医者や医薬品の密売人が寄り集まってくる。そんな一人で目立って威勢のいい人物が「ドク」ジョン・ロムルス・ブリンクリーだった。彼はノースカロライナの僻地から現れ、「ヤギ腺学」として知られるようになる医術の指折りの開業医となった。彼は非公認の医学校で初歩的な訓練を受けただけだったが（三つの学位をもっていると言っていたが）、技術に不足はなく、疑いなく生まれながらの才覚を備えていた。一九一七年にカンザスの田舎の小さな診療所から出発し、全国的な注目を集め、何千人という金づるの患者を擁する一大帝国を築きあげた。

ブリンクリーが若返り治療に乗り出したことについて出所の疑わしい多くの風説が語られてきたが、何が真実であれ、ヤギの睾丸を選んだ点で商売人としての抜け目なさは証明された。農耕社会では丈夫で病気に抵抗力のあるヤギが尊重された。古典文学の読者なら（その地方にはほとんどいなかったようだが）、ヤギの下半身と角をもつ豊穣神キメラの好色話や、放蕩なローマの若者が性欲を亢進させるためにヤギやオオカミの腺を用いていたことに通じていた。ブルックリーは事実であっても想像上であっても、とにかくそう信じられている特性を活力の減退に対する戦いの盟友として思いついた。

ヤギの睾丸はわりあい小さいので、彼はその臓器全体をヒトの陰嚢に移植し、精索の近くに固定した。

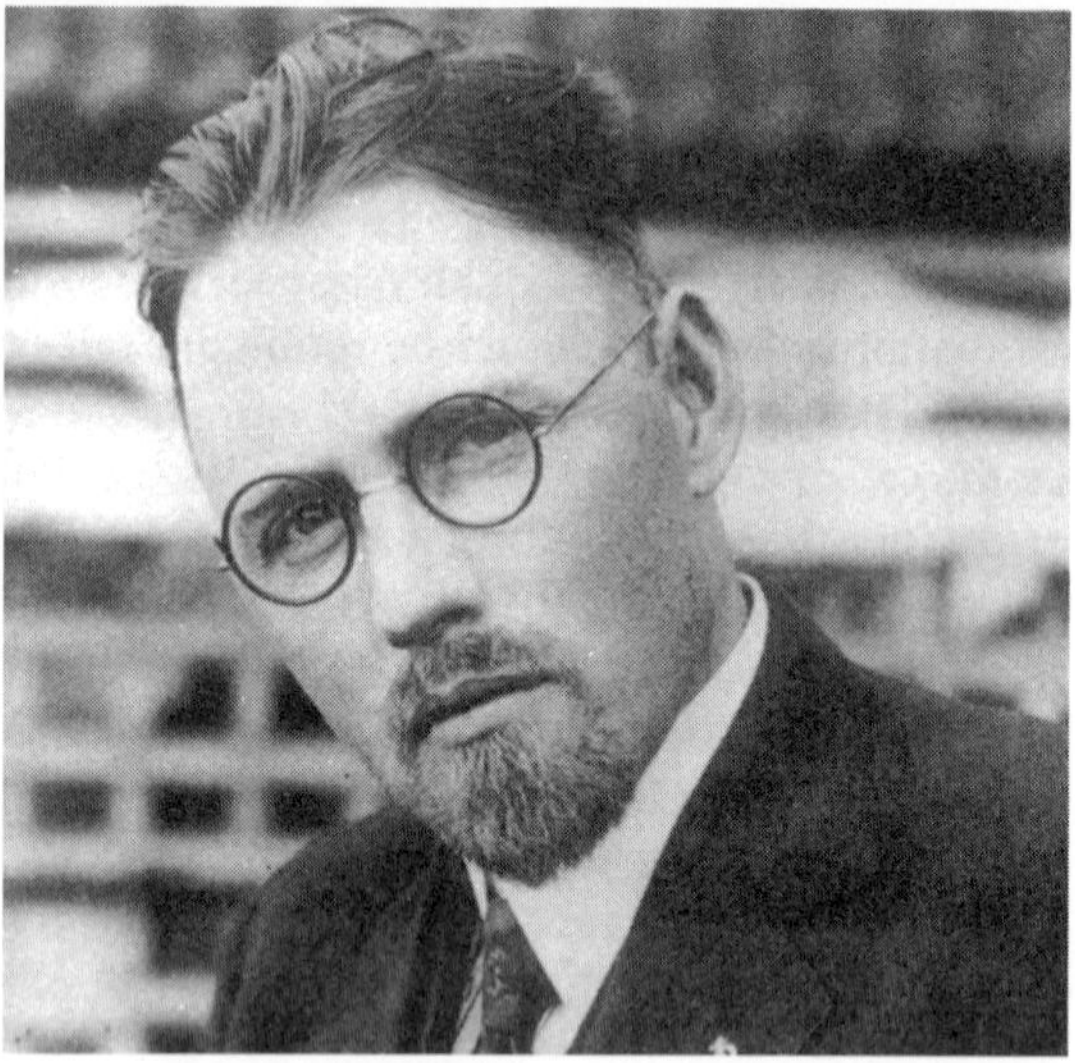

「ドク」ジョン・ロムルス・ブリンクリーは、アメリカで1920年代から30年代にヤギ腺手術を行った。

約七五〇ドルの報酬を支払うのをいとわない人たちが「四段階手術」を受けた。移植段階のあと、次の処置はシュタイナッハ手術で、そこでブリンクリーは精管の両端の切り口に赤チン（マーキュロクロム）を注射した。この殺菌消毒剤が数日間は患者の尿を赤くし、さだめし患者は治療が不思議な効き目を現していると元気づけられたことだろう。第三、第四段階では、移植片から細い動脈と神経をはずし、それを患者自身の睾丸に接合する。ブリンクリーはこれらの処置が腺に栄養を与え、活力を与えるのに役立つと主張した。実際には神経がホルモンを出すために必要だという確たる証拠はないし、つけ足した血管が臓器の丈夫な被膜を貫いて腺のある組織の内部まで達するかどうかは疑わしい。

医学の本流からは爪弾きにされたが、ブ

リンクリーは元来がビジネスマンであり、自分の方法を秘密にしていた。ただ、ごくまれに自分の目的と方法を明かした。

生後三週間の雄ヤギの腺を、人間の機能しない腺の上に置く……このヤギの腺が正しくつながると栄養が送り込まれ、一つになり、人間の腺に吸収されていく。そして当人は肉体的、精神的活力を回復する……インポテンツ、精神異常、動脈硬化、パーキンソン病、前立腺の炎症、高血圧、皮膚病、再生器官疾患のために、そして長寿と人間の身体回復のために、腺移植に匹敵するものを私は知らない。

地元のお客たちの評判が良いのに勢いづき、ブリンクリーは宣伝を始めた。アメリカ合衆国で彼はもっとも早い時期にラジオ広告の将来性に気づいた一人で、中部大西洋岸までカバーするほどの強力なラジオ放送局をつくった。カントリー&ウェスタンの音楽番組と根本主義者《ファンダメンタリスト》の伝道番組を立ち上げ、医学を話題にする評論家風のおしゃべりを毎日流した。誰の目にも彼は人を魅了する話し上手で、アメリカの社会経済網全域に熱狂的な支持者を得た。彼は男性がインポテンツを恥ずかしがっていることを理解していたので、彼らの頭越しに妻たちに夫を自分の診療所に寄こすように呼びかけた。女性すべてが無関心とはかぎらないことを彼は確信していた。

ブリンクリーは宣伝で人の心を惹きつけるのに熱中した。「ニューヨーク・イブニング・ジャーナル」の記事は、彼の仕事は「旧来の宗教と新式の流行《はやり》の手術を奇妙な医学福音に」ブレンドしたものだと評した。ブリンクリーは、治療後の男性が父親になった初の「ヤギ腺ベビー」であるという子供を連れ歩いて呼び物にした。もちろん男の子の名前はビリー［billy goat＝雄ヤギ］だ！
やぎひげと中年なりに後退した頭髪をトレードマークに、ブリンクリーは印象的な大物キャラクターとして活躍した。彼の診療所で治療を受けるために遠方から有力者たちが訪れた。そのなかには「ロサンゼルス・タイムズ」の編集発行人もシカゴ法科大学院《ロースクール》の総長もいた。ブリンクリーは、動物臓器移植が正統派の科学の信じ得ることから完全にははずれていなかった一九二〇年代を通して、全盛を極めた。いや実際には、かなりの数の総合病院や大家が、従来の治療で歯が立たないときにはどんな病気にも動物臓器移植を広く推奨していた。彼はもう手段が残っていないという状況に陥った人たちに、心身を一新させる別の種類のサービスを提供した。しかも古くからの大道薬売りのやり方を巧みにまねて、患者は酒とタバコを断つべきだと主張した。というのもその頃、移植は少なくとも節制しなければ効果が得られないと考えられていたからである。

　患者は診療所に着くと、すぐそばの檻の中で幼い雄ヤギがメーメー鳴いているのを聞いただろう。レストランの客が水槽からロブスターを選ぶのと同じように、患者は臓器提供用のヤギを選ぶことができたのだろう。こういう本格的な詐欺は尾ひれがついた数々のエピソードを生むものだが、実際のブリンクリー社がもっと地味だったということはまずない。ある時、かなりの年輩の紳士がボストンから自家用車の踏み段に自分のヤギを乗せてやってきた。フルコースで商売がしたいブリンクリーは出鼻をくじかれ、気を悪くして、男が手術に自分のヤギを使うと言い張る理由をたずねた。紳士は答えた。「私はこいつの実力を知っているんだ！」

　評判が高まり、影響が広がるにつれ、この先生に対する医学界の攻撃は強まった。その先峰はブリンクリーをいかさま治療の権化とあしざまに言う、疲れを知らないモリス・フィッシュバインだった。一九二九年、カンザス医療評議会はブリンクリーの医師開業許可を取り消す動きに出た。それに対して彼は、自分を守るために御老人方を証人に結集して応酬した。ヤギ腺手術に大枚をはたいた患者はたいてい、健康になったことや、いまも元気一杯であることを公言し、自分の雄ヤギ部分を擁護したがる。実際に一〇〇ヤード競走で身をもって示しもした。それでもやはり、ブリンクリーはカンザスでは手術を打ち切り、診療を続けるためにもっと自由な州へ移ることを余儀なくされたが、それもフィッシュバインの計略にはまるまでのことだった。

ブリンクリーは若返り診療所の運命と国の歴史を変えるかもしれない次の賭けに出た。彼は一九三〇年代に三度カンザス州の知事に立候補した。既成の政党に侮蔑の目が向けられた大恐慌の年に、彼は多数の熱心な支持者をもっていた。州議事堂の彼の政治的盟友たちは大きな勢力を誇り、彼らの有名な市民にカンザス海軍提督の位（原文のまま）を与え、二角帽と粋な制服と礼服に着用する剣を授与した。彼は、名士であるにもかかわらず、ごく普通の礼儀正しい男たちの典型的な代表者であり、たまたま医学のゴリアテに立ち向かっている自分を演じようとした。結局、選挙上のちょっとしたミスで、彼は僅差で知事の席を獲得しそこなった。

ブリンクリーはノックダウンされたがノックアウトはされなかった。一九三〇年代の中頃、彼はアーカンソーからやって来る前立腺に障害のある患者たちの手術に励んでいた。移植から合成ホルモンに人気が移っていたので、これはヤギ腺手術よりもいい商売になっていた。彼は、性的能力の衰えと睾丸の萎縮は前立腺の病気が悪化している警告であると見ていた。病気にかかった腺を取り除く危険な手術を避け、ライディヒ細胞を刺激し、前立腺のいっそうの肥大を食い止める目的で彼はシュタイナッハ手術を選択した。彼の理論には欠点があり、手術は役に立たなかった。しかし、それは非常に儲かる商売だった。

詮索好きなフィッシュバインは、専門職浄化のキャンペーンとして州境を越えて彼を追跡した。一九三九年、ブリンクリーはそれに対し、文書誹毀《ひき》罪で二五万ドルの訴訟を起こし、そして負けた。一九四一年には、自分から申し立て、彼は破産を宣言された。もっともこれは、当人が無一文だということを意味しないのは誰もが知っているとおりだ。翌年、循環系の病気で切断手術を受け、快方に向かっていたとき、彼は米国郵政公社から一通の手紙を受け取った。それはヤギ腺手術に関して郵便物を通じて虚偽の主張を広めたことに対する彼への告訴状だった。その召喚状は一万六〇〇〇人の患者から一二〇〇万ドルを徴集した彼を、おそまきながら起訴するものだった。利他的なブラウン‐セカールの研究室からアメリカ企業文化の世界へ、若返り治療は遠い所に来ていた。

サル腺ビジネス

正統派の医者にも移植に動物臓器を推奨する人たちが少しはいた。結局この分野の指導者となった外科医はユダヤ系ロシア人の血を引くフランス人セルジュ・ボロノフである。彼は中年まではまずまず型どおりの医療にたずさわっていたが、その頃に移植手術に注目した。若手の医師としてカイロの宮廷に勤めていたとき、宦官《かんがん》が他の男性ほど長生きしないことがひどく印象的で、これが老化の原因と治療について考えるきっかけになった。第一次世界大戦中にたまたまフランス軍医アレクシス・カレルと知り合いになり、除隊後には移植外科医になろうという決意を固めた。

戦争中に多くの若いフランス青年が命を落とした惨劇が、人口の不均衡をもたらし、この専門分野を彼に選択させた。全国的に夫になる人は不足し、戦場から戻ってきた人たちの多くが戦争でひどい損傷を負っていた。若い女性は、年をとりすぎていて兵役に召集されなかった世代にも求婚者を求めざるを得なかった。ボロノフは国家再建の事業に助力するために、男たちの肉体的、性的活力の回復に医者としての残りの人生をささげたいと堂々と公言した。

一九一七年、彼はヒツジとヤギに自分の外科技術を試してみることから始めた。この実験はまもなく順調に成果をあげた。二年のうちに彼は予備研究の結果を、パリの生物学会とフランス外科学会の会議で報告することができた。彼は、去勢後あるいは老年になりホルモンが不足していると思われる一二〇匹のヒツジに若いドナーの睾丸を移植した。移植された動物は体重が増え、角が立派になり、一頭当たり羊毛が五〇〇グラム以上多くとれるようになった。当時、研究者のための政府助成金はなかったが、彼は持ち前の大胆さで、フランスの戦債支払いに役立つ羊毛増産が見込まれる自分の研究に、国の補助金を要請した。

その後すぐに彼はさらに衝撃的な研究結果を公表した。手術して二カ月のうちに、十歳の雄ヒツジが前よりケンカ好きになり、そこら中のどの雌ヒツジとも首尾よく交尾したというのである。これを心理的な暗示のせいにはできない！　あらゆる疑いをはねつけるために、移植した睾丸を取り除くと、そのヤギがかつての弱々しい状態に戻ることを彼は示した。明らかに移植臓器はうまく働き、テストステロンを分泌していた。もっともドラマチックなのは、ヒツジの寿命が延びたことだった。普通は一二年から一五年の寿命だが、彼らは少なくともさらにその四分の一分は長生きをした。人々は、それなら人間の寿命を延ばすことも可能ではないかと思いはじめた。

政府の役人たちも強い関心を示し、羊の改良を試みるためにボロノフをアルジェリアの植民地に招聘した。何度目かに訪問したとき、かつては品評会で入賞した年老いた雄牛を若返らせてほしいと頼まれた。当時、そのジャッキーという牛は十七歳で、種牛としてはまったく役に立たなくなっていた。フランスから代わりの牛を輸入するのは高くつくので、当事者にリスクはあるが、これは経済的で魅力的なアイデアだった。一九二四年三月、ボロノフはこう記している。

多数の飼育者の前で、その牛に現地産の三歳の雄牛の精巣を移植した［局所麻酔を使用］……牛はわき腹を上に横たえられ、一〇人ほどのアラブ人に取り押さえられていた。たびたび我慢できない様子を見せ、そのたびに外科医全員を狼狽させた。

同年六月、アルジェリア農業科学会のヌービオン氏は、パリの自宅に戻っていたボロノフにこう書き送った。

私たちが手術を施した雄牛は非常に良好な健康状態を保っています。毛は艶が増し、目は輝き、……いまや大変な意気込みのように見えます。この数日間、発情している雌牛を共にしたところ、午前のうちに四回の交尾をしました。これは記録的な数字です。

その後のある手紙には、ジャッキーが「生殖機能を発揮しなくなることは、相手を用意できなかったときを別にすればほとんどない」と書かれていた。ジャッキーは一九二五年だけで六頭の子牛をつくった。ただし三年後にはもういちど移植を必要とした。ボロノフはこれが腺移植の真価の決定的な証拠であると満足した。

一九二一年、彼はコレージュ・ド・フランスの実験外科講座の担当教授に任命された。動物実験の有望な結果に、先駆的なリズトンの成功を追って、人間の睾丸移植に乗り出す機は熟したという確信を得た。しかし彼も適当な臓器の確保のむずかしさに直面した。事故の犠牲者の臓器摘出を禁止する法律は厄介だったし、臓器を求めてギロチンの下で待っているのは品位を欠くうえ現実的でもなかった。自発的に一方の睾丸を申し出る若者が何人かいたが、請求金額は途方もなく、年輩者からの申し出は断るしかなかった。状況は、人間の移植をいっさい断念するか、動物の臓器にたよるかの選択をボロノフに迫っていた。

家畜と人間のあいだでは遺伝的に大きな隔たりがあるので、彼はドナーにチンパンジーを使うことにしたが、供給が困難になり、サルに変えざるを得なくなった。クロロホルム麻酔をかけた動物から一つの睾丸が、自分の睾丸のそばに縫合できるように陰嚢を切開した患者に移された。チンパンジーの睾丸は他の乱交の盛んな種と同様に体のわりにかなり大きいので、一頭で数人の男子に組織を提供できた。サルの睾丸はもっと小さいので、たいていはまるまま移植された。その場合は被膜を通って血管が入ってくるように焼いて穴を開けなくてはならない。その処置をアメリカではランタンに由来した「ランタニゼーション」という名で呼んだ。ヒトとサルが隣り合った寝台に横たわっている手術室の光景を想像してほしい。創造

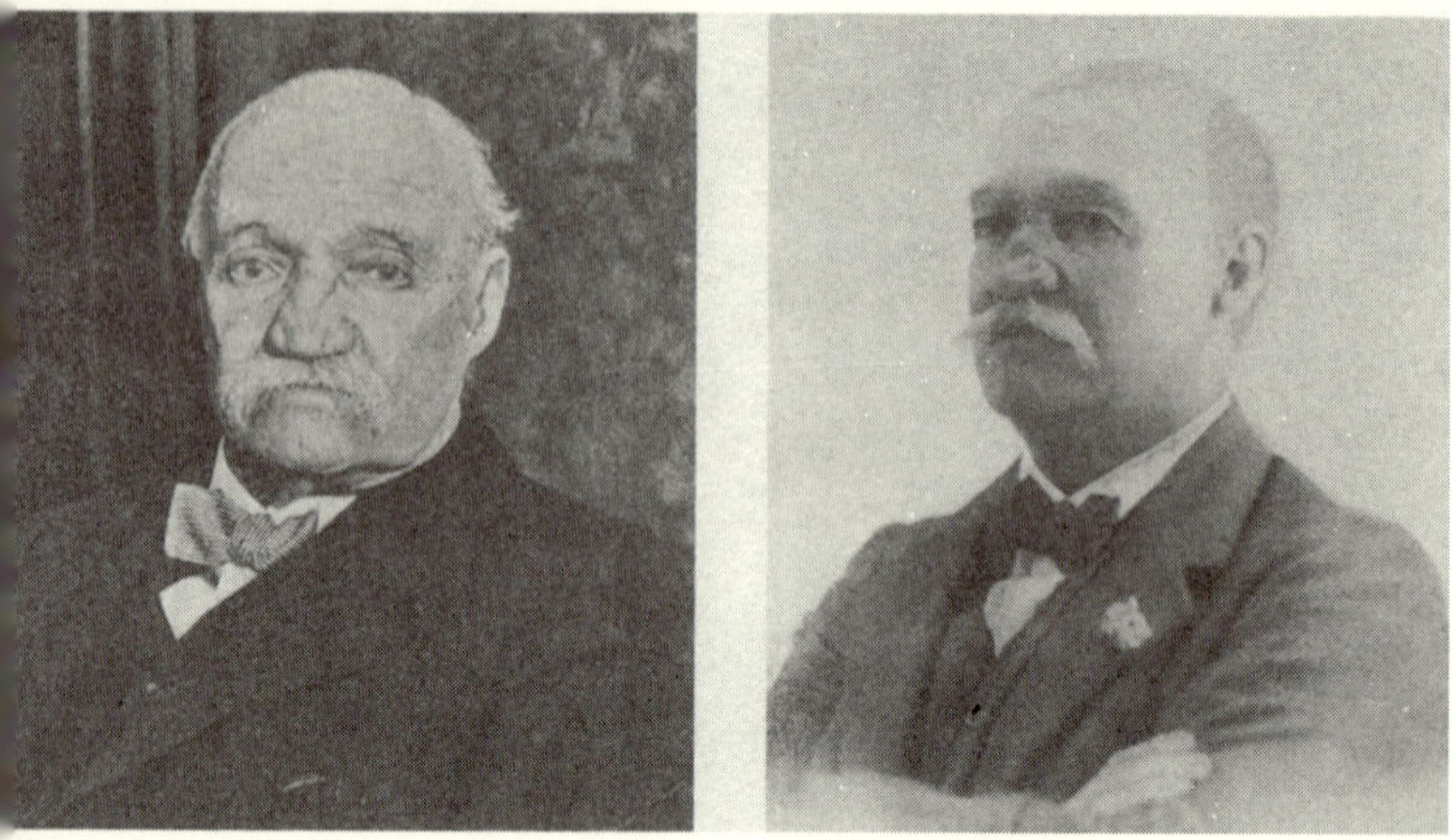

若返り」の腺移植を受けたボロノフの患者の一人。術前（左）と術後。

物の兄弟の縁を絵に描いたようだ！

ボロノフの初めの二人の患者の移植成果は期待はずれだった。二人は陰嚢結核で睾丸を除去された患者だったが、一人にだけ再びあごひげが生えた。五十九歳で記憶の低下と鬱病を患っていた三番目の患者は、手術後は非常に気分がよくなったと断言した。誰かはわからないままだが有名な文学者だったという四番目の患者は、手術の時点では六十一歳で老衰の兆候があった。彼は手術後、一〇歳は若くなったように感じ、疲労を覚えずに大量の仕事を再び始めることができたと主張した。ボロノフは手早く公表する機会をとらえ、医学会の会合に患者の一人を連れていった。この七十四歳のイギリス人は老け込み、やつれていて、ステッキをついてぎこちなく歩いていた。移植して数カ月後、彼は元のように肉付きがよくなり、目に見えて丈夫になり、活発で陽気になって、かるく二〇歳は若返った気がすると主張した。手術前と手術後に撮った写真を逆にしても、誰もがすぐに信じてしまうほどだった。

精神的健康が改善された、締まりのない脂肪太りが解消した、頭髪が生えた、性的能力と知的能力が回復した、心臓の状態がよくなったなど、なるほどと思わせる多くの症例があがった。これらの好結果は、移植組織からの性ホルモンによって生理的に元気を回復した結果であると考えられた。ボロノフは彼の仕事を性的な若返りを目指したものだとする告発には激しく異を唱えたが、寿命を延ばすことに関するかぎり、大いなる可能性をにおわすことで同じ医者仲間の憤りを買うリスクをいとわなかった。定期刊行の「サイエンティフィック・アメリカン」の記者に彼はこう語った。

羊の一生にとっての一年が人間の六年に相当することを考慮に入れるなら、移植によって、私たちは人間の一生に三〇年、あるいは四〇年を加えることができると見積もっていいだろう。まだどんな成果が得られるかを述べることはできない。うまく生殖腺を移植できるようになってわずか五年しか経っていないのだから……人が百二十五歳まで生きている日が来たら、そのときはついに老いの撲滅に向かう道を見つけたと言えるだろう。

ボロノフは絶頂期にあった。名高い講義をたえず求められ、最新の情報を欲しがる記者に追いかけまわされた。ほかの若返りの仕掛人と同様に彼も自己宣伝の達人だった。ただし彼のスタイルはシュタイナッハよりも礼儀正しく、ブリンクリーよりも洗練されていた。彼に会った多くの人は偉人の「風格」が備わっていたと言う。医学界では批判的な同輩の攻撃が引きも切らずに起きてはいたが、その長身、態度、上品なフランス流の物腰は、彼の患者や後輩の医師に好印象を与えた。

ヨーロッパで睾丸移植の第一人者としてボロノフが一般に認められた頃、アメリカで彼とよく似た位置にいたのはシカゴ・アメリカ病院の外科医長マックス・ソレックだった。共に彼らは「サル腺キャンペーン」の先頭に立った。アメリカのジャーナリストがこう呼んだのは、当時「睾丸（testicle）」という言葉を紙面で使うことが禁じられていたからである。ソレックは、サルの腺移植が性ホルモン欠乏症と神経障害の症状の克服に「完璧に成功する」と確信していた。一九一九年から一九二三年までに、ソレックのチームは九七例のサル - ヒト間の腺移植を行い、五九人の患者で著しい改善を手にした。彼はボロノフにきわめて丁重だったが、移植で寿命が延びるといった主張からは用心深く距離を置いていた。性ホルモンの源に関しても二人のあいだには見解の相違があった。ボロノフは、細管が精液だけでなくホルモンをつくる役目も担っていて、脂肪性のライディヒ細胞はそれに栄養を与えているにすぎないと考えていた。ソレックは、ライディヒ細胞がテストステロンの源であるというシュタイナッハと同意見だった。彼は顕微鏡の腕前がボロノフよりも上で、細管よりも移植後にはライディヒ細胞が長く生き残ることを見つけていた。そして結局ソレックが正しかったことが証明された。

大西洋の両側で、好色を売り物とする新聞の編集者やオーナーは、サルの腺の話を最大限に利用した。タクシー運転手が襲われ、年老いた大富豪に闇市場で売りさばくために睾丸を奪われたというほら話が広がりはじめた。遺伝の法則に関する世間一般の無知が、サルの腺で力を回復した男が父親となって生まれる新奇なハイブリッドについての憶測をあおった。不安は漫画家や劇作家にも刺激的なネタを山ほど提供した。バートラム・ゲイマーは、サル腺ビジネスをもとに「腺泥棒」と題した大衆的なパロディーを書いた。ジョージ・バーナード・ショーは、「良いサル人間をつくるためのボロノフ博士のあれほどの努力にもかかわらず、人間はいまの姿のままだろう」と皮肉った。

それからほどなく、この医学のブレイクスルーの倫理性に対して、ブラウン゠セカールの発表の後にも匹敵する轟々たる非難の嵐が湧き起こった。イギリスでは、動物実験反対派が珍しく生物学者と共に行動して（動機は異なっていたとしても）、サルの腺による治療を国内に持ち込むことを阻止しようという世論を盛り上げた。第一次世界大戦後の社会の変化にもかかわらず、性への取り澄ました態度はそのまま続いていて、とくに生殖器治療に依存して自然な衰えに対抗する若返りは不道徳だと、多くの人が信じ込んでいた。その意識は、アメリカで出版されて大きな反響を呼んだ「四十五歳の男子が知るべきこと」と題されたシルベイナス・ストールの著書にも反映していた。

妻が妊娠し出産する能力を失う日が来ても、結婚生活の長い日々を、複雑だが完璧な機械の異なる部分として互いに寄りそってきたのであれば、今度は残された日々を自分たちの生に調和させ続けるために、夫も妻も共々にそうした双方の身体の変化を認めることはいたって当然である。

結婚生活を理想化したこの見解は、性的な問題がもっと自由に議論されるようになって徐々に崩れてきた。イギリスの産児制限の草分けであるマリー・ストープスは、多くの男性が中年期の肉体的外観と性的能力に不安をもっていることを訴える大量の手紙を男性からも女性からも受け取った。腺移植は彼らにも、そして彼らの配偶者にも、大いに有望なものだった。

保守的な人たちからの予想どおりの反対にもかかわらず、一九二〇年代はボロノフと若返りビジネス全般にとって良い時代だった。イギリスの医学界でさえ見解を和らげた。それは王立医科大学が、一九二四年度に由緒ある年一回のハンター講義のテーマとして睾丸移植を選んだことにも表れた。講演者となったウォーカー博士という人は、その結果は「疑いようもなく有望である」と断言した。「英国医療ジャーナル」でさえ、ボロノフの二冊目の著書に好意的な論評をした。

ボロノフ博士は相当の誤解と偏見の被害者であり、その責任の大半は彼の仕事に対して専門的知識のないマスコミが早まった興味をもったことにある……なるほど人間の若返りにサルの組織を用いることは、それはいわば元気回復のためにわれわれの祖先へ回帰することで、そこには人を惹きつけずにはおかないユーモアさえある……睾丸移植は真摯な考察に値するものである。

とうとう立派な社会的地位を得た！

逆襲

不景気の一九三〇年代が重苦しい時代の到来を告げたとき、若返りの仕掛人の運命も雲行きが怪しくなった。収入は減っていき、もう一つのヨーロッパ大戦の影が不気味に感じられた。老いの問題は、基本的な生活水準を維持する苦労に比べると緊急のものとは思われなくなった。

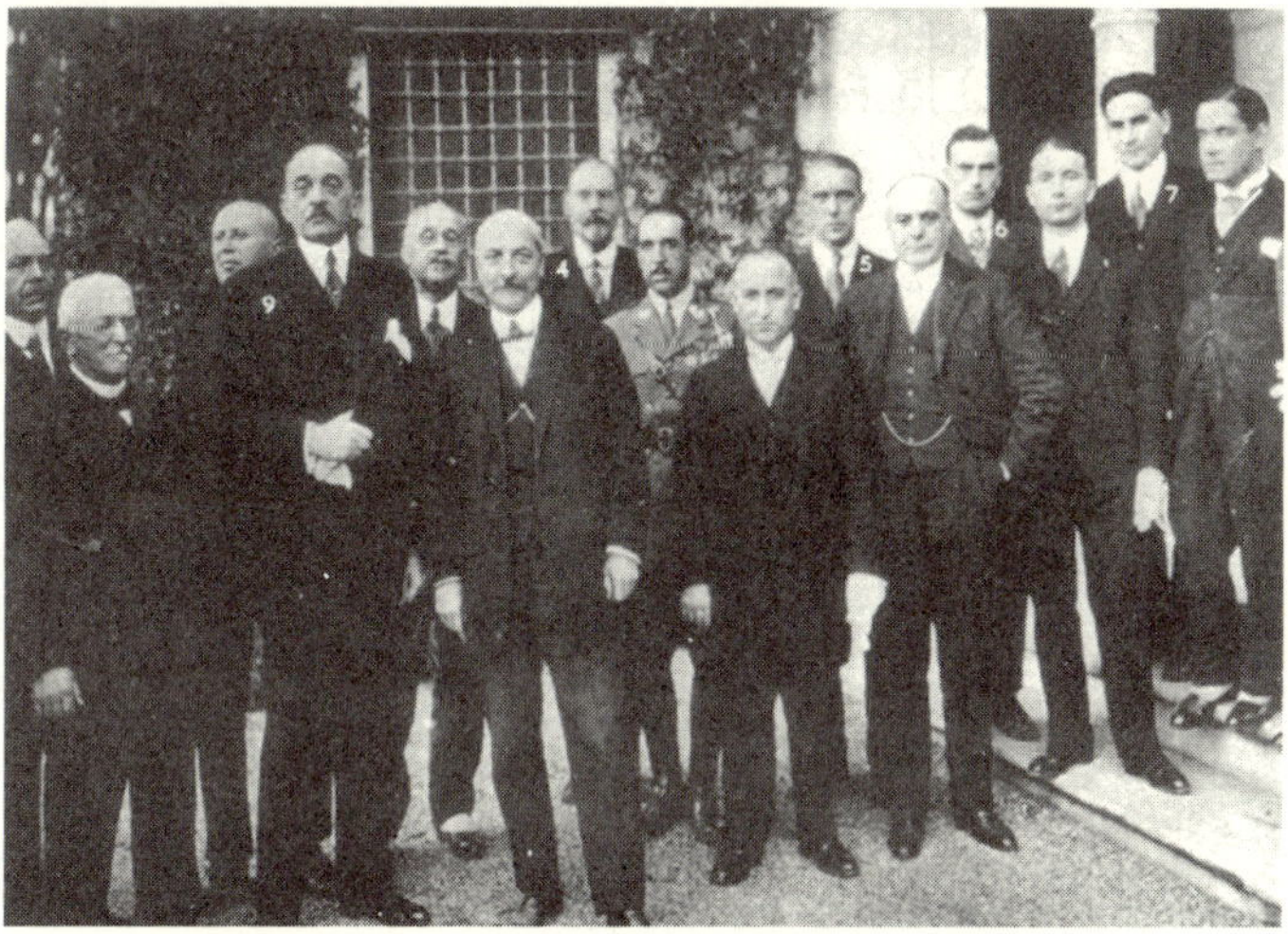

セルジュ・ボロノフ博士（左から４人目）の主張を調査した国際科学派遣団のメンバー。1927年アルジェで。（「内分泌学ジャーナル」の許可を得て掲載）

同じ頃、若返り治療の真価をめぐる論争が医学と科学の両方で山場を迎えていた。腺移植は農業経営に重要な意味をもつというボロノフの主張がいくつかの国で注目され、公共機関も調査研究を行うことに同意した。イギリス、フランス、イタリア、スペイン、アルゼンチン、チェコスロバキアの第一線の科学者グループが、ケンブリッジ大学の生理学者で生殖生理学の定評ある著書をもつフランシス・マーシャル博士（王立協会特別会員）のもとに集まった。一九二七年十一月、代表団がアルジェリアにいるボロノフに会うためにヨーロッパを出帆した。

アルジェから三〇キロほどのブーゲレルに到着した来客に、ボロノフは開会の講義を行った。彼は訪問者に大きな研究ファイルを配り、雄牛のジャッキーをはじめとする移植された動物の実物を見せた。ボロノフは一行を、腺移植で「スーパー羊」をつくったという評判の、南の乾燥地帯にある研究牧場に連れていった。おそらく移植された動物は、群れのほかの動物より体重があり、健康そうに見えただろう。愛想のいいアラブ人の牛飼いの一人がイギリスの代表をわきへ連れ出し、「私たちはいつも先生に、最高の動物を提供している」と言った。たぶん彼は研究の評判を後押ししたかったか、あるいは労働者があまり信用されていないと感じていたのかもしれない。そうだったとすれば、質のいい動物を選ぶことは結果に偏りをもたらすことになるから、彼の努力は裏目に出た。この可能性に、イギリスのメンバーは調査旅行の先行きへの不安を感じた。エンドウ豆の遺伝の歴史的な研究が行われているとき、メンデルの修道士たちが集められたデータを「整頓した」のではないかと疑われているように、善意の協力者がボロノフを誤らせたかどうか、確実なことを私たちは知るすべがない。

帰国後、派遣団は自分たちが目の当たりに見た新しい方法について、国内向けの報告書と推薦文を準備した。だがイギリス人だけは批判的だった。彼らはボロノフの研究をあからさまには嘲笑しなかったが、受賞歴のある動物がつくった記録やそういう動物を選んだ偏りを遠回しに批判した。とくにジャッキーの件では、雄牛が十七歳まで生きているのは珍しいので、イギリス勢は騒いだ。たいていの雄牛は繁殖用には三歳ぐらいでピークに達し、十歳には全盛期をすっかり過ぎている。そして報告書には次のように記された。「ジャッキーの事例は、ボロノフ博士によって巧みに一部が隠蔽されたという憶測を裏づけており、彼によって記録された他の事例と共に、若返りに関する彼の論文を正当とする最終的かつ決定的な証拠として受け入れることはできない」。ボロノフは大英帝国人に憤慨した。ボロノフは主だった専門家の意見に比して時代後れであると彼らを非難した。イギリスの医学界は結束を固め、ボロノフの主張は立証されていないと表明した。

そうこうしているあいだに若い生物学者が、先輩諸氏が濁らせた水を澄ませようという野望を抱き、この分野に加わった。シカゴのカール・ムーアは、シュタイナッハが示したように、年をとったラットを若返らせることができるという確信を得たいと思った。睾丸移植も精管を縛ることも試してみたが、どちらからもはっきりした結果は出なかった。

ムーアは精管切除をした動物の睾丸を調べてみたが、以前に報告されたような精細管が退化した徴候も、ホルモンの産生が変化した証拠も見つからなかった。彼はこの不一致を詳しく調べるために、別のラットの陰嚢から睾丸を取り出し、体腔内のもっと温度が高い環境に縫って固定してみた。この処置は男性の降りていない睾丸すなわち「停留睾丸」で何が起こるかを擬したものだ。すると急に精子がつくられなくなったので、精子をつくるには体の奥より少しばかり温度の低い環境が必要だということが明らかになった。ムーアは、未熟な外科技術ではシュタイナッハ手術でラットの睾丸を正常な位置に降ろすことができそうもないし、誇示されている主張はもしかしたら体温による損傷の所産ではないかと考えた。シュタイナッハ手術は患者を害するものではないとしても、たぶん効果は臓器の問題よりも心理的な面からもたらされたのだろう。

ムーアは、シュタイナッハが信じていた睾丸萎縮症のための腺移植にも目を向けた。「体内の臓器で、それ自体がつくりだすものを外から持ち込むことで、機能の増進を刺激されるものは一つもない……それでは、睾丸ばかりでなく他の腺にも否定的な証拠があるというのに、どうして睾丸ホルモンがいわゆる機能不全睾丸をよみがえらせると仮定するのだろう。」

批判はいたるところで次々に起きていて、なかにはあまり知られていなかった仏領モロッコからの批判もあった。ボロノフの研究のニュースが獣医アンリ・ベルのもとにも届き、彼は自分の羊の群れでも試してみた。彼はボロノフが述べたとおりに移植した部分に残る硬い組織塊を見つけたが、顕微鏡で調べてみると残っていたのはただの傷あとだった。元の移植組織はただ一つの細胞も二週間以上は生き残らなかった！　ベルの結論は誰からもは歓迎されなかった。とくに腺移植を行っている同業者には不評だった。しかし彼は自分の意見を固守し、ついにその正しさが立証された。

腺移植の小艦隊が沈没しかけているあいだに、また別の若返り仕掛人の人気が上昇していた。ポール・ニーハンスは、スイスにある自分の高級診療所に世界の大金持ちや超有名人を惹きつけていた。彼の患者にサマセット・モームやノエル・カワード、コンラッド・アデナウアー、ウィンザー公夫妻がいたというのが本当かどうかはたいした問題ではない。そのうわさこそが彼に必要な宣伝だった。一九三五年に病に苦しむローマ教皇を治療するためにニーハンスが呼ばれてからというもの、彼の威信は押しも押されもしないものとなった。

まだ若い医者だったとき、ニーハンスもシュタイナッハ手術で好ましい結果が得られず、老化の問題に新たな治療が必要だと実感した。彼は、「無数の細胞でできた人間という有機体に、それが必要とする胚細胞や若い細胞を持ち込むことで活力を回復させる、生物学に基づく有機体総体の治療方法」と説明された「細胞治療」を考案した。

老年期のための彼の得意な治療の一つは、ヒツジの胎児の細胞を注射することだった。この方法は、細胞に胎児のエキスを与えると試験管の中で永久に成長し続けることを証明したアレクシス・カレルの実験（これは間違いであることがわかった）を大きな拠り所としていた。若い細胞からつくられる物質は年齢と共に失われるから、補充が必要だとニーハンスは考えた。これはインチキ科学で、山師行為だという悪評を拭おうと奮闘中のまともな老年学の助けにはならなかった。

この頃、他者の細胞が別の身体で長く生き続けることができるかが問われはじめていた。胎児や胎盤の細胞と母体の細胞とは遺伝的に異なっているが、妊娠中は許容されている。これは特殊なケースで、他の時点での移植や他の種からの移植にとっての答えにはならない。長いあいだ、他からの移植は身体がそれを「必要」としているなら受け入れられるという混乱した考えがあったが、それは自前の臓器がなくなったり働かなくなっているのだから他者の臓器が持ちこたえてくれるだろうという甘い期待にすぎなかった。カレルが警告したように、身体は他者の臓器を拒絶するということがしだいに理解されたが、許容の限度がどれだけかは誰にも確信がなかった。結果に金銭的見返りを求めない新しい知性をもった人物が、迷妄を断ち、移植の自然法則を明らかにするために求められていた。

第二次世界大戦が終わってまもなく、ピーター・メダワーは火傷の治療に皮膚移植がうまく使えるかもしれないと熱心に研究しはじめた。彼は、ある系統のネズミの皮膚を遺伝的に異なる系統のネズミに移植すると、移植後に必ず拒絶反応が起こることを発見した。同じネズミをドナーとして移植を繰り返すと、反応はますます迅速になり、免疫システムが記憶をもっていることがわかってきた。さらに二者のあいだの遺伝的な違いを大きくするほど、さらに手術を何度も繰り返すほど、移植が個体にとってどうしても必要な場合であってもホストの拒絶反応はいっそう激しくなった。一卵性双生児と近親交配の動物をのぞいて、あらゆる個体は遺伝的にただ一つしかない生き物であり、自分自身と異なると認めた何に対しても敵対する免疫反応を備えている。メダワーの研究は、ある人から別の人へ、あるいは異なる種のあいだで移植される細胞と臓器の運命に関して、未解決になっていた疑問に見事に答えたものだった。

若返りの仕掛人たちは自分たちの成果を誤って解釈しただけでなく、免疫学の基本ルールに違反していた。動物から人間へ、あるいは人から人へ移植された腺はせいぜい一、二週間で死滅しただろうし、繰り返せば移植した腺の寿命はもっと短くなる。あと知恵になるが、移植は、移植したものが駄目になる前に一時的な効果をあげるホルモンの放出という側面を考えても、正当化することはできない。睾丸には一般男子が毎日必要とするテストステロンの量（七ミリグラム）の一パーセントしか貯蔵されていないので、テストステロンは健康な睾丸からたえず産生されなければならない。

一九三〇年代になると腺移植はもう商売にならなくなり、今度はマスコミではなく怒れる患者に追いかけられていた。彼らの手術は役に立たなかったばかりか、ことによると有害だという証拠がいくつも出てきて、賠償請求が増加した。残された傷と膿瘍が、だまされ、空頼みに金を支払わされたことを思い起こさせ、いらだたせた。また、裁判によらず賠償交渉でかなりの金額を手にする患者もいた。金を支払ってすんだ外科医たちは幸運だった。移植用の臓器は健康そうな人から入手されていたが、感染症を移すおそれがあり、とくに弱った病人や高齢の患者には危険だった。サルの腺移植は、結核や肝炎、マールブルク熱、たぶんほかにも数多くの重い病気を伝染させる可能性があり、とうてい安全とは言えなかった。サル免疫不全ウイルスが移植によって種を跳び越え、今日のＨＩＶ（ヒト免疫不全ウイルス）による世界的流行病エイズのもとになったという可能性さえ、まったくないとは言えない。

彼らはさんざん嘲笑を浴びたが、移植のすべてが軽蔑に値するものというわけではなかった。というのは、移植組織とホストが遺伝的に一致していれば、移植が「根づく」可能性は大いにあったのだ。一九四一年に作業中の事故で切断されたあるアメリカ人の睾丸が、機械から注意深く取り出され、小さく刻んで腹部の筋肉に注入された。当事者が主張するように、自己移植が彼のテストステロンのレベルをたしかに上げたかどうかは断言しにくいが、一九七七年にセントルイスで行われたもう一つの手術は十分に納得のいくものだった。

睾丸がなく生まれついたその警官は一卵性双生児で、兄弟は子供をもうけたあと、一つを譲ってもいいと申し出た。顕微外科医のシャーマン・シルバーはその睾丸を空《から》の陰嚢に移し、血液循環を回復し、精子がペニスに送られるように血管と精管の片端をしかるべくつなぐ手術をした。手術はすぐに成功したと判断された。患者の血中のテストステロンのレベルは数日で正常値まで上昇した。精子が彼の精液に出現し、彼はそれから四人の子供の父親になった。感謝した男は、後に精管切除をしてほしいと再びその外科医を訪れた。しかし、医師は自分の見事な手仕事を元に戻すのを断った！

この妙技で外科技術と兄弟愛は高得点を得たが、それは大部分の男性不妊に希望をもたらすものではなく、睾丸移植という一章は終わりを告げた。臓器移植は多くの注目すべき業績をあげているし、数えられないほどの人たちが移植された腎臓や心臓や他の臓器の贈与をありがたく思っている。一卵性双生児からの寄贈はめったにありえないが、ホストとの適合度をあげ、免疫システムを抑制することで、臓器が生き延びる可能性は画期的に高まった。もしも彼ら若返り仕掛人たちが今日生きていたら、おそらくこの進歩における彼らの功績をなにがしか認められたいと望むだろう。けれども彼らが科学に残した遺産は、彼らが患者に与えたものと同じように実を結ばなかった。彼らは無謀にも基礎的な研究が十分に行われる前に手術を行い、性と老化の結びつきを考え違いしていた。

老化は彼らが推測したよりはるかに複雑で、現在の私たちは、性ホルモンの減少で起きる症状もたしかにあるが、すべてがそれで引き起こされるものではないことを知っている。若返りの仕掛人たちは、科学のさらなる進歩の足場が固まるまでの座持ちのような役回りだった。何世紀ものあいだ回り道をして、ようやく内分泌学は勝利をおさめ、片鱗しかわからなかった性ホルモンの存在を確認した。天然ホルモンや合成ホルモンが使えるようになり、妊娠のコントロールや不妊治療だけでなく、ついに腺移植者たちが当初から言い続けてきた病苦の一部を緩和する強力な方法を手にした。とはいえ、ホルモン補充療法の普及に論争がないわけではなく、老化のプロセスにおける性ホルモンの役割については、科学がこれから結論を導かねばならない。

第8章 ホルモンの登場

飽き飽きするほど薬を飲むにしても、飲み込むのに味わってはならない。

中国の昔のことわざ

一服の妙薬

何十年か軽視されていた薬草療法が人気を回復している。私たちは合成薬にすっかり慣れ親しんできたので、かなり最近まで薬はすべて自然界から得ていたことをあやうく忘れるところだった。とはいえ、いまのところ動物の臓器でつくる薬が再び受け入れられる兆しはほとんどないが、それらはニセ医者の重要な商売道具だったし、近代医学でもまだ役割を果たすことが考えられる。ホルモンとその作用の研究に乗り出すために動物製剤が大いに役立つことは疑問の余地がなく、人間にも動物にもはかりしれない利益をもたらしている。

老化とインポテンツのためのブラウン - セカールの秘薬は、最終的には効果のないことが判明したが、草創期におけるきわめて重要な薬の一つだった。その背後にはおそらくビクトリア時代の科学だけでなく、古代世界で広く行き渡っていた考え方があった。古代ローマの通りや市場では、ヤギやオオカミの睾丸から調整した薬が、神経性の病気全般や過度のセックスから早く立ち直るための治療薬として売られていた。カリグラやネロは放蕩の日々に、さらに精力を得るためにアマトリア水（「愛の水」）を飲み、クラウディウスの不品行な三番目の妻メッサリナは、疲れきった恋人たちの元気を回復させるためにそれを与えていたと言われている。

生命を賭する好奇心でベスビオ火山の大噴火を見たローマの学者の大プリニウスは、彼の時代に処方された薬の詳細な記録を残した。それによると何百種もの動物や人間からつくった薬が使われていた。カラスあるいはフクロウのゆでた脳は頭痛に効く。ロバの肝臓は肝臓の痛みに、野ウサギの腎臓は腎臓の痛みに、雄豚の膀胱（中身も含む）は結石による疝痛に効く。男性にはインポテンツを克服するために動物の睾丸を食べることが勧められ、一方女性には、妊娠するために野ウサギの生殖器が良いとされた。

雄の生殖器は多くの文化的、宗教的集団の薬物学に広く登場する。中東から中国では豚や犬、羊の睾丸を乾燥したもの、あるいは生のものが、体力と子を孕ませる力を回復するために推奨された。目には目を、歯には歯を、睾丸には睾丸を、これは不合理な指針でも異常な指針でもない。千年後にニコラス・カルペパーは、ロンドン王立医師協会のための『薬局方註解』の中で動物からつくられる薬を数多くあげている。

キツネのよく乾かした舌（焼かない）は舌を驚くほど強くする。カモの肝臓は下痢を止め、肝臓を非常に強くする……雄鹿の陰茎は下痢や有毒な動物に噛まれたときの治療に役立ち、利尿作用があり、性欲を強烈に亢進する。

一般に動物の生殖器は体力をつけ、生殖能力や精力を向上させ、年輩者の虚弱を克服するために処方された。ウィリアム・サモンの『薬局方註解』の注目すべき項目によれば、睾丸は十七世紀にも依然として男性の問題を治療するための頼みの綱だった。

スペルマ・ホミニス、精液、精子。ここから、パラケルススは彼の精子微人《ホムンクルス》をつくる。子をなす道具の無能に対して効くことが経験的に立証されている。

ルネサンス期には似たもの同士を使うという方法が、過激なスイスの医学者パラケルススによって神学上の教義にまで持ち上げられた。彼が描いた人間を中心とする宇宙では、世界は神によって人間のために創造されたものであるから、あらゆる動植物はその固有の用途をもっている。この「固有用途説」によれば、ヒメムラサキの葉は肺の病気の手当てに役立ち、サフランは黄疸の治療薬であり、赤ワインは血液の不調と貧血を緩和する。男女両性の性器に似た形の根をもつマンドレークという植物は、旧約時代にヤコブの妻ラケルが懐妊のお守りとして身につけて妊娠したと言われるように、性的問題に推奨された。不妊症は今日と同じように、あるいはことによるとそれ以上に、苦悩をもたらすものだった。

睾丸が子をつくるために必要なものだということを誰が発見したのか私たちは知らない。しかし露出しているから、有史前から知的な興味を引き、察しはついていたにちがいない。睾丸がたまたま損傷を受けたり、生まれつきの機能不全で陰嚢のしかるべき場所に降りていなければ、それが男らしさに影響することがいつまでもわからなかったはずはないだろう。正確な生理学上の説明が行われたのはずっとあとのことだが、たくさんのことが考えられてきた。アリストテレスは睾丸が子をつくるために絶対必要なものだということを知っていて、彼によると睾丸は精管を引き降ろすためのおもりの役目をしている！

去勢をすると動物の気性や肉の味、太り方に好ましい効果が出ることがいったんわかると、農場主は営利のために手術をするようになった。これは現在も実践されている。同じ処置が古代世界では、ごく普通に、何のためらいもなく人間にも行われていた。しかしこの毀損は、今日におけるほど否定的に考えられていたわけではない。去勢された男性は社会のほとんどあらゆる階級に存在していた。奴隷や従者から宮廷の役人やハーレムの管理者、そして陸軍大将にもいた。だが、睾丸の所有が男性の身分を高め、ローマ人は宦官が法廷に立って話すことを許そうとしなかった（そこから「testimony（証言）」という言葉が由来した［testis＝睾丸］）。

それに対して卵巣は、女性の腹部の奥深くにあるクルミほどの大きさの一対の臓器であるが、睾丸に比べるとほんのわずかしか注意を引かなかった。卵巣は身体を切開しても、とくに老女であればわけなく見過ごされてしまう。それ以前ではないとしてもアイスキュロスの時代からは、男性がほかの重要な物事におけると同様に人間の出産においても主たる役割を担っていると考えられていた。アイスキュロスも妥当とみなした種子と肥沃な大地というポピュラーな比喩は、母親の役割を過小評価した。

その女の子供と呼ばれるものをこしらえるのは母親ではない。女は自分の中に蒔かれた種子を育むにすぎない。親は女を妊娠させた男である。見知らぬ者である女は、神がその者を傷つけることがなければ他者の子供を守る。

十七世紀になって最初に顕微鏡を使った人たちの中には、精子の頭に小人《こびと》、すなわち「精子微人《ホムンクルス》」が見えたと言い出す者もいた。初めは古い神話が科学者にも無批判に受け入れられていたのだろう。しかし最後には彼らはそれを葬った。同世紀のその後、オランダのデルフトの医師レニエ・デ・グラーフが「女の睾丸」の重要性に気づいた。もっとも、顕微鏡の下に最初の哺乳類の卵が確認されたのは一八三四年になってからだった。まもなく、実際には女性は胎児にもっと大きな貢献をしていると正しく認識されるようになった。「生命あるものはすべて卵から始まる（omne vivum ex ovo)」という原理は、太古から卵を産む種には言われていたが、いまや科学はその同じ位置に新しく発見された哺乳類の卵を引き上げようとしていた。卵巣の基本的な役割がもっと早くから推測されていたら、昔の薬局方の原材料リストから卵巣が完全に抜け落ちたりはしなかっただろう。

大道薬売りといえば怪しげなものと相場は決まっているが、生理学と薬理学が出現する以前にはやむを得ない面もあった。たぶん自分がする宣伝を真に受けていた商人もいただろう。現代を生きている大道薬売りたちはもっと知識があるが、いまだに不安や単純素朴な迷信につけこんで稼ごうとしている。絶望的なとき、とくに従来の医学ではどうにもならないとしたら、たいていの人は藁にもすがろうとする。最近、何人もの医者に多額の医療費を支払ってきたニューハンプシャーの女性から、彼女が受けてきた不妊症とエストロゲンの欠乏に対する「代替医療」について助言を求める電話がかかってきた。凝った名前がつけられたカプセルに入っているのは、製造元によれば、未加工の卵巣、子宮、副腎ホルモンと下垂体ホルモン、ビタミン、ミネラル、それに「粉末RNA（リボ核酸）」であるという。この粗雑な調合物が二重盲検法による臨床試験でどんな成果をあげるのか、私たちには皆目わからない。そして、その製造業者は私の問い合わせを無視した。この小さな出来事からも、気弱になっていて無防備な人たちがいまでも商人の口車に乗せられやすいことがわかる。

　言えることとしては、たぶんこの製剤は患者や動物に害にはならなかっただろうということである。だが残念なことに、精力を増強し、虚弱な体質を丈夫にすると言われているサイの角の散薬やトラの骨の酒といった東洋貿易の場合は事情が違う。このすばらしい動物たちを忘却の彼方に押しやる前に、そうしたことが終わることを願うばかりである。

　金がかからず、誰も傷つけず、いまだにわずかだが信奉者がいる妙薬がある。生《き》の尿だ。就寝前にほんの少し飲むと元気で長生きができると言われてきた。健康な人の尿にはごくわずかな糖、タンパク質、その他の栄養分が入っていて、尿によって身体は水素イオンのバランスを適度に保ち、過剰な塩分や不要な生成物を排出する。体がその叡智によって排出することに決めたものを戻すのは無駄だし、ばかげたことのような気がする。けれども、尿の中には値打ちのあるものがあった。

　体内の重要な物質の不足を補うことが目的なら、過剰にもっている人からもらって補うのは理にかなっている。閉経後の女性は、尿に大量の性腺刺激ホルモンを排出する。それを不妊症の治療に使うことができるかもしれない。また、それならば、動物の尿の中の豊富なエストロゲンも役立てることができる。現在では妊娠した馬の尿（*pregnant mares' urine*）からつくられるプレマリン（Premarin）という名前の錠剤で、尿ステロイドホルモンを毎日服用している女性がたくさんいる。ホルモン補充療法（HRT＝hormone replacement therapy）は新しく開発されたものだと考えがちであるが、その始まりは多くの人が思っているよりも古く、最近になって表舞台に登場したにすぎない。

中国医療

西洋の科学者が性ホルモンの存在について考えはじめるよりもはるか以前から、中国人は、尿から抽出し、やや精製したエストロゲンで患者を治療していた。その薬は不妊を治し、子をこしらえるのを助け、長寿を約束するものとされていた。

東洋の科学は、実験による観察よりも伝統と哲学に信頼を置いた。そして、性の生物学については当時の中国も西洋世界に負けず劣らず無知だった。中国では、あらゆる臓器は血液に「気」を与えて、体内の健全な均衡が保たれるように助け、老化の進行を押しとどめると考えられていた。尿による治療はどんな不均衡でも正すとも思われていた。道教の哲学によると、宇宙の調和は対立する事物の均衡に依存する。静と動、暗と明、女と男、それらは象徴的に「陰」と「陽」と表現された。

この原理は西洋の精神とまったく異質なものではなく、一流の生理学者の中にはこれを独自に考えた人もいた。筋肉のある部分が収縮すると、その反対側が弛緩する。そうでなければ筋肉が互いにちぐはぐな動きをすることになり、私たちはまったく動くことができないだろう。こういう交互作用は、排尿と射精はもちろん、生殖と授乳の過程にも存在している。均衡は刺激と抑制のあいだで保たれるが、それは対立する力の永遠の休戦ではなく、必要が生じれば一方に、あるいはもう一方へと傾く。この均衡を保つ仕事をするのがホルモンと神経である。とはいえ古代中国にも、それらがどのように働くかを見抜く洞察力はなかった。

中国の写本にこういう記録がある。紀元二〇〇年頃、三人の開業医がいて、彼らは「女性との性的交渉にジュン・チェンの技巧を受け継いだ達人ぞろいだった。彼らは尿を飲むことを知っていた……彼らは自分たちの精液に慎重で、出し惜しみした……そして自分たちの能力を声高に自慢したりはしなかった……彼らはみな、百歳ないし二百歳まで生きた」。彼らの影響は大きく、尿療法の効用が広く知れわたるようになり、それが何世紀も実践された。一三五〇年にはすでに、当時の高名な漢方医の一人、朱震亨がこう記録している。「かつて八十歳を越える老女を往診したことがある。その人は、その年齢の半分ぐらいであるように見えた。私の質問に答えて老女は語った……人間の尿を飲むことを教えられ、それを四〇年間続けてきた」。その効き目は全身に及び、男女双方に喜ばれた。一世紀後、李時珍は、「血液の流れをよくし、性の衰えを著しく改善し、熱を下げ、寄生虫を殺し、毒を散らす」と尿を飲むことを患者に勧めている。彼は、「尿を用いて、度を超した欲望を追い求める好色な人々」を論難し、「その結果、情欲はとどまることなく……そして精液はすっかり枯渇する」と述べた。この主張は、三百年以上あとのブラウン－セカールと彼に続いた若返りの仕掛人たちの主張をあざやかに思い起こさせるが、道教信者の性哲学はそれほどペシミスティックではなかった。

中国の化学者たちは科学的な好奇心からではなく、富裕な貴族を満足させるために尿中の活性成分

（*chhiu ping*）を精製しようとした。尿はいやな匂いがするので、それを心地良いものにするためなら商人は金を惜しまなかった。抽出は睾丸エキスでブラウン - セカールが行った方法よりも手が込んでいて、うまくいった。それが判明したのはかなり最近のことで、ケンブリッジ大学の著名な生化学者で中国研究家のジョセフ・ニーダムによって、中国では紀元九〇〇年から一五〇〇年のあいだに正真正銘の製薬産業が存在したことを示す古代の写本が訳された。一度に約二〇〇ガロンの尿が成人から集められ、巨大な大桶にたくわえられた。しばらくそのままにしておくと固形物が沈殿し、集められるようになる。次にそれを専用の器で熱し、昇華させた。凝縮した物質を粉末にすりつぶし、ナツメヤシの実と混ぜ、緑豆ほどの大きさの錠剤をつくった。

尿には多くのステロイドが含まれているが、その大部分は濃度が低く、生物学的に不活性である。血液中の多くのステロイドホルモン類は、体内でつくられる硫酸塩あるいはグルクロン酸と結びつき、溶けやすく、腎臓を経て排出されやすくされる。とはいえホルモンを精製するには、タンパク質濃度が非常に高くて抽出が妨げられる血液や、病気を移すかもしれない腺組織よりも、尿のほうがよほど扱いやすい。

ニーダムは、一九三〇年代のステロイド生化学が革命的に進歩した時代を生きていた。この歴史的発見で彼を興奮させたのは、二つのまったく違った伝統と哲学が、驚くほど同じところに収斂していたことだ。西洋世界で実験化学が始まるはるか以前に、中国人はステロイドを昇華するための正確な温度を巧みに見つけていた。彼らの処方によって服用で効果の出るエストロゲンができていたのはほぼ確実だろう。そしてさらに驚異なのは、運がよかったのか先見の明があったのか、彼らはすでに明時代に、妊娠した雌馬の尿と人間の胎盤まで使っていた。それらはエストロゲンのとっておきの宝庫である。ニーダムの思いがけない発見がもし一世紀早かったら、ベルトルトやブラウン‐セカールは尿エキスでもっと前進できたかもしれない。内分泌学は難産を経験しなくてすんだかもしれない。

そういう見事なスタートを切った中国の科学も、その後は尿製剤と生殖腺との関係が理解できず、一五〇〇年代からあとは停滞してしまった。西洋の研究はホルモンの源を突き止めたので、ついには勝利をおさめた。

謎の助産婦によるホルモン補充療法

卵巣が生殖で果たす役割がわかるまでにはずいぶん時間がかかったが、それが行動に影響を与え、体を形づくることは昔から知られていた。アリストテレスはその著『動物誌』に、「雌豚の卵巣の摘出は、性欲を失わせ、大きく育て、肥満させる目的で行われる」と記した。こういう影響はよく知られていて、中世を通じて飼育者は「雌豚の去勢」を活用した。しかし卵巣が卵子をつくると考えられるようになったのはずっとあとのことで、ホルモンの役割もブラウン‐セカールが現れるまで気づかれなかった。彼は「活力物質」が卵巣でつくられると想定したが、それはあまり強力なものではないから女性にも睾丸エキスを用いるように勧めた。雄のガチョウに良いものは雌のガチョウにも良いだろうというのが、彼の哲学だった！

この態度には今日で言う露骨な性差別が顔を出しているようにも思われるが、彼は別の人たちには、更年期の苦痛を和らげるために卵巣エキスを試してみることを強く勧めた。当然ながら率先して応じたのは積極的な数人の女性であり、おそらくその治療は彼が睾丸エキスで経験した以上の好結果だっただろう。ホルモン補充療法の物語の第一章をひらいたエピソードは、ブラウン‐セカールの論文の一つに小さな脚注として記されている。彼は、パリの助産婦が婦人に卵巣エキスを試し、そのうち何人かは更年期の症状が軽くなったということに短く触れた。残念だが、ホルモン補充療法の謎の助産婦については、これだけしかわかっていない。

もっと大規模な取り組みを行ったのはオーガスタ・ブラウン夫人という人物だった（彼女はブラウン‐セカール教授の親類ではない）。ビクトリア時代の中産階級は、女性を仕事の苦労や職業生活から遠ざけようとした。たいていの医学校では女性が講義室や解剖室に入ることを禁じていた。イギリスの最初の女医は一八一二年にエジンバラ大学で資格を取ったが、彼女はジェームズ・バリーとして知られるようになる男性に変装するしかなかった。彼女はひとかどの実力をもち、優秀な陸軍軍医、そして病院監察長官になったが、死後になってようやく本当は女性であったことが明かされた。その後に志をとげた女性たちは気概と決意で医師免状を手に入れたが、それも初めはフランスやスイスの進歩的な医学校に限られていた。ブラウン夫人の素性はわからないが、パリ医師会に属していたアメリカの大学出身者と言われているぐらいだから、彼女も男性の偏見の被害者だったのかもしれない。彼女の医学論文は公式記録を探しても見つけることができなかったし、その実験的な試みも学術雑誌にはいっさい発表されていない。例外的なブラウン‐セカールの注目に値する記載をのぞくと、当時の解説者はかなり見下げた論調で彼女の仕事に言及している。

ブラウン夫人はブラウン‐セカールの方法にならい、成体のモルモットの卵巣からエキスをつくり、それを何十人かの中年女性に注射した。多くの人が気分がよくなり、よく眠れるようになったと報告した。声が出にくくなっていた人が治療で喉頭が丈夫になったと述べているが、これはあまり信頼できそうにない。

ブラウン夫人の成果の本当のところは、彼女の試みが対照群に対するテストを行っていないので評価がむずかしい。更年期の症状はプラシーボ（偽薬）効果に鋭敏なことがよく知られていて、その効き目が実際よりも想像上のものであるのか、私たちには確信がもてない。もしそうだとしても、卵巣エキスにエストロゲンが入っていて何らかの効果があっただろうというのは考えられることだ。彼女が腺の抽出に水の代わりにアルコールを用いたとすれば、できあがった薬はさらに効き目があっただろう。卵巣には卵胞の中にいつでもエストロゲンがたくさんあることが彼女に幸いした。卵胞は卵巣の表面から盛り上がった水疱のように見える体液に満たされた嚢で、それぞれに一個の卵子が入っている。彼女は更年期とその症状は卵巣に不足しているもののせいだと正確に見当をつけていて、卵巣補充療法で不活発になった卵巣の問題のいくつかを好転させるという主張は、説得力のあるものだった。

革新的な事柄の多くと同じく、臓器エキスの登場にも何かと問題が起きた。ほとんど、あるいはまったくホルモンが入っていない怪しげな薬を売る製剤業者が、フランスやその他の国で次々と現れた。彼らはその薬の化学成分については見当もつかず、仮定したものや期待したものと一致することもまずなかった。排卵後の卵胞が形成する黄体はカロチノイドのようなビタミンAをたくさん含んでいるから、癌に効く薬として卵巣エキスを市場に出せばもっと正当化できたことに、彼らはまったく気づかなかった。（黄体は実際は黄色ではないが、人体中のサクランボのように見える。）

製造の規模を拡大しても原料が不足することはなかった。屠殺場で、以前はほかの売り物にならない部位といっしょに捨てられていた豚と牛の卵巣が引く手あまたとなった。注射しやすいエキスをつくるために、卵巣は水かグリセリンかアルコールの中ですりつぶしてペーストにされた。皮下注射針はいまよりずっと恐ろしいものだったから、服用できる薬も考案された。組織を完全に乾燥させたのち、その粉末を錠剤に固め、さらに飲みやすくするために砂糖の層でおおった。卵巣（ovary）を思わせるOvarineやOvaradenやOophorinやOvowopといった商品名で、しばらくのあいだ広く人気を博した。胃が丈夫な人たちは新鮮な卵巣を挽き肉にしてサンドイッチにはさみ、生《なま》のホルモン治療を行った。

いまではあたりまえのように豊富にホルモン調剤があるし、入手もできる。議論の余地はあるが、ホルモン補充療法は伝染病の撲滅以来、最大級の女性の健康管理予防策になった。それなのに、慧眼の持ち主だったホルモン補充療法の助産婦とブラウン夫人がかくも長く忘れ去られていたことには驚くほかない。

大胆なホルモン研究の時代

実験医学では往々にして、より勇敢なのは患者か医者か判断がつかないことがあるが、一九三〇年代の初め、化学者たちがホルモン研究の勇士であったことは疑いのないところだ。彼らは性治療の怪しげな探究を、万人にホルモンを役立てる大事業に変えた。

新しいホルモンを発見し、精製する道のりは困難で、失望の繰り返しだった。生《き》の腺エキスや体液から、次の段階として純化する作業に骨が折れた。工程の各段階で、ホルモンの活性が失われていないかを調べるために分析をしなくてはならない。それをしなければ努力は無駄になってしまう。成功して得られるのは不純物のないホルモンのわずかばかりの貴重な結晶である。けれども最終目標は、その分子構造をはっきりさせ、合成を試みることだった。それができなければ発見を医学に応用する広い道は拓けない。高性能の研究装置もない当時、これは豊かな着想とたゆまぬ努力なしにはできない離れ業だった。

二十世紀初頭、アドレナリンとチロキシンの研究が一気に進んだ。この二つのホルモンはそれぞれ副腎と甲状腺に多量にたくわえられていたからである。これらはアミノ酸からなる比較的単純な分子だとわかり、合成もしやすかった。インシュリンはタンパク質で、限られた量が膵臓にあるだけなのでもっとむずかしかった。一八九〇年代までには膵臓の機能障害が糖尿病に関係していることがわかったが、この臓器からインシュリンを単離する再三再四の試みは、抽出過程で酵素によって不活性になり、失敗し続けた。そういうわけで膵臓の役割についての知識は、治療を待っている非常に多くの患者を助けるための役にはほとんど立たなかった。そして最後には粘り強さと若者の楽天主義が勝利を得た。一九二三年にトロント大学のフレドリック・バンティングとチャールズ・ベストが、糖尿病の患者の血糖値を下げる純度の高い製剤をつくりだした。それ以降、糖尿病研究は前進を続けた。ようやく内分泌学の別の秘密が明かされる機が熟していた。

一九〇六年までには当時エジンバラ大学にいたフランシス・マーシャルが、卵巣が性ホルモンをつくるということを突き止め、それを抽出することまで考えたが、彼は実現するために必要な手段か経験をもちあわせていなかった。大きく一歩を踏み出すまでに、さらに十七年の歳月が過ぎ去った。アメリカの生物学者エドガー・アレンと生化学者エドワード・ドイジーは、動物の卵巣からホルモンを抽出するために協力した。四年後、まだ純粋なホルモンには近づいていなかったが、彼らは自分たちの製剤の有効性をテストする効果的な方法を見つけた。卵巣を除去した雌の動物にエストロゲンを与えると、その雌は交尾を受け入れるようになり、膣の壁の細胞が交尾中にすり傷ができないように厚くなった。この自然な反応の発見が、まだ化学的方法が利用できなかった時代に、ホルモン剤の有効性をテストするための道を拓いた。

エストロゲンの抽出源としてアレンとドイジーが血液を避けたのは賢明だった。血液には、この驚異的な力をもつホルモンがほとんどないといっていいほど低い濃度でしか含まれていない。月経中の濃度は血液一ミリリットル当たり平均して約一〇〇ピコグラムのあたりを上下するだけである（つまり一ミリリットル当たり10^{-10}グラムだ）。しかし、これでさえ大部分の家畜の血中の一〇倍は高い。これがどれほどわずかであるかをわかりやすく言うと、一個の角砂糖を大きな競泳プールに溶かせば同じ割合になる。その砂糖の水溶液はどんな敏感な舌にも甘いとは感じられないだろう。けれども膣や子宮、乳房の細胞はもっと低い濃度のエストロゲンでさえ見つけることができる。なぜなら血流の中では一パーセントしか活性化せず、残りはタンパク質と結合するからである。ホルモンに対する並外れた感度は、該当する細胞に特別の受容体《レセプター》分子があるからだ。それぞれのホルモン分子が細胞核への接触に成功し、遺伝子を介して独特の効力を発揮するためには、その前に、鍵を鍵穴に差し込むように、そのホルモン分子が対応する受容体にぴったりと合わなくてはならない。それぞれの性ホルモンは遺伝子の宝箱の特定の部分を開く。その他のホルモンもそれぞれ自分専用の受容体と作用をもっている。もしそうなっていなければホルモンは行く先がわからなくなり、混乱してしまう。

尿の薬効の再発見は、エストロゲン研究の重大な転機となった。それまで西洋では尿は健康維持に役立つものとしてではなく、診断のためだけに使われていた。色と沈殿物から健康状態と病気の前兆を知るために、ときどき医者は霊媒が水晶玉をじっと見つめるように尿を検査していた。一大飛躍が起きたのは一九二八年、二人のドイツ人医師ベルンハルト・アッシュハイムとゼルマー・ツォンデックが人間と馬の妊娠中の尿から多量のエストロゲンを発見したときだ。化学者にとって念願の金鉱が見つかった。卵巣から人間の尿に切り替えたことで、エストロゲン群の最初の一つが早くも一九三〇年にドイジーによって発見された。このホルモンがエストロンで、純粋なステロイド一ミリグラムがあれば、一万匹のネズミを交尾に夢中にさせることができた！　同じ頃、別の研究者たちは、多量のエストロゲン群（馬特有のイクイリンとイクイレニンもある）を含有していることが発見されていた妊娠した雌馬の尿を採取していた。

そのすぐあとに、ロンドン大学のユニバーシティ・カレッジでわずかな予算でがむしゃらに研究していたガイ・マリアンが、エストロゲン群の二番目の単離に成功した。胎盤でつくられるこのホルモンは、作用は弱めだが、妊娠した人の尿中のエストロゲンとしてもっとも豊富に含まれている。それはわれわれの種に特有のものであることが判明し、エストリオールとして知られるようになった。そして王冠の宝石は一九三五年まで発見されずに眠っていた。エストラジオールの数ミリグラムの結晶は、アメリカの精肉会社の雌豚一〇万頭の屠体から集めた卵巣四トンから抽出するという大変な努力の報酬だった。エストラジオールは月経周期を支配するエストロゲンであり、エストロゲン群の最強のメンバーである。

ドイジーがエストロンを発見したのとほぼ同じ時期、かなり違った「雌性」ホルモンが、アメリカのウイリアード・アレンとジョージ・コーナーによって卵巣の黄体から発見された。動物を性的な受け入れと妊娠可能な状態にするためにエストロゲンが必要とされるのに対して、その新しいホルモンは子宮で胎児を懐胎するために欠かせないもので、それにふさわしくプロゲステロン（progesterone）［pro＝前、gestate＝懐胎］と名づけられた。その後、プロゲステロンは、同様の作用をもつプロゲストーゲンと呼ばれる少数のステロイドホルモン群の代表的なものであることがわかった。

すべては女性の健康状態と生殖過程のコントロールにとって、非常に大きな意義をもつエキサイティングな発見だった。やがてこれらのホルモンが、経口避妊薬の開発や不妊症と更年期のためのより良い治療へとつながった。

若返りの仕掛人たちは、アンドロゲンと総称される男性ホルモンの研究のほうに興味をもった。この一族の長にあたるのがテストステロンである。エストロゲンの頼もしい源泉が妊娠中の尿であることが立証されたのだから、そうなれば男子の尿がアンドロゲンを探すのに断然有望だろうと思われた。当然、ノーベル賞は最強の男性ホルモン探しの国際レースの勝利者に与えられるだろうと予想がついていたので（実際、そのとおりになった）、化学者たちはあせっていた。男性から尿を大量に手に入れることが勝負の鍵だった。ドイツの有能な若い化学者の一人アドルフ・ブテナントは、いちはやくベルリンの警察宿舎の協力を取りつけた。警官という職業柄、統制がとれているために選ばれたのか、男盛りであると思われて選ばれたのかは定かでないが、彼の研究が終わるまでに二万五〇〇〇リットルの黄金色の液体が提供された。一九三一年にそのタンクでわずかな結晶ができ、研究室から漂うむっとする尿の臭気が過去のものとなったときには、さぞかしまわりの誰も彼もがほっとしたことだろう。

若返りの仕掛人たちは老化の特定できない症状も患者本人が軽くなったと思えばそれでよしとしていた。しかしブテナントは、男性（雄性）ホルモンに対してもっと客観的な検査が必要だと力説した。ゲッティンゲン大学で八十年前に行われたベルトルトの研究から方法を考えついたブテナントは、すぐに研究室に鶏小屋をつくり、精製ホルモンの効能をテストする去勢鶏を用意した。ベルトルトの睾丸移植とまったく同じように、純粋なアンドロゲンは去勢鶏の退化したとさかや肉垂を再生するはずだ。化学者に敬遠されてきた若返りの仕掛人たちは、きっとかたずをのんで結果を待ち受け、有望な結果が知らされたときは狂喜したにちがいない。テストステロン競争に最後のところで出し抜かれたブテナントのライバルの大半は、すっかりやる気をなくしてしまった。

しかし執拗な追跡者の一人は、競争を完全に投げてはいなかった。同じくドイツ人のエルンスト・ラクールは、アムステルダムで、雄牛の睾丸一〇〇キログラムからエキスをつくろうと、研究におおわらわだった。この方法は賢明だった。尿にはさまざまなホルモンとその分解物が混ざって入っているが、もっとも重要なテストステロンはきわめてわずかしかなかったからである。事実、ブテナントがアンドロステロンと名づけたホルモンは、ホルモンとしての生理的活性がほとんどなく、主力の男性ホルモンを発見したという彼の主張は早まっていた。睾丸でつくられる多くの物質がホルモンとしての生理的活性をもっていることが発見されたが、誰がいちばん大きな声で時を告げたか。一九三五年、ラクールがテストステロンそのものの単離に成功したが、純粋なホルモン合成のゴールインはブテナントとチューリヒのグループとの大接戦となり、ノーベル賞委員会は両者に賞を分け与えた。その後、競争の熱気が覚めてきた頃、性ホルモン王国の帝王の発見を売り込む権利をもっているのは誰かということをめぐり、製薬会社間で見苦しい騒動が起こった。

予備知識もない大衆に向けて「ダイナマイト・ドラッグ」が野放しにされようとしているといううわさが広がりはじめた。テストステロンはとくに危険であると思われていて、いくつもの漫画に、それがどうやって男を怪物に変えるかが描かれた。若返りはけっこうなことだが、その代償は何か。新聞のコラム記者は世間を沸きたたせる話題を書き続けた。「テストステロンの強烈な力に踊らされ……老人たちはどんな光景をくりひろげるか?」

この大騒ぎの最中、若返りの仕掛人たちは舞台の袖に隠れて、失っていく名声の一気挽回に手を貸してくれそうなニュースを待っていた。彼らは、純粋なホルモンに基づいた信頼性の高い新しい治療が、秘薬や移植に取って代わることを期待した。化学者は生理学者に貴重なホルモン結晶を提供し、生理学者は最初は動物に、そのあとで人間にそれを試した。すぐに、性ホルモンはあらゆる哺乳類に共通しているというブラウン‐セカールの直感は大正解だったということがわかってきた。テストステロンとエストロゲンは金魚にもゴリラにも同じように効力を発揮する。それらは雌雄両性の幼いラットやハツカネズミの思春期を劇的に早め、成体の動物の去勢による影響をある程度は元に戻した。だが、目立って寿命が延びたり、あるいは活力が増進したかというと、答えは完全に「ノー」だった。

あと知恵になるが、かつて性ホルモンが老いのための万能薬とみなされていたのは奇妙なことだ。甲状腺機能低下症とかアディソン病のような正統派のホルモン欠乏症候群とは違って、老化は多くの原因をもつ。去勢した男子の筋肉の弱さは早い老化を意味しないし、彼らの病気への抵抗力や寿命は、実際には普通人よりも勝っているかもしれない。また、動物のなかでも生まれつき性ホルモンが欠如している種、たとえば虫や大部分の植物が、だからといってひ弱だとか短命だとかいうわけではない。性ホルモンは生殖と生物学的性の違いをつくるのに必要だが、寿命を延ばしはしない。むしろ逆に、性的存在として生きることの代償を払わされているかもしれない。

一九三〇年代はステロイド化学の全盛期だった。新しいホルモンがその作用によって確認されると、次はその化学合成や、体内での働きへと研究が進められた。ステロイドホルモンについて判明した驚くべき事実の一つは、作用が著しく異なっていたり、ときには正反対であっても、構造はどれも非常に似かよっていることだ。分子はすべて炭素原子の四つの環からなる。ステロイドホルモン類には生殖器に特定の作用を及ぼさない物質、すなわちビタミンDと強心剤として用いられるジギタリスも含まれている。性ホルモンは二重結合の数や枝の長さや性質が異なる。一見、枝がここで切れていたり、向こうで曲がっていたりといった構造のささいな違いに思われるものが、生理的活性に大きな相違を生み出す。すべてのステロイドは脂質に分類され、したがって水よりも油によく溶ける。ブラウン - セカールは、捜し求めていた活力のもとが水で処理した睾丸エキスに入っていると思い込んだが、水に純粋な性ホルモンを溶かし込むことができないのは、フレンチドレッシングのビネガーにオリーブオイルが溶け込まないのと同じである。彼のエキスは、タンパク質と炭水化物ときわめて微量のビタミン、ミネラルが入っているだけの強壮剤とも言えないものだったが、彼はすっかり信じきっていたのだ。

自然界からホルモンを抽出するのは骨が折れるし、多額の費用がかかる。そこで、できることならと合成の代用品が求められた。いったん重要なステロイドの正体が判明し、特許権を得ると、製薬会社はその新しい発見から売れる製品を何としても開発したがった。さらに、化学者には、たとえば服用で効くようにするといった、ステロイドに特別の性質をもたせるような修正ができる場合もある。ある物質の構造を少し変形して、安価で、飲みやすく、オリジナルよりもずっとよく効く実用的な製品を提供できた。

ひところは合成薬品や合成ホルモンが現代的なものと思われて大いに注目されたが、いまは自然の産物を支持するほうに傾向が変わってきている。けれども、原則として「自然」と「安全」を同一視するのはまったく筋の通らないことで、もっとも有毒な物質として知られているいくつかは、生物によって自然につくりだされる。それに細胞は、一つが身体から出てきたもので、もう一つが化学研究室で合成されたものだからといって、二つの化学的に等しいホルモン分子を見分けたりはしない。だが、「合成」だという理由だけで薬に対して文句をつける声は絶えない。

ステロイドの合成は、一九三〇年代のコレステロールの構造の思いがけない発見に後押しされた。ステロイド類の祖母とも言えるコレステロールは、不健康なものだという一般のイメージからはほど遠い。エストロゲンは豊富な天然資源から得ていたが、いくつものホルモンをつくるための土台としてはコレステロールが用いられた。

最初は治療のために十分な量のプロゲステロンを製造することがむずかしかった。このホルモンは比較的活性が弱いので、月経や不妊の問題を多少とも解決するためには大量につくらねばならない。この難題は第二次世界大戦中にアメリカの聡明な世捨て人によって克服された。ラッセル・マーカーは講義に時間を浪費するのを嫌い、化学の道を歩むには自分の直観的洞察のほうが信頼できると言って博士号も取得しなかった。オクタン価という考え方を導いたガソリンの「ノッキング」に関する重要な研究を完成したあと、彼はステロイドに関心をもった。

マーカーはヤマノイモ属のヤム芋の根茎から採取した石鹸のような物質を研究しはじめた。ヤム芋はアメリカインディアンの漁師に食用に害をなさずに魚を麻痺させるものとして使われていて、彼はそれにひどく興味を覚えた。このどう見ても特殊なテーマが、後に全世界に影響を与えることになる。ジオスゲニンと呼ばれるこの物質がプロゲステロンに転化できることに彼が気づいたからだ。問題は十分な量の根茎を手に入れることだった。一九四三年にマーカーは、野性のこの植物を見つけるために、メキシコのベラクルスのジャングルへと植物採集旅行に出た。ほとんどスペイン語が話せなかった彼は、土地の人たちにどこにあるかを教えてもらおうとして、地元での呼び名「カベサ・デ・ネグロ」を大声で叫んだのだろう。ある時には、それをひどく無礼なふるまいだと感じたインディアンにあやうく殺されそうになった。

マーカーはどうにか危機を脱し、純粋なプロゲステロンを三キログラムにあやうく殺されそうになった。これは当時の自由市場で二五万ドルの価値があり、世界中のどこにもない大量のストックだった。

彼の業績が、婦人科と避妊のためにステロイド類を製造する一大産業成立への第一歩となった。

さて、これでエストロゲンとアンドロゲンとプロゲステロンは手に入ったが、天然のステロイドには不便な点があった。服用で摂取すると活性のほとんどが失われる。腸で吸収されたステロイドは最初に肝臓を通過せねばならないが、強力な一群の酵素が生理的活性を弱めてしまう。ホルモンを投与するための別の道は、パッチ（貼布剤）や粒状にして皮膚から送り込む方法で、こうすればステロイドは「最初の関門」問題なしに、じかに血流に吸収される。これはとても良い方法だが、飲み薬ならさらに扱いやすく安心感がある。現在ではエストロゲンを細かい粉末に、つまりミクロン程度の微粉末にすると経口で効き目があることがわかっているが、初期には経口でもホルモン活性が失われない化合物ができることを期待して、ステロイド分子を部分的に変えるために労力が費やされた。

この要求を満たす最初のエストロゲンは、ステロイドではなくスチルベストロール（ジエチルスチルベストロール）という物質だった。それは一九三八年にロンドンのミドルセックス病院のE・C・ドッズによって、他の化合物の調合中にほぼ偶然に夾雑物《きょうざつ》として発見された。エストロン分子の四つの炭素環のうちの二つが開環しているもので、服用で効果があり、安価に、きわめて強力なエストロゲンができることに誰もがびっくりした。さらに驚いたのは、その分子をもっと変形したものは活性が逆になり、エストロゲンの活性を中和するようになることだった。あとでこのタイプのものは、いささか逆説的だが不妊症の治療に有効であることがわかった。

第二次世界大戦直前にヨーロッパのシエーリング社は、錠剤《ピル》で服用できる製品をつくろうとエストラジオール分子の変形を研究しはじめた。ステロイド環のC環一七位にエチニル基を導入することで、経口による活性を保証し、同時に有効性を高めることに成功した。一方、カリフォルニアのスタンフォード大学のカール・ジェラシとラッセル・マーカーは、プロゲステロン分子のC環一九位からメチル基を取り去ることで有効性が一〇倍になることを理論づけ、そうして大量生産に大きな役割を果たす19 - ノルステロイドが誕生した。

この経過が、一九六〇年頃に登場したほぼ一〇〇パーセント有効な革命的避妊薬、いまでは誰でも知っている「ピル」の序章となった。何年かのうちに、妊娠中にはプロゲステロンによって、下垂体ホルモンの黄体形成ホルモン（LH）と卵胞刺激ホルモン（FSH）が抑制され、排卵が起こらなくなることがわかった。マサチューセッツのウスター財団にいたグレゴリー・ピンカスは、妊娠していない女性でもホルモンの自然な抑制をまねることができないものかとエストロゲンとプロゲストーゲンの組合せを試した。彼が首尾よく成功したことは、二十世紀の生物学における大勝利の一つとなった。もっとも、バチカンがセックスを楽しむことと子を産むことのあいだにくさびを打ち込むことを認めるだろうと考えたのは、彼の誤算であった。

月経困難症や不育症、不妊症の臨床治療に合成ステロイドや天然ステロイドを採用することについてはほとんど異論が出なかった。一九四〇年代後半から一九五〇年代には健康な女性のエストロゲンの服用が一部では流行にさえなったが、エストロゲン補充療法に多くの人たちが関心をもったのは一九六〇年代に入ってからのことだ。どこでも中年になる女性人口が増加していて、かつて自分が保持していたエストロゲンのレベルを回復すれば、そのうちの多くの人が恩恵を得られるというはっきりした証拠があがった。ホルモン補充療法は、膣の乾燥や骨粗鬆症《こつそしょう》、ホットフラッシュ（ほてり）にストップをかけ、精神的な爽快感を与えた。美容効果があるとまで言われた。もし望むなら、女性は思春期から死に至るまで、性ステロイドホルモンをいろいろなかたちでほとんど連続して服用し続けることもできるとされた。

年輩の男性が日常的にテストステロン治療を続けることが良いことかを判断するのはもっとむずかしい。閉経は女性の一生における重大な出来事であり、人生の低エストロゲン段階に突入したこと意味している。男性には厳密にそれに相当するものはないが、次章で述べるように、テストステロンの量が下がるときに「男性更年期《アンドロポーズ》」と呼んでもいい変化が起きる人もいる。どのくらいの数の男性がそうなるかははっきりしていないが、その人たちが本当に治療が必要か、そのままにしておくほうがいいのかは意見の分かれるところである。テストステロン治療が主な対応策として定着するかどうか確かなことはわからないが、私はそうなるのではないかと思っている。

初老の男性の治療にアンドロゲンを使用するという考えは一世紀以上前からある。かつての老年期のための未熟で効果のない治療が、錠剤や陰嚢に貼るパッチといった手軽な方法で用いることのできる強力な薬に進歩した。肯定的な観点からは、テストステロンは体内のタンパク質を一定に保ち、筋肉の量を増やすと言われている。この同化作用は痩せた人たちには朗報かもしれないし、年をとった患者の床ずれの苦痛を和らげるかもしれない。もちろん健康状態に問題のない人が性欲を高めようと望んだり、スポーツで不正に勝とうとするなど、ホルモンの濫用への懸念はある。現在私たちにわかっているのは、長期にわたって性ホルモンを正常値以上に押し上げることには危険が伴うということだ。テストステロンは「危険なホルモン」と考えられているが、エストロゲンも気をつけて扱われるべきものである。私の研究室の冷蔵庫には、赤で印刷された太字の警告を貼ったエストラジオールとテストステロンの瓶が入っている。ここで当然のこととして、私たちは自分の体内でつくっているホルモンによって危険にさらされているのだろうか、という疑問がわいてくる。

性ホルモンは友か悪魔か

初めてエストロゲンが合成されてほどなく、警告のベルが鳴りはじめた。これは根拠のない胸さわぎではなかった。一九五〇年代から欧米では五〇〇万人を越す女性が、習慣流産を防ぐためにジエチルスチルベストロール（DES）による治療を受けていた。それが何をもたらしたかを私たちはごく最近になって学んだ。この薬が本人の健康に及ぼした影響ではなく、問題になったのはその子供たちへの影響だった。ジエチルスチルベストロール分子は癌の原因になるものとして知られている物質に不気味に似ている。一般には膣癌はごくまれだが、ジエチルスチルベストロール服用者の成人した娘たちには通常より発生率がはるかに高く、生殖上の問題も多い。息子たちにも母親が受けた治療の影響が出た。停留睾丸が通常より多く見られ、成人に達すると、その多くに生殖上の問題が大きくのしかかってきた。エストロゲン薬剤の一タイプがそうした恐ろしい影響を及ぼすことがあるのなら、ほかのものについても用心しなくてはならない。

エストロゲンとプロゲストーゲンの組合せである避妊薬ピルほど徹底的に調査されてきた薬はまずないし、これほどマスコミの恐怖心をあおる話につきまとわれてきたものも珍しい。高齢者が脳卒中や心臓発作で突然に死亡してもとくに驚く人はいないが、二十代や三十代の女性の異常な死は調べずにはいられない。一九六八年に王立開業医協会は、イギリスのピル使用者とその対照群二万三〇〇〇人に対して調査を始めた。使用者にわずかに死亡率が高いことが見いだされ、そこで十年後に協会は調査を繰り返した。ハイリスク群は主として三十五歳以上の女性で、五年以上ピルを使ってきたか、高血圧か、喫煙者だったが、これで疑いは強まった。三十五歳を越えた女性たちは、別の避妊方法を用いるように勧められた（現在は非喫煙者であればその必要はないと考えられている）。そこでたいていやり玉にあげられるのはピルの中のエストロゲンだが、プロゲストーゲンも、弱いアンドロゲン作用が血液の脂質に好ましくない影響を及ぼすことがあり得るという理由で白い目で見られるようになった。こうした指摘に応えて、製薬業者は一回分のエストロゲンの用量を半分以上減らし、避妊の有効度を落とさずにピルの安全性を向上させた。

最近の最大の脅威は、一九八三年にピルで乳癌の危険性が高くなると言われたことだ。乳癌はよくある恐れられている病気なので、多くの女性がピルの服用を中止したが、さらに研究が進み、ピルは実際にはこの病気のリスクを減らすことが証明されて話はおさまった。避妊手段を提供し、不規則な月経や月経の重い症状を改善するほかにも、ピルは甲状腺機能の異常や慢性関節リウマチ、胃・十二指腸の消化性潰瘍、子宮筋腫を減らす。おまけに卵巣と子宮を癌から守る。ピルの短期の服用では防ぐ度合いは小さいが、七年間続けたあとではリスクが七〇パーセント低くなり、服用を中止したのちも少なくとも一〇年間は効果が持続する。いまやピルの利点はリスクを上回っているように思われるし、病気を予防する盟友として称賛に値するものである。

ピルにそういう効果があるということは、毎月の排卵とそれに伴って乳房や生殖器官が高レベルのエストロゲンやその他のホルモン類にさらされることが、後半生に危険をもたらすかもしれないと思わせる。排卵の過程で、卵子が卵胞からエストロゲンの豊富な体液に出ていけるように卵巣の表面にごく小さな傷口ができるので、これが悪性の変化を助長するかもしれない。卵巣からの性ホルモンの周期的な産生は、女性が妊娠するまでずっと、子宮に増殖と剥脱のパターンを繰り返すように刺激する。現代の女性は一生のあいだに少なくとも四〇〇回の月経周期と排卵を経験するだろう。これは私たちの古代の先祖や、現在もアフリカで採集狩猟生活を続けている人たちの三倍である。平均的なクン族の女性は、母乳で育てるので四、五年以上の間隔をあけて五、六回ほど妊娠する。母親は昼間はずっと赤ん坊といっしょにいて、夜はそばで眠るので、授乳の回数が多くなり、排卵を抑える効果がある。この女性たちは、生殖器官が休止状態になっているあいだはエストロゲンにあまりさらされず、排卵もほとんど起きないので、乳房の病気やそのほか婦人科系の癌になるリスクがきわめて低くなっている。思春期が早まり、おそらく閉経が遅くなっている富裕なライフスタイルをもつ欧米の女性は分が悪く、クン族の女性よりも五〇回は多い月経周期をもち、ずっと多くのエストロゲンにさらされることになる。そういうわけで、女性が一生のあいだに繰り返す月経周期の回数を減らしたほうが良いと主張することは、たぶんそう理不尽なことではない。

そうなると今度は、閉経後の女性がホルモン補充療法のエストロゲンによって危険な目にあわないことを保証する必要が出てくる。治療の投与量は月経周期期間よりもはるかに少ないので、全体として、害よりも利益が勝る。アメリカの看護婦の全国的な調査によれば、おそらくその最大のメリットは心臓病の半減である。エストロゲンが心臓病を防ぐのに役立つ大きな理由の一つは、コレステロールのレベルとその除去に作用することによる。血流の中で、血管壁からコレステロールを運び出す高比重リポタンパク質(HDL、善玉コレステロール)をエストロゲンは高く維持する。同時に、低比重リポタンパク質(LDL、悪玉コレステロール)を減らして、血管壁や他の場所にコレステロールが沈着するのを防ぐ。テストステロンは逆の作用をして、男性の心臓病や脳卒中のリスクを高くする。コレステロールの代謝がなぜ両性のあいだで異なるのか、それははっきりしていないが、たぶん進化にはこれを大目に見てしかるべき理由がある。二つの性のうち雄は先に見捨ててもいいのだ。男性にエストロゲンを投与しても解決にはならない。男性が女性化するだけでなく、研究によれば、心臓発作後にエストロゲンを使って治療をした人たちは、それをしなかった場合より早く死亡した。

エストロゲンだけの投与は子宮内膜の増殖を刺激し、子宮癌のリスクを高くする。これが子宮摘出をした女性にはエストロゲンだけを投与できる理由である。それ以外の人にはエストロゲンの刺激効果を和らげ、子宮内膜の病的な細胞の成長を防ぐために、一カ月のうちの一定期間はエストロゲンにプロゲストーゲンを併用する必要がある。プロゲストーゲンはときとして歓迎されない副作用をもたらすため悪評があったが、服用量やホルモン補充療法の処方は幾通りもあり、副作用を少なくした新世代プロゲストーゲンが試されている。たしかにホルモン補充療法でプロゲストーゲンが器官の防御に失敗し、エストロゲンが乳癌のリスクを高くすることもあり得るが、実績から見て、この治療は少なくとも五年から一〇年、おそらくもっと長くても安全のように思われる。

［訳注］二〇〇二年七月、米国国立衛生研究所は、ホルモン補充療法（ＨＲＴ）の試験の一部（五十歳から七十九歳の子宮のある女性一六六〇八人を対象に、八・五年間を研究予定期間とし、ＨＲＴ群と偽薬を服用する対照群で影響を追跡する調査）の中止を発表した。平均試験期間五年になると、ＨＲＴ群では骨折と結腸・直腸癌のリスクは有意に減少したものの、浸潤乳癌が有意に増加することが確認されたためである。また、心臓血管系への影響として、対象となった女性において、すでに冠動脈疾患を有する女性への二次予防には有用でなく、一次予防にも効果が認められず、静脈血栓症のリスクが高まることが報告された。これを日本でどう評価するべきかについては、日本に比べて米国では乳癌が三倍以上、血栓症が一〇〜二〇倍の発症率があり、生活習慣に差異があることなども考慮されなければならないだろう。米国国立衛生研究所および日本更年期医学会等のウェブサイトを参照されたい。

将来、天然ホルモンよりも安全な新薬がエストロゲンに取って代わるかもしれない。エストロゲンは分子の「錠前」を開けることで細胞に作用するが、最近になって科学者は、このホルモンの鍵が二つの鍵穴、アルファ受容体《レセプター》とベータ受容体《レセプター》に合うことを発見した。この二つの受容体はまったく同じにではないが、身体全体に重複して分布している。つまり、一方の受容体経由のエストロゲンの作用をまねることにより、特定の細胞を標的とする薬を開発できる。たとえば乳房や子宮を刺激することなく、脳と記憶の健康を増進することができるかもしれない。このような薬は選択的エストロゲン受容体モジュレーター（ＳＥＲＭ）と呼ばれている。タモキシフェンは乳癌の女性の治療に用いられるのでもっともよく知られている例だが、ホルモン補充療法には理想的ではなく、製薬業者は新型を発見することに躍起になっている。ラロキシフエンは新世代の薬の一つで、閉経後の女性のために見込みがありそうである。それは骨と血中脂質に有効で、不正子宮出血を抑える。ホットフラッシュ（ほてり）を止めるのにエストロゲンと同じように効果的かどうかは明確になっていないが、たぶんエストロゲンの望ましい効果を全部もっていて、まったくリスクのない薬は見つからないだろう。

妻のほうはホルモン補充療法のプラスマイナスをあれこれ思い悩んでいるのに、男性が乙に澄ましている理由はない。だが男性には選択肢はほとんどない。とくに楽観的なものは皆無である。乳癌にかかることはめったにないが、前立腺癌は高齢者における大きな脅威だ。八十歳までに四人のうち一人が患うし、実際には長生きする人はみな前立腺が大きくなり、放尿に支障を来たす。高齢化で、西欧ではこの病気が伝染病に匹敵するものになろうとしている。一〇〇〇万人のアメリカ人が、顕微鏡でなければ見えないが前立腺に悪性腫瘍の「種」をもっていると推定される。しかし毎年「わずか」一〇万件が癌と診断されるだけだ。女性に乳癌検診が行われるように、芽生えたら摘み取るためのマススクリーニングをする必要がある。

癌になりやすい臓器には一生を通して、老年期に入っても成長し続けるものが多い。だから乳房や前立腺は、たとえば膣やペニスのように成人の初めを過ぎればほぼ成長の止まる臓器よりもリスクが高い。性ホルモンが本当に癌の原因となるかどうかは疑わしいが、いったん異常な細胞が出現するとその成長を促す。動物の中では男たちの最良の友だけが前立腺の病気になる傾向を共有しているが、犬の腫瘍はめったに悪性にはならない。

一九三〇年代にシカゴの外科医C・A・ハギンズは、睾丸摘出をしたあとの男性の前立腺腫瘍が小さくなることに気がつき、テストステロンが前立腺腫瘍を悪化させるという結論を出した。だからといって睾丸摘出を予防手段として考えることはできそうもない。生殖能力の喪失やホットフラッシュや骨粗鬆症《こつそしょう》を置くとしても、長年にわたるホルモンの影響の蓄積を避けるためには、三十五歳ないし四十歳以前に摘出が行われねばならないからだ。年齢に救われることもある！　好奇心からハギンズは、テストステロンの影響を打ち消し、睾丸のホルモン産生を妨げるエストロゲンを用いると、去勢と同様の効果が得られることを発見した。これは副作用があるものの、前立腺を完全に除去するよりはずっと簡単な治療だった。ただ残念なことに、いつかはホルモンと無関係に腫瘍は大きくなり再発するので、たいていは一時的な抑えにしかならない。

いまはテストステロンの有害な影響を克服するもっと良い方法がある。テストステロンは、健康か病気かにかかわらず、前立腺の細胞増殖を促進するジヒドロテストステロンという強力なアンドロゲンに変換されるので、それを防ぐために酵素拮抗薬を用いるのである。テストステロンをジヒドロテストステロンに変換する還元酵素5α-リダクターゼの存在は劇的にも、それをつくることのできない突然変異の遺伝子を伝えるドミニカ共和国のほんの少数の家系で明らかになった。その酵素の欠如は、女の子のように見える男の子が生まれる原因となるが、彼らは思春期になるとまぎれもない男子となる。スペイン語の俗語で「guevedoce」つまり「十二歳のペニス」と呼ばれている病気である。彼らのテストステロンは、十代の初めにレベルが跳ね上がって、強力なジヒドロテストステロンの欠如をある程度埋め合わせるまでは、彼らを男らしくするにはあまりにも少なく、あまりにも弱い。この酵素欠乏症の男性たちは老齢になっても、おそらく前立腺の病気にはかからないだろう。

この酵素を抑制する薬は、テストステロンが他の臓器、とくにペニスや脳に直接影響し続けるのを許す一方、ジヒドロテストステロンの作用を封じる。この治療の根本は、できるかぎり男性がセックスをする能力を損なったり、男らしく見えなくなることなしに、アンドロゲンの悪い影響を受けないようにすることにある。この薬は前立腺腫瘍のさらなる成長を止めるために開発されたが、予防策として長期にわたって服用しても安全かどうかを断言するのは時期尚早だ。

去勢は老化の原因だという主張から、どうも最上の予防法らしいという見解に風向きが変わった。しかしその影響について語ることができる適任者は、故ジェームズ・ハミルトンしかいない。彼は一九四〇年代と五〇年代にカンザス州の施設で、ずっと昔、ある種の知的障害を扱うために去勢がまだ受け入れられていた時代に、不本意にも去勢を受けた患者たちを調査した。平均すると他の患者たちの生存年齢は五十六歳だったが、彼らは六十九歳まで生きた。それは予想をはるかに上回る違いだった。去勢された男性は女性の収容者よりずっと長生きしたから、それはたまたまの結果だったにちがいない。去勢が本当に人生に一四年も年月を加えるなら、人気が出ていたかもしれない！

去勢された動物はたしかに一般の動物よりも少しだけ長く生きるし、これは雄と同様に雌についても言える。性活動や出産によって消耗したり、性ホルモンで助長される病気の犠牲になることを免れる。ラットは最大限に子を産むと動脈が細くなるし、ブロイラーの骨はたくさん産卵しているうちに弱くなる。性ホルモンは動物が不自然な禁欲を強いられたときにも危険をもたらす。交尾したことのない雌のラットやハツカネズミは、生まれて二年目になるとしばしば子宮や下垂体や乳線に腫瘍ができる。数日ごとにエストロゲンの刺激を受けるサイクルに入るからである。エストロゲンが必然的に起こす病気があるのかもしれないが、それ自体では十分な説明とはならない。動物のある血統は他の血統よりも傷つきやすく、それは女性の乳癌と同じように遺伝的要因も関与することを示している。

妊娠には妊娠特有のリスクが伴い、多少ありがたくない面もあるが、婦人科系のいくつかの癌が減少するのは恩恵の一つである。その庇護は子供を身ごもるからというより、エストロゲンの影響を中和するプロゲステロンによるものである。母親ネズミを精管切除した雄と交尾させると、そのネズミは妊娠はしなくても交尾が誘発した偽妊娠によって守られる。その状況が、排卵回数とエストロゲンの量を同時に少なくする。女性は偽妊娠をしないので精管切除した夫からこの恩恵を得ることはできないが、かなり若い時期から妊娠することを選べば、繰り返される月経周期の危険な影響を和らげ、病気になる危険性が低くなる。

性ホルモンをつくりだすために必要な臓器自体に性ホルモンが癌をできやすくするというのは、どの生き物の生涯においても生殖が高い価値をもっていることに反するように見える。ところが性ホルモンが後半生に及ぼす不都合な影響は癌だけではない。実験室のラットやハツカネズミでしか確認されてはいないが、エストロゲンの刺激の度重なる周期は、排卵と妊娠に必要な黄体形成ホルモンを放出する下垂体の能力を奪う。卵胞は卵巣の中で成熟していくが、排卵させるホルモンの誘発がないとなると、生殖に関与する他の器官の病気をさらに悪化させるエストロゲンをいつまでも産生し続ける。卵巣を除去した動物の器官はもっと「若々しい」ままなので、私たちはエストロゲンが犯人であることをかなり確信している。去勢された動物に移植した若い卵巣は、それをコントロールする下垂体と脳の部分が生物学的により若いので、去勢していない動物では排卵周期が現れなくなるずっと後でも排卵周期を再開できる。もしエストロゲンの不都合な影響の数々が時と共に積み重なるなら、日々大量につくられるホルモンが老化を加速するだろうし、これは実際にそうなる。子供の頃に日々大量のホルモンを与えられた動物は、早めに排卵周期が止まり、早くに病気を伴う変化を示す。こうした影響はあらゆる種に当てはまるものではないし、人間の生殖可能な期間の上限を決定するのは、排卵周期の回数よりも卵巣内の卵子の個数のほうである。もう一つの種による違いは、人間の脳に及ぼすエストロゲンの影響に関するいくらかの朗報である。

女性は同年齢の男性よりもアルツハイマー型の痴呆になるリスクがやや高い。まだ確かではないが、閉経まではエストロゲンが記憶作用と脳細胞のある部分の活力を維持することに一役買っているように思われる。アメリカの最近の研究では、ホルモン補充療法を用いることで、女性のアルツハイマー患者の認知能力が向上することが示されているが、恐ろしい病気の予防にはまだほど遠い。

性ホルモンは人生の秘薬と見られたり、そうかと思えば病気の原因と見られたりしてきた。ことの真相は、性ホルモンは利益をもたらす面と損失を与える面の両方をもっているということである。私たちは自然淘汰が有害な影響を取り除くものだと思っているので、これは逆説的に見えるだろう。だが、多面発現性の遺伝子に関するジョージ・ウィリアムズの理論が、影響はじつに雑多であると予言しているのだから驚くにはあたらない。事実、性ホルモンは彼の理論に非常に説得力のある証拠を差し出している。

私たちが性ホルモンをどう考えようとも、高等動物の生殖は性ホルモンがないと不可能だろう。性ホルモンは卵子や精子が成熟するのを助けるだけでなく、妊娠をうまくいかせるために体中の多くの体細胞に、直接的あるいは間接的に援助するように働きかける。それが骨や筋肉に影響を与えなければ、成熟した体の形やたくましい骨組みはできないだろう。それが行動に影響を与えなければ、両性が交わることはないだろう。そしてホルモンが性細胞の成長を刺激しなければ、何一つ始まらないだろう。

数えきれない世代交替を通して、進化における淘汰は生殖過程を見事に研ぎ澄ましてきた。遺伝のメカニズムは妊娠を成功させるチャンスが増えるように進化してきたし、性ホルモンの信号システムは適切なタイミングをとらえ、強力な働きかけができるように整えられてきた。他のホルモンが性ホルモンの役目を果たすように進化したかどうかは、ホルモン自身と同じくホルモンに働きかける遺伝子も自然淘汰の対象だから問題にならない。第5章で見たように、一生の後半の衰えと若いときの生殖の成功が衝突するときは、若いほうが優先される。進化は、性ステロイドホルモンが中年や中年以降に有害な影響を与えることを見て見ぬ振りをしてきた。悪影響を受けるほど長生きするのは少数なので、生殖と何のかかわりもない有害な特性を自然淘汰は取り除くことができない。

結局のところ、後半生でも、私たちには性ホルモンがないよりあったほうが都合がいい。健全な身体と健全な精神をもっていれば、予防策として誰も本気で去勢を考えたりはしない。すべてのホルモンがウィリアムズの言う多面的な影響を及ぼすわけではなく、多くのホルモンはどの成人年齢でも好ましい。更年期の女性へのホルモン補充療法と一部の中高年男性へのテストステロンは副作用がまったくないわけではなく、それが原因で、この問題は一世紀以上も研究されてきてもなお新聞をにぎわせ、いまだに多くの人を当惑させている。決定的な結論はまだ出ていないとしても、それを研究している科学者の大部分はその審判について少しも迷っていない。性ホルモンの悪事については有罪だが、性ホルモンは悪事をはたらく以上に善いことをしている。課題は、私たちにもっとも有利で、リスクが最小になるようにバランスをとることである。

ホルモン補充療法を行うか行わないかという議論では、閉経は良い方向への変化かどうかという問題がしばしば焦点になる。考え方はさまざまだ。社会学者やフェミニストは家族と社会の中での女性の役割の変化という見地から閉経を考える。疫学者はエストロゲンを人為的に高く維持することのリスクとメリットを比較検討する。だが生物学者にとっては、閉経は本質的に進化の問題であり、それだけで一章に値する。

第9章
閉経の意味

閉経は……女性の途方もない生物学的サボタージュである。

ジョン・スタッド（ロンドンの婦人科医）

卵子の砂時計

イギリスの生物学者ジェーン・グドールは、タンザニアのゴンベ国立公園の野生チンパンジーの群れを三〇年以上にわたって研究してきた。彼女の仕事は二十世紀の野外生物学を代表するものの一つとなり、われわれにもっとも近い種と、同時にわれわれ自身についての認識を一変させた。チンパンジーたちの信頼を得たことで、彼女はその私生活のあらゆる場面に立ち合うことができた。

彼女がフローと名づけたチンパンジーは、首尾よく数匹の子供の母親となった。大人の雌のチンパンジーが皆そうであるように、毎月数日間、フローの後躯はふくれ、赤くなり、求めに応じられることが一〇〇メートル先の雄にもはっきりわかる合図を送る。性皮（セックススキン）と呼ばれる皮膚の色の変化は、月経周期の受胎期間にあり、群れの中で興味をもったどの雄でも受け入れる準備が雌にできていることをアピールする。色が変わるのは、そこが排卵の頃にピークに達するエストロゲンに非常に敏感だからである。フローは十代の頃から雄を誘う合図を送ってきたが、四十三歳を越えたときにそれをやめた。月経周期の一時的休止は過去にも妊娠と授乳で起こったが、これは永久的な変化だった。彼女は閉経を迎えた。

フローは老女であり、野生では彼女ほど長生きするチンパンジーはほとんどいない。飼われている場合にはときどき五十歳の誕生日を迎えることもあるが、この高齢ではチンパンジーの体は弱っていて、人間の八十代の終わり、あるいはそれ以上に相当する。人間とチンパンジーは生物学的によく似ていて、年をとると同じ病気にかかったり同じ障害を起こすことが多い。そのなかには閉経によって引き起こされるものもあるかもしれない。チンパンジーも四十代にはホットフラッシュ（ほてり）や情緒不安定があってもおかしくない。いつかチンパンジーがサイン言語を使い、心理学者に更年期にどう感じたかを話さないだろうかと思うのは、そうばかげた空想ではないかもしれない。

更年期障害ともいわれる閉経とその症状は、人間だけに見られる特性だと思われてきた。類人猿にも閉経があったことは、私たちを動物と区別すると考えられていた仕切りをまた一つ取り払った。それにしても、人間の寿命の中で閉経がずいぶん若いときに起こることは、依然として注目すべきことである。女性の場合、五十歳の誕生日の前後五年ずつの範囲内に最後の月経周期があると予想される。それは人間の最大寿命のまだ中程である。女性は一生の三分の一以上を閉経という生理に支配される可能性が高い。この事実は今日になってますます重要になっている。空前の大人数の女性がこの段階に達し、自分自身と自分のかかりつけの医者に閉経の意味を問うている。どうして閉経は起こるのか、良いほうに変わるのか、それとも悪くなるのか。

たいていの女性は閉経を、ありがたいようなありがたくないようなものと感じる。避妊の心配と不快な月経から解放されると思う人もいる。閉経によって高い社会的地位への扉が開く社会もある。インドのラージプート族の女性にとっては、ベールの陰に隠れる（社会からの隔離）という文化的、宗教的制約から自由になり、男たちの交友に加わり、それに伴うとされている権利を得ることができる。若者志向文化をもつ欧米では、閉経に対する態度はもっと否定的である。閉経は体内でカチカチと時を刻む時計の戸惑っている合図であり、臓器が衰えていく陰鬱な予感だ。成人の身体の正常な変化で、これほど唐突で明確なものはほかにないし、これ以上に憶測をたくましくさせる生理現象もめったにない。

人間の生殖と関係がある多くのことと同じように、この問題全体が何世紀ものあいだ神話と迷信によって混乱させられてきた。しかし無知は何の役にも立たない。この百年間の成果として、私たちは閉経がどうして起こるかを学んだし、いまやほぼ老化の他のどんな現象よりも更年期をよく理解している。いまも議論されているのは、あとになって現れる影響である。ホルモン研究の先駆者であるユージーン・シュタイナッハは、「(性ホルモンの）働きが終わったそのとき、命の泉は枯渇し、老いという病気が始まる」と主張した。私たちは老化が中年からではなく思春期から始まっていることを知っているから、彼はいささか事実を誇張していることになるが、性ホルモンの低下はいまも医者にとってぞっとするような魅力がある。

閉経（menopause）は誤用されることの多い言葉だが、月のものが終わったことを意味する古いフランス語の ménespausie に由来する。月経は子宮内膜が剥がれ落ちる最終結果であり、このどちらかといえば珍しい生殖周期は旧世界の類人猿とサルにだけ見られる。大部分の種には月経がないし、アメリカのサルには違う種類の周期をもつものもいる。厳密に言えば、マーモセットにもヘラジカにもハツカネズミにも閉経はない。「男性の更年期（male menopause）」という言い方もいささか誤称だが、これは冗談として使われることが多いようだ。

回復できない卵巣の機能不全という事態は、自然界ではほとんど知られていない。ときにチンパンジーとゴンドウクジラ、そして無脊椎動物の一、二を例外として、野生の生物は生きているかぎりは子を産む。たいていの家畜や鳥は、繁殖力がしだいに低下することはあるかもしれないが明確な限界はない。雌のブロイラーは三年ないし四年たつと前ほど卵を生まなくなるし、十歳以上の雌ネコや雌イヌは前ほど定期的に発情しなくなるか、まったく発情しなくなることもある。それでも卵巣には常に少しは卵子が入っているし、まだ微量のエストロゲンがつくられている。実験室のハツカネズミの何種かでは、この動物にとっての中年にあたる一年を少し越えた時点で、すべてが卵巣の機能不全に陥ることが発見された。けれどもその不妊は別の遺伝的根拠をもっているので、人間の閉経になぞらえると誤ることになる。それらは近親交配の人工物で、たった一代の異系交配で元に戻すことができるのに対し、閉経は人間であることの遺伝的特質の一つである。

人間が早い年齢で閉経になるというのは珍しいだけではなく、不可解な出来事だ。種の進化の成功には生み出す子孫の数が重要視される。個体の繁殖力を彼女の同輩より低下させる遺伝子は、次世代の子が少なくなるので自分と自分の子孫に不利益をもたらす。そういう遺伝子をもっていれば、そのうちに多産の女性によって圧倒される。だから一生の途中で繁殖の停止を命じる遺伝子はどれもが生物学的に悪い。いや、本当にそうなのか。

　そうした遺伝子も、もしその不利益と釣り合うだけの十分に大きな補償をするなら容認されるだろう。たとえば、閉経がなければ出産でもっと厄介な問題が起こり、すでに生まれている赤ん坊の数よりも多く、遺伝的に異常な赤ん坊が生まれるとしたら。現代の産科のケアと胎児診断で、そういう赤ん坊は太古のイブの頃より少なくなっていそうに思われる。若いときに子をもうけるために傾けた努力は、子供が一人で生きていける年齢に達する前に母親が死ねば無駄になるだろう。また、年をとって母親になれば、母親に要求される仕事をこなすエネルギーが足りない。不幸にもフローの場合はそうだった。彼女の最後の子供フリントは幼児のうちに死んだ。たぶんフローも、閉経がもっと早くに起きていればよかったのだろう。

　遺伝学者のジョージ・ウィリアムズは老化の理論を立てていたときに、閉経について似た見解を出している。閉経は年をとった母親が生殖の仕事から引退し、身内の子を育てることに手を貸すことで釣り合うのだろうと彼は論じた。そういうトレードオフによって、フローもリスクから解放され、もっと多くの時間を孫や甥や姪に振り向けることができたかもしれない。これで彼女一族が生き残る可能性が増えれば遺伝的な得点は高くなり、そうでない家族で育てられた子供たちの競争力は徐々に衰えるだろう。この戦略がうまくいき、その家族がますます繁殖効率がよくなるとしたら、多くの世代を経るうちに閉経はもっと若い年齢になり、もっとも生殖能力の高い年齢に割り込みはじめたところで止まるだろう。

　閉経についてはあまりに否定的な話が多いから、前向きに言えることを発見するのは興味深い。しかしこの理論が妥当であるためには、自然淘汰が行われるために遠い昔にたくさんの女性が五十歳を過ぎるまで生きていたと仮定しなくてはならない。彼女たちは墓石も伝記も残してはくれなかったし、原始人の寿命の推定は多くは当て推量か、せいぜいが断片的な資料に基づいている。私たちに言えるのは、現在よりはずっと短命で、平均して二〇年そこそこだったというところまでである。もっと長生きする丈夫な女性も少しはいて、五十歳まで生きたかもしれない。しかし、その人たちが早く閉経する傾向をつくるほど十分に大きな進化の推進力であったかどうかは疑わしい。種の中で遺伝的な足場を獲得する特性となるためには、祖母化することのメリットが世代から世代へと繰り返されねばならなかっただろう。

この理論のもう一つの問題点は、私たちの先祖が五十歳で育児をこなせるほどの健康状態を維持していたとは思えないことである。チンパンジーがいくらかでも参考になるとしたら、老年期は、出現したばかりの人類にとってバラ色とはほど遠かったはずだ。自分に割当てられた寿命に達した動物は歯がすり減り、関節を患っていそうなものだし、癌にかかっていてもおかしくない。自然界で弱者が生きていくことは生き続けるだけでも大変なことで、年老いた者が若い家族の役に立つことなどありそうもない。むしろあべこべだろう。さらに、閉経後のエストロゲンの欠乏は、老いの問題や困難をさらに悪化させ、骨折や心臓病のリスクを増す。質素な食事と健康な生活習慣ということで選ばれたアメリカのセブンスデー・アドベンチスト派の人たちに関する研究では、自然に早めの閉経を迎えた女性は、五十歳かそれ以上で閉経になった人よりも寿命が短いようだという結果が出ている。閉経の生理機能は利益よりも不利益が大きく、婦人科医のジョン・スタッドは、それを「生物学的サボタージュ」とまで言う。更年期を理想化することは用心すべきである。細身で健康でエネルギッシュなジェーン・フォンダのような人物は、現代的な繁栄の時代の産物なのだから。

閉経は老化の他の諸相と同じように、自然淘汰が行われなかったので舞台に現れ出てきたように私には思われる。先祖の大部分が死亡する年齢より後に閉経はくるので、自然淘汰はそれを阻むことができなかった。たしかに否定的な説明は前向きなものほど魅力はないが、更年期を賦与されたことに何か価値があるという進化論的な巧言や誘惑から私たちを解き放ってくれる。そうなれば私たちは意図を知るために必死になるより、どのようにして閉経が起きるかに焦点を合わせることができる。

サンアントニオ、テキサス大学のジム・ネルソンと別の所属の同僚たちは、中年の女性の子宮に残っている卵子の個数を数えた。女性の生殖能力のアキレス腱が卵巣にあるのか、それとも卵巣の働きを維持するホルモンをつくる下垂体にあるのかを調べようとしたのである。彼らは通常の手術患者から提供してもらった子宮を集め、それをミクロトームというベーコンスライサーに似た機械で薄片に切断した。ほとんど例外なく閉経を過ぎた女性の子宮にはすでに卵子はなかった。規則正しく生理周期がある女性は、すでに更年期と格闘している同年齢の女性の一〇倍の数の卵子をもっていた。この結果は、生理周期がいつ終わるかは年齢よりも子宮の状態に左右されるという予想を裏づけることになった。閉経は、単に卵巣が卵子を使いきったので起きる。

卵巣はたくさんの砂粒が入った砂時計のようなもので、砂粒の一つ一つが卵子に相当する。この時計はおよそ五〇年の時を刻むもので、出生時には上部が砂でいっぱいの状態でスタートする。砂が中央のくびれから落下してゆくにつれて時間はゆっくりと進む。大部分の卵子は卵巣の中で無駄になる。それらは（その卵胞上皮も）成熟する前に死んでしまう。そして月ごとにたった一つが、たまに二つが排卵される。したがって卵子の砂時計は排卵が起きてもほとんど影響されないし、妊娠にもかかわりなく、誕生から中年（つまり卵子のたくわえがなくなるとき）まで中断なしに時を刻み続ける。ただし本物の砂時計と違って卵巣時計は、上下をひっくり返してもういちど始めることはできない。

目的論的な言い回しについ誘われて、卵巣はそれだけの期間を持ちこたえるようにプログラムされていると言いたくなる。多くの点で卵巣は速く年をとり、身体のどの臓器よりも早くに老いるが、そうでなければならないというわけではない。赤血球は一〇〇日ほど生きているだけだが、絶えまなく骨髄の幹細胞が補充している。なぜ卵巣は、新しい卵子をつくる能力を確保するという賢い方法を見習わないのか。事実、いくつかの種はそれを行っている。カナダ西海岸沖のアラメヌケの卵巣は百歳でも二十歳のときと同じ若さに見えるし、閉経に相当するものもない。また、それほど長生きではないが、大ダラは年をとり大きくなるほど多産になり、一シーズンに一億個の卵を産む。

これらの種は膨大な数の卵を海に産み落とさなくてはならないので、新しい卵子をつくる幹細胞をもっている。幼い生命は海で自力で何とかやっていかねばならず、そのほとんどは腹を空かせた捕食者に食べつくされる。哺乳類と鳥類はそのような驚異的な産卵者から進化したが、幼い生命を育む子宮や巣を自らのものとしたときに経済性を獲得した。人間は出生後に卵子をつくる能力を喪失したが、生殖期間中の月に一度の排卵には数百個しか必要としないので、それでも十分に足りる。子宮が必要な数より一〇〇万個も余分に卵子をつくる理由は断定しがたいが、そのなかにはたしかに正常でないものがあり、それらは消失するほうがいい。一九五〇年代までは、中年になるまで絶え間なく新しい卵子がつくられていると考えられていた。この誤解をソリー・ズッカーマン卿が反証したとき、それは彼の至福のときだったかもしれない。いまではズッカーマンの名は、爆撃による傷害に関する戦時中の調査とイギリス政府の科学顧問としてたいてい記憶されている。今日では、出生時にすでに決まった個数の卵子をもっていることは、人間生物学の重要な定説になっている。

月経周期の中頃に卵巣から飛び出す卵子には、重要な細胞にふさわしく驚くべき歴史がある。卵祖細胞は一生の早い時期につくられ、人間の胎児がまだ魚のように見えるときに最初に現れる。この生殖細胞はまだ将来の生殖腺の中にも胎児の中にさえなく、原始的な胎盤のような卵黄嚢の中に見いだされる。なぜこの場所でスタートすべきなのか、体の他の部分が形や運命を目まぐるしく変えずにいられないときに、もしそれが独特の存在を維持する方法でないとしたら異様なことだ。この段階では男性と女性の生殖細胞はそっくりで、もっと後になるまで生殖線が卵巣になっていくのか精巣（睾丸）になっていくのかは見分けられない。

初生の生殖細胞は卵黄嚢の中で増殖し、その後に生殖腺へと長い道のりを歩む。それは約束の地へと荒野を旅し、海を渡るイスラエルの民のようだが、そこには指導者モーセはいない。それぞれの細胞は将来の腸の壁に沿って空っぽの生殖線のほうへと、胎児に至るための化学的試練を受けながら進む。道に迷い、悪い環境で死ぬものもある。適した居場所に到着した成功者はすぐに定住するが、その先は生殖腺の性別しだいである。精巣の中の生殖細胞は休眠状態になる。それは思春期になるまで目覚めないし、そのなかには幹細胞として生き残るものもあるので、男性生殖器には新しい精子が不足するということは決して起きない。けれども卵巣では幹細胞は自分自身を再生する能力を放棄する。そして生殖細胞は受精する能力をもった卵子に変わり、新たな創造物をつくる。

妊娠期間の中頃に女子の胎児がもっている卵子の数は七〇〇万個に達するが、それ以上の数になることは二度となく、出生時には一〇〇万個に減少する。卵細胞ができる過程はエラーが起きやすい複雑なもので、失われる卵子の多くはおそらくあとで流産したり、先天的欠損症をもった赤ん坊が生まれることを避けるために除外される。他の人よりも少なく、つまり多くの卵子を失って生まれる人もいて、その結果として、おそらく早くに閉経する。染色体異常で生まれる子供はたいてい平均より少なくしか卵子をもっていない。一例をあげると、ターナー症候群（女子性腺発育障害症候群）でペアのX性染色体が一本しかない女子は、往々にして出生時に不妊であり、卵巣はエストロゲンをつくることができない。成長する卵子がないので第二次性徴は現れず、母親になることもない。

早い閉経は突然に思いがけなく起きることがあるが、自己免疫疾患の病歴があったり、化学療法を受けたことがある女性は、どちらも卵子を破壊し、卵巣の老化を加速するので、それに備えをしておくことが望ましい。卵子が破壊されれば必ず子宮の老化は進む。それは砂時計から砂が速度を上げて落ちるようなものである。歴史的な資料のいくつかによると、閉経は昔のほうが多少早かったようで、現在も発展途上国の一部ではそういうケースが見られる。パプアニューギニア高地人の女性は四十三歳頃に閉経する。それは裕福な低地の人たちより四歳ほど早い。今日の全世界的な閉経の平均年齢は五十歳から五十二歳だから、何世代にもわたって孤立して暮らしてきた部族に起きていることだからといって、その違いが遺伝的なものだということはありそうもない。栄養不良と病気が関係していることは疑いないが、その違いは妊娠中の母親の食生活と健康状態についても何かを言っているのかもしれない。もしあとになって条件が改善されても、出生前の細胞を貯蔵している臓器は初期の欠損を埋め合わせることができない。早い閉経は、ときには胎内の貧しさのサインかもしれない。私たちはある意味で私たちの母親が食したものなのだから。

閉経は人生のかなめのような出来事なので、事前に安く安全な方法で予知できるようになれば、おそらく多くの女性がそれを希望するだろう。予測するためには理論的なベースは十分にあるから、体内にたくわえられている卵子を数える現実的な方法さえあれば、たぶんいつか可能になる。思春期には卵巣の中に二五万個の卵子があり、女性の月経周期は三五年ほどが見込まれるが、卵子が二万五〇〇〇個になるとあと一四年になり、残りが一〇〇〇個しかなくなったときは閉経はすぐそこまできている。ところが体内の卵子の数を見積もる簡単な方法がない。その圧倒的大部分は休眠中であり、医療用スキャナーで見るにはあまりにも小さすぎる。月経周期のあいだにつくられるエストロゲンの九〇パーセント以上は排卵されるたった一つの大きな卵胞からのものなので、ホルモン測定も体内に残っている卵子の数を見積もるためには役に立たない。

いまのところは卵巣を摘出し、組織を薄片にし、顕微鏡で忍耐強く数えることで卵巣の生物学的年齢を予測することができる。私の元同僚でありズッカーマンの弟子であるエスタ・ジョーンズは、顕微鏡を長時間にわたって覗き続けたので永久的な斜視になってしまった。彼女は、ハツカネズミの卵巣の卵子の数は、他のほぼあらゆる種よりも少なく、三カ月ごとに半減することを発見した。この急激な減少と短い寿命は釣り合っている。寿命の長い動物ほど卵子の持ち分は多く、卵巣時計の進みぐあいは遅い。人間も例外ではなく、私たちの卵巣は私たちと同じ大きさの動物で予想されるものとぴったり合う。しかし、めったに二〇年以上は生きていないヒツジや大型のネコ科の動物のためには十分に安全な余裕が与えられているが、私たちには不十分なのだ。若い女性の卵巣の卵子の数は七年ごとに半分になる。これは加齢の保険数理上の率に近く、したがって生物としての全体的な衰えと一致している。これは、卵巣が女性の驚くべき長生きほどは女性の生理学との歩調を乱していないと考えるもう一つの理由である。なぜこんなに早く

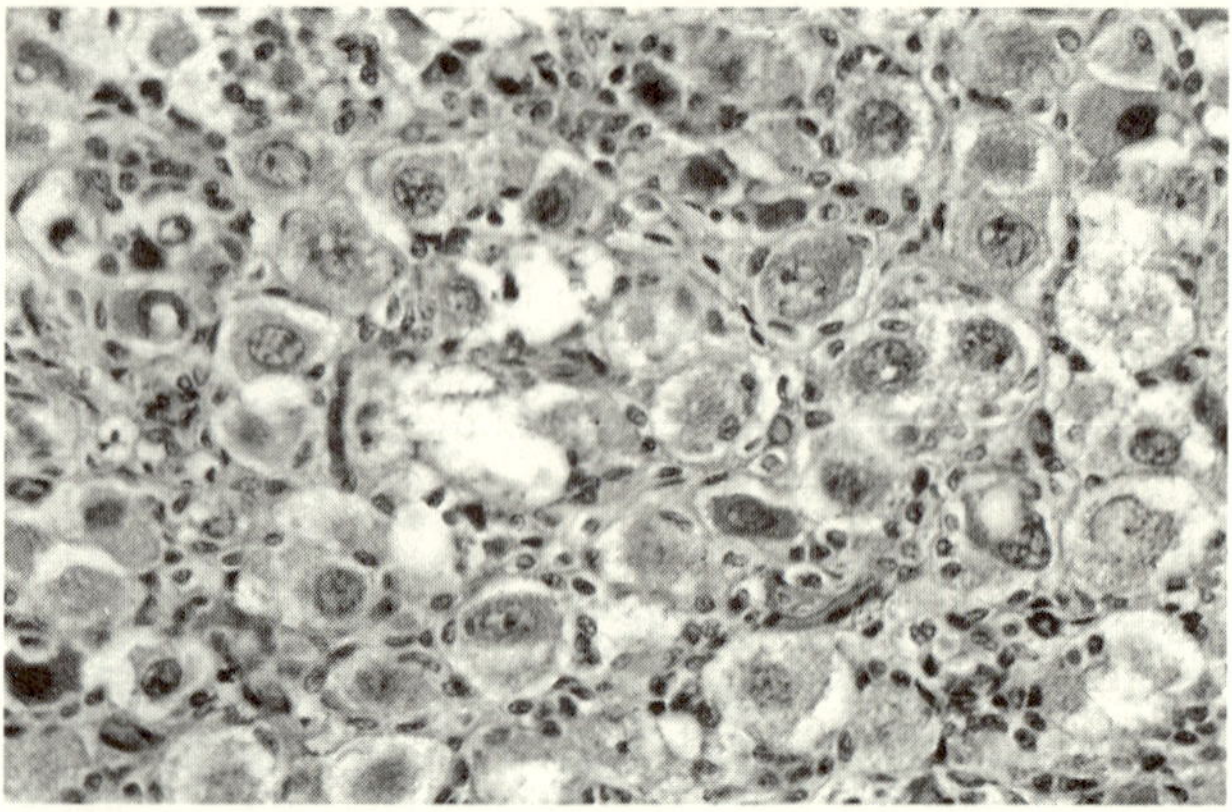

高倍率（約70倍）で拡大した幼児の卵巣。卵細胞はまだ休眠中だが卵巣の中でいちばん大きく、思春期を過ぎてからエストロゲンの大部分を産生する卵胞細胞にとり囲まれている。

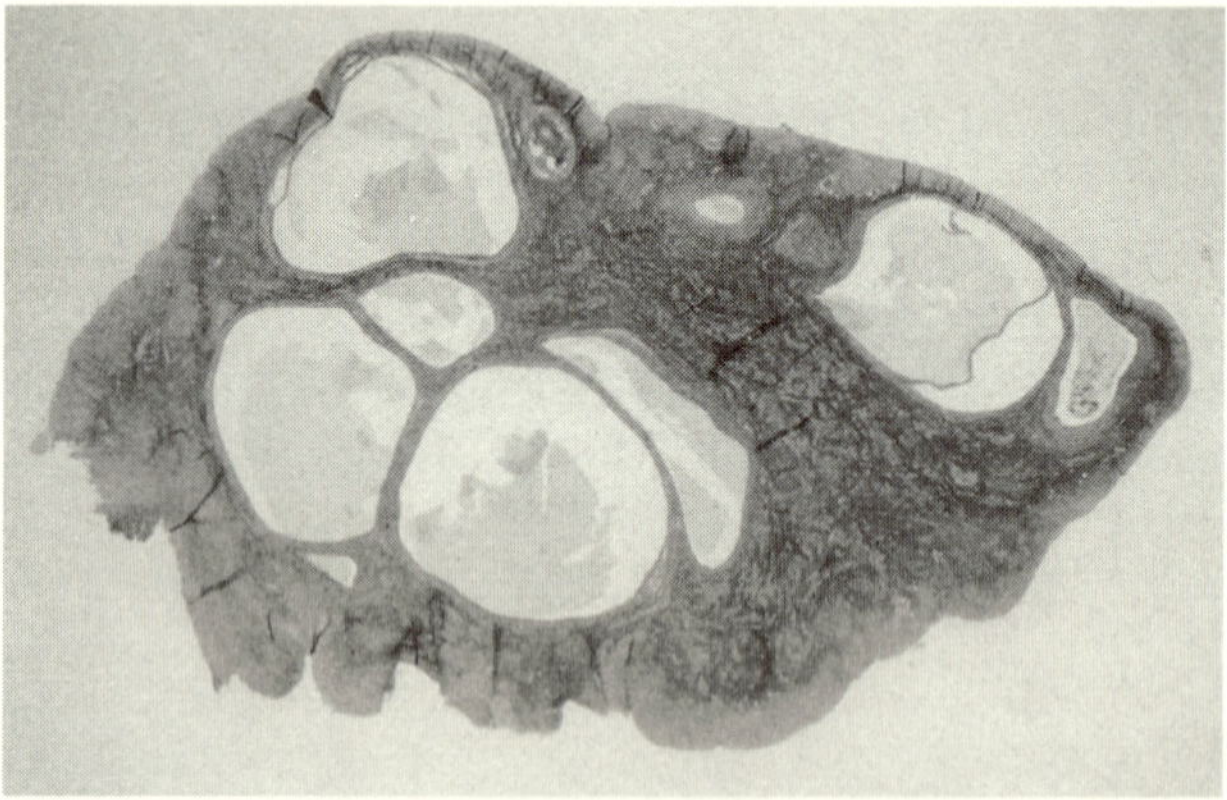

生殖年齢の女性の卵巣の一部（上の幼児の卵巣より拡大倍率は低い）。いくつもの胞状卵胞が見られる。それぞれに1個の卵細胞が入っているが、内部に埋もれている。

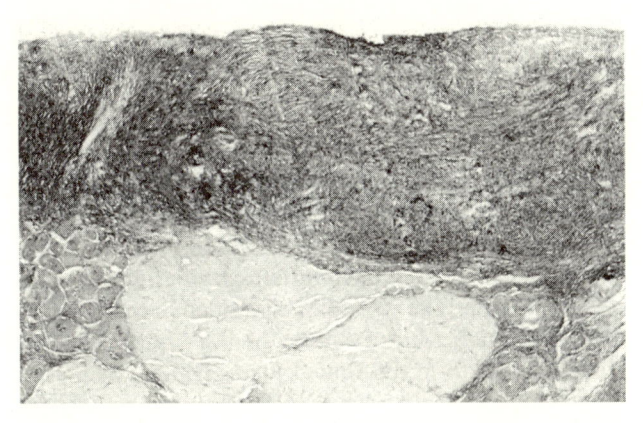

閉経後の女性の卵巣の一部。卵胞や卵細胞がないので、卵巣はもはや排卵したりエストロゲンを産生できない。大部分は繊維細胞と黄体の残存物によって占められている。

閉経が起きるかを問うよりも、卵巣の機能より私たちが長生きするのはなぜかと問うほうがよさそうだ。

動物と同じように人間にも卵巣の時間はあせらずたゆまず経過すると考えていたが、さらにショックなことがわかった。クイーンズランド大学のマルコム・ファディは、卵子の失われる速度が三十七歳を過ぎると加速することを発見した。半減する年数が七年ごとではなく三年ごとになる。あとになって考えれば、これは驚くほどのことではない。それまでの速度がずっと続くとしたら、五十歳で少なくとも一万個の卵子が残っていることになり、それではネルソンの発見よりはるかに多い。加速する老化は、七十歳ではなく五十歳を少し過ぎたところで、卵巣を不妊の瀬戸ぎわに立たせる。卵巣に最後に残った卵子が「自殺」するようにプログラムされているのかどうかは断定しがたいが、女性が四十代の終わりにさしかかる頃に卵子の「賞味期限」が過ぎることは確かである。そのうえ、高齢の母親がダウン症候群の子供を身ごもるリスクが非常に高いことから、年齢と共に卵子の質が下がることをすでに私たちは知っている。はかりしれない長い年月、めったに長く生きることのなかった種にとって、より長持ちする卵子に投資することは無駄だったのだ。

内分泌学の陰陽バランス

卵巣は、排卵し、性ホルモンを産生する前に、目立たないのだが血流の中のホルモンを必要とする。一九二八年にドイツのツォンデック‐アッシュハイム研究チームが、思春期以降、一生を通じて、下垂体から必要なホルモンが放出されることを最初に証明した。下垂体は体の中にうまく隠されていて、口蓋と脳の下部のあいだに位置している。一九二〇年代の終わりにはアメリカのフィリップ・スミスが、動物の下垂体を切除する巧みな手術を考案し、その結果、生殖腺は不活発になり、まるで時間が逆行したように再び未成熟になった。この実験は生殖生物学において、それまでに公表されたうちでも非常に重要なものであり、研究と臨床治療に新たな道を切り拓いた。下垂体切除術として知られるようになったその手術は、下垂体の腫瘍を取り除くのに用いられ、また乳癌が進行した女性に、エストロゲンの産生を減らすための窮余の策として用いられてきた。

第1章で卵胞刺激ホルモンと（FSH）黄体形成ホルモン（LH）という二つの生腺刺激ホルモンに触れたが、下垂体で産生される両者は、生殖において独特な、互いに補足し合う役割をもつ。どちらも卵子そのものにではなく、卵子をとり囲み、卵胞となる細胞の層に働きかける。約二〇個の成長中の卵胞群は、月経が終わった直後の月経周期の始まりに、血中の限られた量の卵胞刺激ホルモンを争奪する。通常はそのうちの一つだけがうまくやり、これが残りを制する。残りは女性がもっとホルモンを与えられなければすぐに死滅する。選ばれた卵胞は黄体形成ホルモンの放出によって破裂し、近くの卵管に卵子を排出するまでにエストロゲンのほぼ全量を産生する。卵胞にとって、これは一つの章の終わりにすぎない。卵胞は黄体としてよみがえる。黄体は続く二週間、受精卵を子宮に着床させるためにプロゲステロンとエストロゲンを産生する。月経周期の長さはこれらの寿命によって決定される。つまり最初の二週間は卵胞、次の二週間は黄体である。女性が妊娠しないかぎり、これらの消長が規則的な周期でずっと続く。もし妊娠した場合は黄体の寿命が延び、胎盤が役目を引き継ぐまでの数週間のあいだ、ホルモンを産生し続ける。

こうした出来事は思春期までは起こらない。卵胞刺激ホルモンと黄体形成ホルモンの濃度が卵巣を刺激するほど高くなっていないからだ。その後、この二つの性ホルモンの濃度は互いにシーソーのように上下する。覇権をめぐって争っているように見えるが、実際には下垂体と骨盤腔とが対話している。ホルモンのこの激しい変動は、月経周期の最重要課題である排卵をなしとげるためのものだ。受精できなければ黄体はプログラムされた死を迎え、また別の卵胞群が初めからもういちど周期を開始する。これが通常のホルモンのプロセスであり、思春期から閉経まで、女性の年齢とはほとんど無関係に卵子のたくわえがあるかぎり続く。成長中の卵胞の供給が不足してくると月経周期は不規則になる。それは自動車がガソリンがなくなっても、ついに停止するまで断続的にエンジンを発火させるのに似ている。けれども似ているのはそこまでで、卵子のストックや卵胞は補給ができない。

卵胞は卵子の発育を促し、卵子が自分の運命を全うするように助けるホルモンを産生することで卵巣の機能を担う。卵胞はそれぞれの卵子を球状の細胞群で包む。そこには卵胞液が入っていて静脈に放出される前のステロイドホルモンが蓄積する。しかし看護婦に患者が必要なのと同じで、卵子を育てる細胞は自分自身が生き残るために卵子を必要とする。生理学のどこにもこれよりうまくいっている共生の例はまずない。この取り合わせの妙味は、一方の細胞が消えると他方も消えるところである。したがって閉経において、生殖能力の終わりと卵巣ホルモンの消失はいっしょに起こる。

卵巣が老化していくと、卵巣は下垂体に、エストロゲンとプロゲステロンを出すという形でメッセージを返すことができなくなるので、下垂体は何かがうまくいっていないことに気づく。思いどおりにならない下垂体は、さらに多くの卵胞刺激ホルモンと黄体形成ホルモンを出し、それらをより長期に作用する型に合成し、対話を再開するように卵巣に迫る。けれども閉経後の卵巣はもうホルモンの産生に必要な細胞をもっていないので、応ずることができない。それにもかかわらず、下垂体はあきらめることなく卵胞刺激ホルモンと黄体形成ホルモンをもっとたくさん出す。しかし効果はない。というぐあいで、特徴はこれらのホルモンの高い血中濃度であり、それを卵巣が機能しなくなったかどうかのテストに用いる。これらのホルモンのレベルは閉経後から老年期まで上がったままで、その多量のホルモンは腎臓で血液から濾過され、尿中に排出される。

この話には意外な展開がある。閉経後の女性には不要なものが、卵巣は正常だが卵胞刺激ホルモンが足りない若い女性にとって大きな恵みとなった。言い伝えによると、一九五〇年代に試験的に用いられ、大量生産されるようになった二つの性腺刺激ホルモンの最初の出所は、イタリアの女子修道院だったという。おそらく修道女の尿はより純粋で、妊娠中のホルモンが入り込んでいそうにないと思われたからだろう。

出所がどこであれ、これらのホルモンは疑いなく有効で、患者の月経周期を調整し、体外受精のためにより多くの卵子を採取できるようにするので、不妊治療の頼みの綱となった。皮肉なことに、これがいまバチカンが難色を示している技術である。

閉経後に卵巣はだんだん萎縮するが、たとえ百歳以上になっても消滅してしまうことはない。最初にこのことに注目したのは、卵巣の役割を発見したオランダ、デルフトの内科医レニエ・デ・グラーフだった。「女性の精巣（原文のまま）の大きさは年齢にしたがって少なからず変化する……高齢で弱った女性では、さらに小さく、固く、しなびている」。しだいにますます生気を失うが、完全になくなることはない」。閉経後も生き残っている細胞は繊維が多く、わずかにアンドロゲンを産生するが、ほとんどの婦人科医の目には卵巣は終わったも同然である。もはや機能していないので切除しても女性のエストロゲンのレベルにそれ以上の悪影響はなく、適当な機会があれば、癌に対する予防措置として卵巣はたいてい取り除かれる。

閉経後、エストロゲンの量は月経があった頃の五パーセント以下に落ち、エストロゲンの主力はもはやエストラジオールではなく、もっと作用の弱いエストロンになる。このステロイドホルモンの大部分を産生するのは、従来は生殖に関与するものとは思われず、豊富にあるので脂肪細胞として重視されていた細胞である。それぞれの脂肪細胞には微量のアロマターゼ酵素が含まれ、それが副腎から血流に放出される弱いアンドロゲンをエストロンに変換する。このエストロゲンでは十分ではないだろうが、すべての分子が閉経によって起こるトラブルを防止する手助けをする。ちなみに、ふっくらした女性は痩せている人より多く産生する。エストロゲンだけが閉経後に減少する卵巣ホルモンではないが、実際には更年期のすべての症状はその不足から起こるので、それがもっとも重大である。

一九三三年にさかのぼるが、この問題に関する初期の大調査の一つが女医連盟協議会から報告された。それによると、中年になって更年期の症状を免れる女性はわずか一六パーセントだった。大多数がホットフラッシュ（ほてり）と発汗を訴えたが、頭痛や動悸、不眠、めまいも広く見られた。今日も状況はだいたい同じである。しかし、症状の治療については議論が続いている。今日、イギリスの女性はおよそ一〇パーセントがホルモン補充療法（ＨＲＴ）を受けているだけだが、アメリカではそれよりもかなり多い。理由の一つは、更年期にすべての女性が苦しむわけではないので、私たちがオーソドックスな欠乏症候群として取り組んでいないことである。さらに、骨と動脈への最悪の影響は、ひそかに症状が進行し、二、三十年先になるまで、つまり女性がホットフラッシュなどすっかり忘れてしまったずっとあとまで姿を現さないことである。

更年期の症状はどれも、影響を受けない人たちからはひどく軽視されがちだ。結局、普通は一過性のものので、生命を脅かさないし、心理的、社会的要因が更年期の人たちの経験に一定の役割を果たす。たとえば日本の女性は欧米の女性よりも更年期にうまく対処すると言われている。それでもやはり、ほてりや発汗の不快やきまり悪さに悩まされることもあるし、とくに人生のこの時期は家庭やその他のプレッシャーがかかりやすい。女性が黙って苦しまねばならないはずはないし、そのときの彼女たちの感情は真剣に受け止められなければならない。

症状は最終月経の一、二年前から始まることが多い。それがエストロゲンの低下の最初の徴候であり、その後も同じようなことが続く。子宮を摘出した女性は少し早めに症状が起こることが多く、通常の月経周期がないので、その症状は卵巣が機能を終えたことの唯一の合図となる。奇妙な症状があったという程度で軽くてすむ人もいるが、不運な人は一〇年間もそれ以上も、一、二時間ごとに、あるいは不規則にホットフラッシュに襲われることもある。ホットフラッシュは、どの年齢でもエストロゲンのレベルが急に下がったり、あるいはエストロゲンが受容体《レセプター》の鍵穴に入り細胞に効力を発揮することを抑制する薬が引き金になって起こる場合がある。人々は自分たちの性ホルモンにとりつかれていて、そこから離れるには時間がかかる。

ホットフラッシュの一回の症状は一〇分から一五分間ぐらいの熱さの高まりで、主に胸や肩、顔に感じる。熱に反応するカメラを使えば体温の上昇が体の表面全体で起きているのがわかるが、一般に女性は全身が熱くなっていることには気がつかない。この熱の発生は、皮膚に急激に血液が集まるためで、普通は発汗が伴う。この奇妙な現象は、快適な温度の部屋でくつろいでいてもしばしば不意に起こるが、緊張が一因となることもあるし、起こる予感がするときもある。ホットフラッシュは体がエストロゲンのレベルの低下に適応しようとする結果である。脳は皮膚の神経にしきりに信号を送り（結局のところ適切ではないのだが）、熱い風呂のあとや活発に運動したあとと同じように体の表面にもっと血液を流し、もっと熱を放出させようとする。問題は身体のサーモスタットの不安定な反応にある。

メインのサーモスタットは脳の底部にある視床下部である。すぐ近くに下垂体ホルモンの分泌量を調節する神経があるのは偶然ではないだろう。性腺刺激ホルモンはホットフラッシュと同期して激しく変動するが、それはホットフラッシュの原因ではない。もっと重大なのはサーモスタットをわずかに低いほうにリセットすることである。私たちは室内の温度調節器のそういう小さな変化には気がつかないが、体の場合はわずかな体温変化も敏感な生化学によって検出される。原因は違うが、同様のことを私たちは発熱する病気やジョギングで経験する。サーモスタットにホルモンが影響を及ぼすのは前例がある。プロゲステロンが視床下部に働きかけて、もっと若い女性の体温を排卵後と妊娠期間中に少しだけ高くする。なぜ体温と基礎代謝率が高くなることが生殖のために望ましいかは理解できるが、ホットフラッシュの意図を見極めるのはむずかしい。

幸いにもホルモン補充療法は、これらの不愉快で厄介な症状を速やかに軽減できる。しかし効果は治療をしているあいだだけで、ホルモン補充療法をやめる人は以前の症状の再発を防ぐために、徐々に薬の量を減らして体を順応させるように助言される。多くの女性はいろいろな理由でホルモン補充療法を途中でやめてしまう。体重が増えるのはそれが原因だと疑う人もいるし、軽いにしても月経が戻ってくるのをいやがる人もいる。さらに多いのは、乳房が痛く、吐き気を覚えると言う人たちである。違う薬を試してみればもっと合うものが見つかるかもしれないのだが、担当する医師は多くが男性であり、更年期に対する行き過ぎた医療ではないかと無理からぬ警戒心をもつ場合もある。

女性に中年の生物学的問題がより重くのしかかると憤慨する女の人もいる。だが、男性は本当に無事に逃れているのだろうか。

一生を全うできる性殖器をもっていることを男性は自慢したいかもしれないが、六十歳や七十歳の睾丸が二十歳のときと同じということがあるだろうか。もしそうなら、それは特別に老化から免れていることになる。男性にはホットフラッシュはない。例外は、去勢したか、治療のためにホルモンを抑制する薬を使っている場合だが、それもほんのしばらくの期間である。男性は普通はテストステロンが急に減少することはないので軽くてすむが、多くの人が思っているほど楽天的なものでもない。テストステロンは毎年毎年、明けても暮れても一定で変わらないと言われている。これは女性のホルモンの劇的な変動に比べて生物学の話としてはかなり面白みに欠けるが、若いパリジャンは他の季節よりも春にテストステロンが低下する！という研究報告もあったりはする。このホルモンが非常に安定している理由は、月一回の排卵と異なり精子はたえずつくられているので、常にホルモンが必要とされるからである。

精子は睾丸の中のスパゲティ状の精細管でつくられる。そこでは、精子の育成を役目とし、性ホルモンはほとんど出さない養育細胞にとり囲まれている。男性ホルモンはからんだスパゲティにかけるソースのようなライディヒ細胞でつくられる。この細胞は精子がつくられているかいないかにかかわらず、下垂体と直接に対話する。下垂体の黄体形成ホルモン（ＬＨ）はテストステロンをつくるようにライディヒ細胞を刺激する。すると次には、ライディヒ細胞が多すぎる黄体形成ホルモンの放出を止めるようにフィードバックする。そうして適度な陰陽バランスが保たれる。精子の産生はこの均衡状態とはほとんど無関係である。だから生殖能力のある男性と子供ができない男性を外見で見分けることはできない。卵巣では、ホルモンと卵子をつくることはしっかりと連携していて、不公平に思われるかもしれないが、女性だけが性ホルモンと生殖能力を同時に失うという二重の打撃を受ける。

男性も下垂体が機能しなくなったり、ライディヒ細胞を失ったりすれば、更年期症状に陥る。どちらの場合もテストステロンの急激な低下が起きるからである。ライディヒ細胞は長生きで、かなりたくましく、年齢による数の減少を予測する理由は見当たらない。事実、ラットでは減らないし、雄ウマではかえって増えることがわかっている。けれども、たぶん血液の供給がだんだん減っていくせいで、ライディヒ細胞の数は六十歳の普通の男性で、その人が三十歳だったときの半分ほどになり、年をとるにしたがって減り続ける。その結果としてホルモンをつくる睾丸の能力はしだいに衰えるが、卵巣のように完全に能力を失うことはない。これが男性が閉経の状態に近づくことで、それを「男性更年期（andropause）」と呼ぶのは無理がある。

女性が閉経になる年齢が違うように、男性ホルモンの変化も人によってじつにまちまちである。ボルティモア長期調査の結果が一般に適用できるなら、男たちは満足してもよさそうだ。それによると中産階級のアメリカ人のテストステロンの量は、八十歳でも若者と同じぐらい高いこともある。ただこれは明らかに非常に健康状態が良いことで選び抜かれたグループが対象になっていた。アメリカやその他の国の別の調査では、テストステロンの量は老人では平均して低くなり、十分に健康とは言いがたい人や糖尿病、心臓血管疾患の人はもっと低い。自分の健康に気をつけている男性は、おそらく自分の性機能も守っているのである。

睾丸の外見にはホルモンの産生や性的能力の変化がほとんど影響しないので、男性の自尊心は年をとっても傷つかずにすむ。泌尿器科医はプレイダー睾丸計と呼ばれる、ひもに通した一連の「玉」を用いて大きさを計測する。人種による違いはあるが、標準的な成人の睾丸は終生およそ一八ミリリットルである。ホルモン量は大きさよりも有益にちがいないが、テストステロンの濃度が高くても血液中ではほんの一部が活性化するだけなので、生理的活性が高いことを必ずしも意味しない。ホルモンの大部分は血液中にあるタンパク質、性ホルモン結合グロブリン（ＳＨＢＧ）と結合していて、すぐに細胞に役立つものではない。わずかに多くなるエストロゲンがＳＨＢＧの産生を刺激するので、年をとった男性ほど、性ホルモン間の戦いの結果、女性と同様に多くのＳＨＢＧをもつことになる。多すぎるＳＨＢＧはテストステロンの大部分を一掃する。これは前立腺のリスクを減らすためだと言いたくなるが、この説にとっては残念なことに、活性ホルモンの濃度が低くなると骨のカルシウムの損失を加速するおそれがある。ということで、老化に関する単純な生物学的理論（とくに喜ばしいもの）は、おそらく直ちに捨て去るべきだという教訓を得ることになる。

このパートを閉じる前に、老化を、とくに卵巣の老化を食い止めるために、できることがあるという私の意見をどうしても言っておきたい。卵巣が出生前に卵子をたくわえて準備し、その後の五〇年間で卵子をかなり鷹揚に使っているのだとすれば、卵子の浪費を減らし、卵巣の寿命を延ばすというアイデアは、SF小説のものではない。たくわえられている卵子で何とか七十歳まで工面できれば、下垂体はそれまでどおり、卵巣を刺激するために必要なだけの卵胞刺激ホルモン（FSH）と黄体形成ホルモン（LH）を産生し、月経周期を維持することができるだろう。閉経は老齢になるまで延期されるか、あるいは完全になくなるだろう。これが望ましいかどうかは、まったく別の問題だ。

一九六〇年代に経口避妊薬が登場したとき、長いあいだ排卵を抑制した女性は後日に卵胞を残すのではないかと思った医師たちがいた。ちょっと考えれば、ピルを使っている人たちの卵巣がゆっくり年をとるという予断を捨てるべきだったことはすぐわかる。一つには、月ごとに排卵するたった一つの卵胞と毎日消失しているたくさんの卵胞という事実とを見比べれば、その影響は取るに足らない。もう一つは、それなら、何度も妊娠して排卵の回数が少なかった女性は閉経が遅いということになるが、そういう事実はない。

生物社会的な意義を考えると、どのように卵巣の老化速度がコントロールされているかについて、どれほど私たちが知らないかは驚くべきことである。そのプロセスを遅くする方法の発見は、自分の出産を管理する女性の能力を高め、ステロイド避妊薬（ピル）の出現以来の最大の革命となるだろう。その可能性を科学的に追究することに反対する一部の人たちにとっては、大いに異論のあるところとなるかもしれない。だが、これが極端な高齢出産を助長するという多分に空想的な危惧は無視する十分な理由がある。そのうえ、早発閉経のリスクをもっていて、手遅れにならないうちに妊娠するために卵巣時計の速度を遅くする手段を歓迎する多くの女性がいる。

これを達成できる方法はまだ現実的な段階にはない。卵巣の中核にあって、一つずつ卵子を排卵したり、もっと頻繁に忘却の彼方に押しやったりするタイムスイッチが発見されていないからである。いくつかの学部の教科書にさえ見られる、しばしば誤解されている事実だが、下垂体ホルモンもステロイドホルモンも卵巣時計が時間を刻む速度には作用を及ぼさない。それらの役割は大もとのタイムスイッチにしたがい、すでに成長しているどの卵胞を最終的に排卵にもっていくかを決め、残りに廃棄処分を申し渡すことである。

ほかの人たちと同様に科学者にとっても水平思考は容易でないし、突破口を見つける新鮮な頭脳が必要かもしれない。卵胞が体の中でもっとも速く成長する構造であることが注目され、この成長過程を刺激するホルモンに視線が集中し、成長は抑制によってもコントロールされることがつい忘れられるのも無理はない。だが、さらに抑制ホルモンの例が見つかってきているし、卵巣には卵胞のストックを早々と使い切ってしまったり、子宮が対処できる以上の卵子を排卵する危険があるから、抑制戦略は道理にかなっているだろう。ともかく、誰かが卵巣の時間の鍵となるものを発見したら、それで一儲けすることに熱心な連中がすぐさま追ってくることだけは目に見えている。

私たちが閉経を遅らせる方法まで考えているという事実は、この特別の節目を誰もが快くは思わないということだ。その日をパーティで祝うどころか、私たちは更年期を暗いものと見ているし、パーティの礼儀正しい話題としては危険なテーマである。閉経は子供を産む年月を終えた区分であるし、新たな問題の始まりを知らせるものだが、性的存在としての人生の終わりである必要はまったくない。

性の漸近線

生物医学的な用語で「閉経」という言葉は最後の月経周期を意味するだけだが、一般的な使用法では、中年の否定的な面の多くを象徴させて用いられる。しばしば、どちらの性からも人を射る毒矢として使われる。まるで年をとっていくことの問題では足りないように、六十歳を越した人たちはたぶん「年で駄目だ」というよりも、女でも男でもないと思われる。

セクシャルな興味や能力に関する年齢の影響について書くことに、生物学者にはどうしても躊躇がつきまとう。この流砂のような危険地帯をできるなら回避して、次章の性ホルモンの身体への影響に話を進めてしまいたいところだ。研究するうえでこれほど思弁に満ち、手に負えないテーマはそうそうは見つからない。私たちの性行動は、著しい多様性、熱烈さ、娯楽として営まれる点で、動物の性行動とは大いに隔たっている。私たちの進化を通じて、それはささいな要素ではなかった。多くの作家が、一生を通じて性関係を持続し、男女の絆を強固にすることが、われわれの種の成功に寄与してきたと示唆している。

赤ん坊が生まれたとき、最初に教えられることが男の子か女の子かであるように、性別は人間にとって非常に重要である。生まれた瞬間から子供は別々の方法で扱われ、好むと好まざるにかかわらず、死ぬまでずっと男性または女性としての役割に左右される。自分にとって自分の性はあまりに自分そのものなので、気づくとたいてい私たちはもう一方であることを想像しがたい。それが女性の性的受け身性や男性の性的能力にかかわる非難が容赦ないものになる理由である。アレックス・カンフォートはしばしば老人たちの性的尊厳の闘士となり、老人は性行為をしない、あるいはするべきではないという考えを攻撃する。こういう見方に縛られたインドのある地方では、夫婦は孫が誕生すると自発的にセックスをやめる。文化的な拘束を考えに入れなければ、そんな必要はない。年をとっても私たちは男であり女である。性という私たちの宿命は、受胎のときに遺伝的に刻印され、体に卵巣か精巣のどちらかが現れることで裏づけられ、性ホルモンが器官を発達させることで強化される。こうして刻み込まれたもっとも根本的なものが、年齢によってくつがえることはない。性に関してはそうなのだが、性とセクシャリティとは同じものではない。

セクシャルな興味や能力はたしかに年齢と共に衰える。それは男性が年をとるときに起こる最初の変化の一つである。古代ギリシア人には、「あたかも狂暴な主人からの逃亡をなし遂げたように、そのときまで絶え間なく男を悩ませる性の本能からついに脱した」ことを美徳とする者もいた。誰でもいつかは自分のセクシャルな渇望が穏やかになっていることに気づく。しかし長いあいだ、その問題はタブー視されていて、単なる逸話があるだけで信頼できる情報というものがなかった。一九四〇年代末まで、誰一人として人間の性的な衰えを本腰を入れて詳しく調べてみようとする者、そうする勇気がある者はいなかった。

インディアナ大学性科学研究所のアルフレッド・キンゼーに率いられた研究グループが、最初にアメリカ人の性行動を調査した。質問票に対する何千もの回答を調べ、彼らはこう結論を出した。男性の「性的能力の頂点は十六歳か十七歳ぐらいである。それよりあとではない」。この評価は、婚姻上の行為だけに基づくものではなく、報告された他のあらゆる性的行為も対象となっていたので、性的な衰えの責任を相手の性欲や年齢に帰すことはできない。男性は否定するかもしれないが、彼の性欲は思春期にピークに達し、ほとんどすぐに下りはじめる。男が四十代は人生の盛りだと主張しても、彼の生物学は別のことを言う。たとえ本人が異性に対する興味が減じていないと思っていたとしても事態は変わらない。この変化の責任をテストステロンに押しつけることはできない。たいていの男性には六十代かもっとあとまで、十分な量のテストステロンが維持されている。肉体的病気と精神的病気の入り組んだ影響や、歓迎されないとしても老化を測定するための申し分のない方法を見いだすという課題がなかったら、性欲は良い老化のバイオマーカー（生物学的指標）だろう。

キンゼー報告は、男性のリビドーが急に中年期に終わるという神話の根絶に貢献した。報告には「老いが突然に現れる時点はない」と記されている。健康状態の変化は、人によってはでこぼこした下り坂だが、一般の傾向としては低地に向かってゆるやかに下っていく。人口全体としてみれば、その勾配は数学で「漸近的」と呼ばれるもので、決してゼロにはならない。常に、同年配の連中はとっくに駄目だが自分は女性に目がなく、いまもできると主張する人物はいる。

キンゼーが女性の性行動の大規模な調査結果を公表したのは、最初の報告の数年後だった。男性と女性は事情が違っていた。「夫婦間の性交と局所への性的行為の発生と頻度は、女性の性的能力の老化の証拠にならない」と彼は結論を下した。単身の女性の性的活動は閉経年齢まで変化しないので、夫婦間の性交の減少の責任は夫にあるのではないかと疑われた。それはおそらく積極的な妻をもつ男性の不安を増すものだった。老化の生物学はしばしば予想に反するものだが、その最たるものが性的問題である。夫婦関係は、一世紀前にシルベイナス・ストールが理想化した生物学的二輪馬車の見解ほどには、生涯を通じて調和のとれるものではない。たとえ男性の衰えを満足感が大きくなり早漏になりにくいともっともらしく弁護するとしても、男性と女性の性的欲求がピークに達する年齢が違うのは疑問の余地がない。

これはずっと気づかれていたことにはちがいないが、キンゼー報告によって公認のものとなった。そこから容易に引き出せる結論は、女性は自分より若い夫とのほうが釣り合うということである。そういう組合せはしばしばこっけいに見られるが、これはいまだにつきまとう年長の女性への偏見をおのずと示すものだ。シェイクスピアの同時代人ロバート・バートン師は、彼の時代の意識をこう述べている。「老いた婦人が若い男性と夫婦になるのは適切ではない」。そういう組合せを妨げる神学上の理由があるとは私には思えない。バートンは、花嫁より男性がはるかに年上の結婚式を司宰することには何のためらいもなかったと言えば十分だろう。この組合せへの彼の信条は、偽りの生物学に基づいていた。若い女性には、性的な情熱を再び目覚めさせ、老人を若返らせる力があると彼は考えていた。「老人は若い花嫁に、ときには若者と同じように熱中するだろう。その熱愛は凍った感情を溶かし、老いの冷ややかさを癒やし、これまでは不可能だったとしても、たとえ腰から上は六十歳でも下は三十歳そこそこになる」。取り澄ました聖職者どころではない。彼は性交における目新しさという要因の力を、キンゼーが発表するはるか以前に明確に理解していた。バートンと同時代のオランダの医師ブールハーフェがつくった病んだ市長たちのための有名な処方の一つは、老人それぞれを二人の娘のあいだに横たえるというものだ。娘の「生気」は老人をよみがえらせるのに十分なので、必ずしも実際の肉体関係を必要とはしなかった。先例として、衰えていくダビデ王にシュネム生まれの処女アビシャグが仕えたとき、「王は彼女を知ることはなかった」という聖書の記載が示された。

人間の性交の生理学を探った研究者は少ないし、老化の影響に注意を払った人はさらに少ない。ある調査では、人間の性反応は安定した性関係のなかで研究されることがもっとも望ましいという信念で、研究者が自分自身を対象とした。動機は明瞭だが、その組合せはとうてい理想的とは言えない。なぜなら、自分たちの寝室を研究室にすることを選んだ人たちは平均的カップルを代表できそうもないし、ゆっくりと進行する老化を記録していくことに疲れ果ててしまうだろう。

一九六〇年代の著しい開放性が、プライベートな事柄と思われていたことに踏み込む研究に着手する気運を盛り上げた。セントルイスの性科学者二人は、研究室の環境で性反応の生理学を調査するための有給ボランティアを募集したことで有名になった。ウィリアム・H・マスターズとバージニア・ジョンソンが用いた方法に不快感を覚えた人たちもいたし、他の身体機能のように性愛行為をいくつかの段階と生理的な反射運動に還元することに憤激した人たちもいた。当時も現在もこういう調査の弁明は、性的問題は関係に不幸をもたらすことがあり、消極的に受け入れているより、積極的に治療したほうが関係修復に役立ちそうだというものだ。

調査結果を被験者は、研究者ほど意外に思わなかったかもしれない。五十歳過ぎの健康な人は、若い人と同等に性的な満足を得ることができ、男性も女性もオルガスムスは遅れ、その強さは減じているとしても、完全な性反応が可能であるということが確認された。いかにも予想されることだが、セックスから大きな満足を得ている人たちのほうが、定期的に性行為を行う傾向があった。

老年になってからの性的情熱に関しては、動物も人間とほとんど変わらない。研究室の雄のラットはだんだん交尾に興味を失い、そして雌は、月経周期が続くあいだは受け入れる。どうやら原則はこうだ。雌は、前述した進化の話と矛盾なく、卵巣が機能しているかぎり現役でいる。雄のほうは、思春期以降はできるだけ早く生殖し、大きさも強さも完全に成長してしまえば、次の世代に遺伝的資本を投資することが重要である。生殖を遅らせることには、とくにネズミのように自然界で攻撃されやすい種の場合は何の得もない。妊娠は雌が一生に数回しかできない投資であり、だから雌は交尾する相手に注意を払い、おそまきの繁殖の機会をとらえることに非常に鋭敏だ。

動物は、人間よりも性的受容性がエストロゲンの周期的上昇と密接に結びついている。雌は発情期にだけ雄を受け入れ、雄もまた、相手が準備を整えた合図を察知する。飼い主なら知っているように発情期の雌犬は、近所のすべての犬に自分の性的状態を知らせるために性欲を起こさせる匂いを発する。このフェロモンは体内のホルモンの一時的な共謀者で、生殖が成功するチャンスを増やすために手を貸す。人間のフェロモンの探索はむずかしく、徒労に終わっている。もしフェロモンがあるとしても、私たちの反応は退化しているようで、男のかなり鈍感な鼻は香水や消臭剤にすっかり惑わされてしまう。もし男性がそれを知るために真剣に努力しないなら、自分の妻が一月のうちでもっとも妊娠しやすい日がわからない。それどころか女性の大半もそれを知らない。

女性は動物よりも性ホルモンから自由である。ときおりの排卵期の痛み、つまり中間痛をのぞけば、たいていはいつ排卵しているのか気づかない。破裂する卵胞はブドウの実ぐらいの大きさがあるのだから、これは驚くべきことである。排卵があまりに何事もないように起こるので、一九三〇年代まで、もっとも妊娠しやすいのは月経周期の中間ではなく月経期間だと広く信じられていた。この誤解は、月経と発情期の犬の膣から血液が漏れ出ることとの誤った類推が原因で、すべりだしから周期避妊法の評判を芳ばしくないものにした。

事実上、あらゆる動物と異なり、女性は月経周期の妊娠しない期間にも性欲を失わない。熱心ではないにしても、妊娠中や排卵が抑制される授乳期間にも性交渉をもつ。ゴリラやゾウのような長生きをする動物の中には、交尾の間隔が一、二年あくものもあるが、人間は違う。女性の性交を切望する気持ちがエストロゲンの量によって変動するなら、性行動は月経周期の始まりから一四日間ほどがピークのはずだが、一般にそうだと言える証拠はまずない。ほとんどの研究が、宗教的禁忌による要請をのぞけば、完全に禁欲する日はないということを明らかにしている。月経周期の中間近くでわずかに高い頻度の性交が見られるとする研究もあるが、ピークは周期の始めのほうだとするものもあり、あるいは月経期間だとするものもある。いつ、何回ぐらい性交を行うかという決定にエストロゲンはほとんど影響力をもっていないようだ。

人間の生物学は、ときに私たちが信じてしまうよりも複雑であり、男性は、そういう主張をする人もいるが、テストステロンの奴隷ではない。去勢してアンドロゲンの補充療法を受けていない男性も異性にまったく無関心ではないし、実践する傾向はあまりなく、射精はできないが、性交はできる。同様に、性犯罪者に対する強制的な去勢は、常習的犯行から人を守ることにはならない。これを再び導入しようという議論は、治療としての正当性より刑罰への欲求が動機となっている。テストステロンは人間の攻撃性の多くにも責任を負わされていて、若者の残忍な殺人行為が主たる証拠として示される。しかしこれは極端な単純化で、人間の攻撃性は世間で思われているよりも大きく社会的に決定され、ホルモンの影響は小さい。テストステロンより攻撃的なものが存在するものかと疑う人は、短気な雌のハムスターや門のところでうなり声をあげる雌犬を見たことがないのだろうか。

動物と同じように人間の性衝動がエストロゲンに依存するとすれば、卵巣を除去した雌の動物は交尾をしないから、閉経で夫婦間の性関係は消滅するだろう。キンゼー報告はこれが女性の実情とはかけ離れていることを明らかにしたが、最近の調査では、更年期が性的感情にかなりのインパクトを与えることが示された。スウェーデンとオーストラリアでの調査によると、閉経は老化それ自体より性的興奮を鈍らせる影響力が大きく、「黄昏時の情熱」という古くからの神話に水を差した。

もっとも妥当と思われる説明としては、エストロゲンが減少すると膣の粘膜や泌尿器系の粘膜の厚みが維持できなくなる。それで組織が乾き、すぐに傷ついたり、細菌感染を起こすようになる。性交時の挿入に痛みを覚えたり、粘膜が炎症を起こすこともある。幸いにも、細胞はかつてと同じようにエストロゲンに反応するので、これらの問題はエストロゲンの入ったクリームやホルモン補充療法の錠剤、貼布剤で改善する。

けれども性的感情にはるかに強く影響を与えるのは、乾燥した膣よりも女性の心の状態のようで、これを治療するのはずっとむずかしい。メルボルン地域のオーストラリア人女性の調査でわかったことは、満ち足りた性的関係には、ホルモン補充療法を行うより幸福感が重要だった。性的充足の処方箋は、健康、運動、禁煙、パートナーとの良好な関係だった。この全部の項目に恵まれている人たちはたいてい、閉経とその後をより順調に乗り切っている。

ホルモン補充療法が女性の性衝動に何か影響を与えるかどうかは、とりわけこの問題が性の政治学の一斉攻撃を受けるので議論の的になっている。ホルモンのレベルの変化と老化の両方の影響が混在しているので容易にもつれはほぐせないが、エストロゲンによって性欲が増すことがあるという事例が、外科手術によって閉経した若い女性たちの調査から提出されている。少量の投与が正常な性的関心を維持する助けになったが、量を増やすことで効果がさらに高まることはなかった。少量のテストステロンでエストロゲンを抑えると衰えている性欲が高まると言われているので、閉経後にアンドロゲンよりもエストロゲンが急激に低下すると、女性をもっと積極的に、しかも性的受容力を大きくさせるのではないかと言われている。しかしすでに述べた理由から、これは根拠のない危惧、もしくは甘い考えである。

性衝動を維持するために女性に少量のエストロゲンが必要かもしれないように、男性にも「スイッチを入れる」ために一定量のテストステロンが必要かもしれない。しかし、去勢した人たちが知っているように、ホルモンの量がすべてではない。大量の投与に比例して性衝動が増したり、持続勃起症やサティリアシス（男子色情症）を引き起こすことはないかもしれないが、有害ということはあり得る。大部分の男性のホルモン量は、若いときには十分にゆとりがあり、必要量がだんだん多くなることはないから、年をとって少しずつ減少していったとしても、まだ余裕がある。必要量が多く、テストステロンの量が少ない実に不運な人は、年をとると性欲が乏しくなる危険があるかもしれない。しかし、ホルモンの必要量は手持ちのホルモンの量より測定がむずかしく、おそらく大半の男性はこの数値を幸せにも知らないままでいるほうがいいと思うだろう。アメリカで、年輩の男性のテストステロンの同化作用の効率を調べる試みが進行中で、真実を明らかにし、ホルモンと衰える性欲との関係について、一世紀にわたる考察に終止符を打つ思いがけない機会が到来している。

インポテンツは中年期の終わり頃まで健康な男性にはかなりまれで、そういう事態が生じるときは、たいてい健康を損ねているか薬の副作用のせいである。年齢だけが原因になることはありそうもないし、ペニスの勃起不能は男性ホルモンの不足では起こらない。かつては主として性心理的問題とみなされたが、より多くの場合、インポテンツには器質的な原因がある。夜間の出来事でその原因がわかることもある。眠っているあいだ、およそ九〇分ごとに夢を見る。筋肉が硬直してきて、目がきょろきょろし、夢の内容に関係なく性的に健康な男性のペニスは勃起する。よく男性は目が覚めると勃起しているのに気づき、なぜだろうと思う。ずっと勃起しないままの人は身体的なインポテンツのサインだから、自分の器官の状態に疑いをもつべきである。理由はさまざまに考えられる。アルコールや、たとえば抗鬱薬のような医師の処方薬のなかにはよく知られた性欲抑制剤があるが、そういう影響は元に戻せる。性的な健康と全身の健康は密接に関連しているから、しばしば原因は病気にある。

陰茎骨のある動物もいるが、人間のペニスには骨がない。大きくなる非凡な力は充血によるものである。この過程は神経インパルスによって起こり、それで動脈内壁が弛緩し、多くの血液が陰茎幹、つまり陰茎海綿体の静脈腔に流れ込む。止血帯でペニスの根元をぐるっと縛ったように静脈腔が膨張すると、ペニスに血液を奪われた静脈は収縮する。糖尿病患者や対麻痺《ついまひ》の患者が勃起しないのは神経の損傷が原因だが、循環器系の病気をもった男性の問題は、詰まった動脈のせいで十分な血液を送り込むことができないことによる。

脊髄神経が切断されていてもペニスと血管には問題がない場合、電気的刺激や薬による処置で神経インパルスの正常な働きをまねて勃起と射精が可能になる。これは自己実験が実りあることを証明したもう一つの挑戦だった。あるロンドンの医師はさまざまな薬を自分のペニスで試した。もっともドラマチックな結果が出たのは、筋弛緩剤のアルファ遮断薬三ミリグラムを注射したときで、彼のペニスはいっこうに弛緩せず、プラトンの『国家』を読んで注意を散らそうという名案も徒労に終わり、まる二日間まっすぐに硬直したままだった。結局、その効果は徐々に消えていったが、ペニスを速やかに柔らかくするためには相反する薬が有効である。この薬理学の天秤はこっけいな冗談のようで、性愛行為を冷やかしているように見えるかもしれないが、それが本来の性的役割をとげることのできない被害者の助けとなるなら、役立てようではないか。性的機能不全のためのそうした薬や勃起させる機器は、現在ではバイアグラに取って替わられた。しかし、いずれの有効性も血管の状態が良好であることが前提であり、それが年輩者にとっては問題となる。

高齢になるまで日常的に性交渉をもっている人たちに対して、相反する態度がある。ときにはセックスは健康を増進するものとみなされるが、それは健康のもとというより健康の証である。そして多くの場合はいい顔をされない。セックスに対する歴史的な見方はペシミスティックなものだった。四百年以上前、宗教改革家リチャード・タバナーはこう書いた。「緑の蔦は古木に巻きつき、たちまち力を吸いつくす。美しい婦人の抱擁は、老人を墓場に急がせる」。昔の恐怖はなかなか消えない。近頃、女性雑誌に寄せられた読者の相談に、自分より二十歳年上の六十七歳の夫についてのアドバイスを求めるものがあった。二人は日にセックスを二、三回していて、彼女はそれが夫の心臓に悪いのではないかと心配している。人生相談の回答者は、相談がでっちあげかもしれないと疑うそぶりもみせず、賢明にも彼女を安心させ、そういう健康な夫をもった幸運を祝福した。とくに二人ともが健康であれば、性の実践に年齢制限はない。もちろん夫婦間の行為を一人は続けることを望み、もう一人がやめることを望むときは問題となるかもしれないが、今日の社会で、長いあいだのタブーを再び呼び戻すことになったら残念なことだ。年齢を問わず、両者のあいだの信頼の絆が、結局は肉体的なつながり以上にずっと大きい。

生命に二つの性があることは自然の原理の一つであり、年齢によっても、閉経によってもくつがえるものではない。私たちは体に加わる歳月の重みを無視することはできないが、せめて行動領域で、性ホルモンの変化からある程度独立していることを喜ぶべきだろう。閉経は女性の一生の大きな節目であり、男性はもう少し先かもしれないが、いつかは男性にもホルモンの変化が起こる。人生の後半になってエストロゲンやテストステロンのレベルが低くなることに生物学的な意図はないが、多くの意味はある。一生の最初に私たちを形づくることに寄与したステロイドホルモンは、引き続いて、生殖そのものに必要な範囲をはるかに越えて影響を及ぼす。なぜそうなっているのか、それは老いにどういう影響があるのか、それを次章で考えてみよう。

第10章 ステロイドホルモンのしわざ

これはこれは、神様が髪だけでなく髭もお恵みくださるように。

道化からヴィオラ（男装）へ
シェイクスピア『十二夜』第三幕第一場

性差万歳！

男の赤ん坊は女の赤ん坊より体の大きさの割に大きな脳をもって生まれるが、小児期に女の子はじりじりと差を縮め、思春期には追いつく。これをどう理解するにせよ、他の多くの臓器も男性と女性で異なっていることは否定できない。女性の肝臓は男性に比べて一生を通じて大きいし、脾臓は若年で男性より大きくなる。こうした違いは先天的なものではなく、出生の前後に影響を及ぼす性ステロイドホルモン類のバランスによるものであることがわかった。

これらは主として生殖以外の仕事をする臓器だから、最初はわけのわからないことのような気がする。女性の子宮や卵管と男性のペニスや前立腺の存在理由《レゾンデートル》は生殖の必要性に応えることだから、テストステロンとエストロゲンが生殖器に影響を及ぼすのはわかるが、体の大部分がこれらのホルモンと決して無関係ではないとなるとかなり驚かされる。なかでも肝臓や脾臓、脳、腎臓、心臓、肺、皮膚は、男性と女性で異なっていて、その違いはときには大きい。雄のハツカネズミの唾液腺は雌の二、三倍は重いが、ハムスターではその逆である。そうした大きさの違いはしばしば生化学の違いと一致している。なんらかの方法で、体全体が生殖の必要性に応えているのだと思われ、だから体のあらゆる部分は「セクシー」である。このことの重大性は、体の組織がホルモンの変動に反応して変化する可能性があることだ。変化が私たちの外見だけでなく、健康にも影響するのではないかと心配になる。

思春期のホルモン量の増加は、体を大きくし、強くし、将来の生殖に備えて体をつくることを助ける。またそれによって、異性に対してさらに魅力的になり、つかのまだからなおさら「悪魔の美しさ」を誇る。性ホルモンは、真っ先にとてもおいしそうな一皿を差し出し、食欲をそそりそうもないレシピはあとからつくるのだろう。これはたいていホルモンのレベルが下がっていく直接の結果だが、生物学的時間は止まらないから、ときにはありがたくない変化がお構いなしにやってくる。見た目も気がかりの一つで、それは男性も女性も同じである。ある部分には髪や脂肪が多すぎるし、他の部分には少なすぎる。別の変化は、骨やおそらく筋肉をも弱くする原因となる。最後には、癌の発生やせまい血管を血の塊でふさぐことを助長して寿命を縮めたり、心臓発作や脳卒中を引き起こす。

一生の早い時期だけが進化による淘汰の及ぶ範囲で、これらの変化には生物学上の必然性がないことを私たちはすでに見てきた。自然淘汰に、衰弱や一生の最終場面に忍び寄るありとあらゆる望ましくない変化を妨げることはまずできない。だから私たちは、青春期にもっとも健康でもっとも活発なのだ。進化論が老化と生殖を結びつけるとしても、昔も今も、老いのすべての問題が性的な生理機能と関係していると言うのは決して真実ではない。だが、関係している問題もある。本章では、どういうものが関係するのか、なぜそれらは男性と女性でしばしば違うのか、そして、どのようにそれが進化してきたと思われるかを説明してみよう。

いったん進化論争の騒ぎがおさまると、ダーウィンは性別で大きな違いが生まれた動物がいる理由を考えた。雌雄の生殖腺の基本的相違で足りる種があるのに、特別に装飾したり武器を備えたりという手間とコストをかける種がいるのはなぜか。ダーウィンには、種は時間の経過と共に変化するから、両性間の身体上の類似と相違に永久不変のものはないということはすぐわかった。しかし、そもそもそういう進化をしたのはなぜか。

雄が自分の特質を次の世代に伝えるパートナーを得るためには競争に勝たねばならないから、競争のプレッシャーがかかる。交尾相手を得る勝負の敗者は遺伝的遺産を残さないし、その者にしかない遺伝子の組合せは進化として行き止まりになる。ダーウィンは雄にとってのプレッシャーを「性淘汰」と名づけた。それは自然淘汰と対をなすもので、進化による変化総体の推進力である。それをダーウィンは次のように説明した。

どんな動物の雌雄でも、生活上は同じ一般的な習性をもつのに、体つきや色、あるいは装飾が異なるとき、そのような違いは主に性淘汰に起因する。それは個々の雄がもっていたもので、それを継承した世代にとって、武器として、防御の手段として、あるいはその魅力によって、他の雄よりもわずかでも有利であれば、その雄の子孫にだけ伝わっていく。

一八六〇年代の終わりには世界を渉猟した日々はずいぶん昔になっていたが、ダーウィンは自分の主張を示すために旅からエキゾチックな生き物を呼び戻す必要はなかった。性淘汰の好例はすぐ身近にあった。クジャクの雄の尾は、羽が自然淘汰の仕事であるように性淘汰の産物である。どちらもが雌に求愛し、熾烈な競争世界で生き抜くという狡猾な勝負で、持ち主を有利に導く。生殖は大自然の最重要課題だから、必要があれば体のほぼどんな部分でも目的にかなうようにつくりあげられる。尾扇や枝角は必ずしも雄と雌の区別を表すものではなかった。新しい役割として組織が性ホルモンに敏感になった結果、生殖腺とタイミングを合わせ、交尾に成功するチャンスを増やす手段になった。

魅力的な体表と大きな体格をもつことは性的に成功するための勝利要因である。皮膚と骨と付属物は見るものに特徴がはっきりわかるので、ホルモンの重要な標的になる。羽毛の華やかさが目を引く雄鶏や立派な枝角の雄鹿は、競争相手より有利な生殖条件をもち、子孫に遺伝子を残す率が高い。賢い求愛行動は優雅さや体格と同じくらい価値をもつので、脳も性ホルモンの標的である。見かけがもっとも印象的で、羽毛が美しく、寄生虫のいない求婚者が、雌鳥のひなの最高の父親になる。同様に、大声で鳴く雄鹿はハーレムの雌鹿に強い保護者をもっている安心感を与える。種の第二次性徴の背後には、戦う雄と選り好みする雌の歴史がある。

一雄多雌の種の賭け金は非常に高いので、厳しく吟味が行われる。少数の選び抜かれた雄がテリトリーの確立をなしとげ、来るものをみな排除するハーレム（雌の群れ）を形成する。勝利者はすべてのものを獲得する。ダーウィンは、「多婚性と第二次性徴の発達には何か関係が存在する」ことを知っていた。競争が激しくなると淘汰圧が高まり、雄は自分の精力の象徴を誇張する。戦いに明け暮れる雄のゾウアザラシが極端な例で、「浜の支配者」は大きさと凶暴性で雌よりも抜きんでている。両性間の大きさの違いを、さまざまな種の多婚性の規模を判断するために用いることさえできる。この法則は霊長類にもかなりよく当てはまり、われわれの種における一夫多妻や不貞の傾向について私たちが知っていることを裏書きする。

しかし、雄の中での進化の軍拡競争が、個体の生存と種の利益を脅かすことなくいつまでも続くことはありえない。ゾウアザラシの場合、自分たちの巨体と攻撃性がいままでに勝ちとった生殖に有利な立場をあやうくしはじめるまで性淘汰が行われた。ゾウアザラシの歩行は鈍重なのでテリトリーの広さは容赦なく限定され、テリトリーを守るために、ときには自分の子供を踏みつぶすこともある。だから群れの中の力のある者が雌と餌場を独占できるのには限度がある。生き残りに成功する動物は、自然淘汰と性淘汰のきわどい均衡を保たねばならない。

闘鶏ほど性淘汰のプレッシャーのシンボルとしてよく知られていて、不快感を催させるものはない。逃げ場を断たれると雄は勝負がつくまで戦う。美男コンテストの競争者というより古代ローマの剣闘士のようだ。動物は生死を賭して闘う愚行を避けようとして、さまざまな身振りやディスプレーを生み出してきた。それでも成功には犠牲がつきものである。社会構造をもつヒヒは、群れのなかで地位が高くなると地位の低いものよりコルチコステロイドが高レベルになる。この副腎から出るストレスホルモンは正常なもので、利益をもたらすこともあるだろうが、繁殖の成功率を減少させる。また、クジャクや鳥類界のしゃれ者も用心深くふるまわなくてはならない。もし目立ちすぎるようになったり、動きがぎこちなくなったら、かえって捕食者に攻撃されやすくなる。同様に、メキシコのムクドリモドキの雄の長い立派な尾は、強風の中での空中動作を妨げる。ムクドリモドキの雄の死亡率は雌の二倍だが、セックスアピールは生き残る公算が小さくなることより重要にちがいない。さもなければ彼らの飾りものは存続してこなかっただろう。けれども自然法則は、生殖を有利に運ぶためにいつも高くつくトレードオフを強要するわけではない。キジはけづめが大きいほど雌を惹きつける力があり、より多くの子をつくり、そのうえ長生きをする。けづめは鳥類にとって肩パッドの入った背広や気のきいたネクタイと同じようなものだが、本人が大枚をはたいて購入したはずはない。

雌がリーダーとなる社会では、雌の形状と生理機能も性淘汰の対象となり得る。ブチハイエナの雌は雄よりも体が大きく、攻撃的で、まだ幼いときに自分の姉妹と戦って殺すこともある。二次性徴の発現とその代価は雄の専売特許とはかぎらない。雌のハイエナのクリトリスは雄のペニスと同じように大きく、勃起し、陰唇は陰嚢のような袋に一体となっている。こうしたじゃま物にもかかわらず、雌はうまく交尾し、その端にある穴から子を産む。この異端の行動と生理機能は、雌の並外れて高レベルのアンドロゲンによるものであり、すでに出生前からそうなっている。明らかに性ホルモンは、意固地な性差別はしない。

卵巣あるいは副腎から異常に大量のアンドロゲンを産生する女性は、毛深くなり、男性化し、男性の病気にもなる。逆にテストステロンの作用を受けない男性は、あり得べき姿の陰画で、身体の発育は普通の女性の姿に近い。どちらにも例外はある。雄馬は大量のエストロゲンを産生する。この動物は旺盛な精力を象徴するものと考えられているのに皮肉なことだ。その雌性ホルモンの量では雄馬がメス化することはないが、人間の場合はそれほど大量のエストロゲンを男性が受け入れると女性化する。雄（男性）と雌

（女性）はアンドロゲンとエストロゲンの両方を産生し、両方に反応する。そして雌雄（男女）の違いは、ホルモンの濃度と作用のバランスに大部分は依存している。

もし私たちが一から新しい種を計画し、雌雄をつくることに決めたとすれば、理論上は二つの選択肢がある。一つは、何千という遺伝子を配列し、こうしたいと思うとおりに、二つの性の体細胞にあらゆる特徴を明記するやり方である。性遺伝子には生殖器の細部と、身体の他の部分のどこに大きな違いや小さな違いがあるかをすべて指定する必要がある。もう一つは、どちらの性になるかのスイッチとなる特別のもの以外は、両性とも同じ遺伝子一式を与えるやり方である。これはシンプルなプランなので、さらに別の選択のために頭を悩まさなくてすむ。男性と女性の違いは、受精卵のときにスイッチがパチッと入って始まる。その後、ホルモンが体を一方か、もう一方に形づくるための指令を出しはじめる。

スイッチがどのようにして入るかの詳細は動物の種類によってまちまちだが、原理は共通している。哺乳類では赤ん坊の性は受胎時に、受胎させる精子がX染色体（雌／女子）をもっているかY染色体（雄／男子）をもっているかで決まる。それにもかかわらず、性の決定は子宮での最初の六週間のあいだは秘されている。生殖腺はどちらにでもなる可能性を残していて、卵子か精子の元祖の原始生殖細胞が到着するまで待機している。

不思議なことに、生殖腺が卵巣になるか精巣（睾丸）になるかを決定するのは移動してくる生殖細胞ではなく、そこにあった体細胞である。将来の養育細胞がY染色体をもってくるとＳＲＹと呼ばれる遺伝子のスイッチがオンになり、精子を育てるのに適した細管をつくるように細胞に指令を出す。Y染色体がないときは、養育細胞は卵胞をつくるために将来の卵子細胞のまわりに顆粒膜細胞層を形づくる。民族性が性と同じ原理で決定されるなら、家族の出自より国籍を取得する国が問われるだろう。
性別におけるSRY遺伝子の重要性ははっきりと証明されている。妊娠したハツカネズミで、二つのX染色体によって遺伝的に雌になることが決定している卵子にSRY遺伝子を注入すると、疑いようのない精巣をもった雄に変わる。生殖腺の性が精巣か卵巣かどちらかのほうへ向かうと、身体の残りの性別も決まる。

パリの故アルフレッド・ジョストは、体形の性差を決めるのに精巣のほうが大きな影響をもつ生殖腺であることを証明した。彼は妊娠中のウサギの胎児の卵巣や精巣を除去し、さらに他の個体で卵巣と精巣を交換して、将来の体形への影響を調べた。出生前に精巣ホルモンを取り除くことが、その後に取り除くよりも、成長したときに性行動を起こさせず、同時に雄の生殖器系の発育を妨げることに格段に大きな効果があった。雌は卵巣を除去されてもそれほど違いはなかったが、ずっと未成熟なままだった。精巣の移植は、雌の体に永続する影響を与えた。子宮と卵管の形成を妨げ、その代わりに精管を発育させ、広く雄の「特性」の発達を促した。ずっと昔、ジョン・ハンターは、異性の双子を身ごもった雌牛が雄性化した雌を産むという農夫の訴えから、自然の実験ともいえるこの事態に関心をもった。この異性双胎で生まれた生殖機能のない雌牛（フリーマーチン）の犯人はテストステロンではなく別の精巣ホルモンだが、それが強い影響を及ぼす。雄性ホルモンは体の構造にほとんど消すことのできない痕跡を残すので、生物学者はいくぶん軽蔑的に雌を「デフォルトの性」と呼んできた。もっと如才なく言うなら、基本プランは雌で、雄の特徴はオプションとしてつけ加えられる。どちらにしても、アダムの肋骨からつくられたイブの神話とはほど遠い。

ジョストの実験は、細胞がテストステロンに反応できるようにする遺伝子がY染色体上にあるという見方に終止符を打った。雌（女性）も雄（男性）と同じようにこのホルモンの対象となり得る。アンドロゲンの受容体分子《レセプター》はX染色体に暗号化されているので、誰でも、おそらくほとんど誰でも男性ホルモンに反応できる。もし不妊の既婚女性を診察するために呼ばれた医師が、「彼女」が短い行き止まりの膣をもち、子宮はなく、テストステロンが正常な男性のレベルで、一組の停留した睾丸をもっていることを発見したら、どんなに困惑するだろう！　偽半陰陽と呼ばれるこの状態は幸いにも非常にまれで、アンドロゲンを受容するための遺伝子が突然変異で破壊されたときに起こる。男性のX染色体は一つで、したがってこの遺伝子の複製は一つしかないので、ほかに頼みとするものがない。テストステロンの量がいかに上昇しても、なお外見は女性のように見える。

自然界の欠陥はときに、長い歳月を要する困難な実験と同じように遺伝子の働きについて多くを教えてくれる。もっともだからといって、その欠陥をもつ人には何の慰めにもならない。最近になって明らかになった一つの事例によって、男性の産生する微量のエストロゲンがおそらく欠くことのできないものであることが示された。身長が二〇四センチに達した二十八歳のアメリカ人男性は、自分から研究対象となることを申し出たときもまだ背が伸び続けていた。彼は十年以上前に思春期に達していたが、彼の骨の年齢はいまだに十五歳の少年と同じだった。青年期の成長が続いているあいだ、長骨は性ステロイドと成長ホルモンの両方の働きで伸びる。けれども骨が十分に成長したとき、ステロイドが成長域の両端を骨化させる。これが身長の最高限界を決定するのである。この男性の骨はその段階にまで達していなかったが、誰もが驚いたことには、テストステロンの血中濃度は正常であり、根本的な問題はエストロゲン受容体《レセプター》の欠如であることが判明した。彼はこのホルモンにまったく反応しなかった。骨の成長に関する教科書の記述は、テストステロンよりエストロゲンが重要であることを示唆する彼の場合を考慮して、見直しが必要かもしれない。

思春期は人生の生殖段階の始まりというだけでなく、生理機能や前途と共に体形や外観も大きく変わる重大な時期である。この時点から性による違いがますます大きくなる。変化をもたらすものは生殖腺から産生されるステロイドホルモンであり、体のほとんどすべての部分にある程度の影響を及ぼす。精巣から出るアンドロゲンはあごひげの毛包を刺激し、うぶ毛に代わって長い硬毛が生えるようになり、皮脂腺の活性化とその悪影響でしばしば不格好なにきびができる。女子は乳腺と胸部の脂肪組織が卵巣から出るエストロゲンの増加に反応して発育し、乳頭を突出させる。これらは誰もが知っている変化である。性ごとに一貫した違いがあるとき、背後には性ステロイドホルモンのどれかが潜み、標的細胞には反応するために必要な受容体《レセプター》があることを私たちは確信し得る。性的特質が進化してきた根源には、何百万年にも及ぶ性の淘汰圧が存在している。

閉経や老化についての恐怖の一つは、性ホルモンの減少によってこの違いが逆転することである。これは老化が去勢の一種だという見解を思い出させるが、たしかに多少の真理はある。若い時期につくりあげられた器官で、中年あるいは晩年に性ホルモンの撤退の影響をまったく受けないものはない。その後は骨格も衰える。これが若返りの仕掛人たちが食い止めようとした変化である。彼らは誤って衰弱のすべてをホルモンの欠乏とみなしたが、年をとった体もホルモンに反応する能力は若いときと同じだと考えた点は正しかった。一生が終わるときにも、私たちの細胞には性ステロイドホルモンや他のホルモンの受容体が十分な数だけある。そうでなければ、エストロゲンやアンドロゲンの補充を試みても無駄だろう。

受容体のいちばん多い組織が最初にホルモンの撤退の影響を受け、そしてホルモン補充療法にいちばん敏感に反応する。膣の内層はエストロゲンに非常に鋭敏なので、閉経後、萎縮した細胞は性交中のすり傷を防ぐことがむずかしくなり、それで医者が性交痛と呼ぶところの痛みが起こる。細胞の中の炭水化物のたくわえが底をついているので、少なくなった膣の潤滑液は以前ほど酸性にならず、細菌感染を防止する力があまりない。尿道はエストロゲンに敏感な細胞が並んでいるので、尿が通るのにも不快感がある場合がある。こうした変化はすべてホルモン補充療法で速やかに好転する。もし性ホルモンの効き目が体内のあらゆるタイプの細胞にも同じように劇的であるなら、若返りの仕掛人たちの大胆な野望も現実のものとなったのだが、性ステロイドホルモンも他のどんなホルモンも、不老長寿の秘薬でないことははっきりしている。

私たちの生物学的年齢は、体内で多くの変化が起きるのと同時に外観にもすぐに現れる。コミュニケーションの器官である皮膚は一様ではないが性ホルモンに反応する。あごひげやわきの下、陰部の毛包はアンドロゲンに敏感である。頭皮も同じように敏感だが、ただし事は逆向きに起こる。皮膚の他の部分はそれほど敏感ではなく、反応は個人差が大きい。普通、アンドロゲンのレベルは高齢まで陰毛の運命を維持する程度には高く、不思議なことに体と顔は中年になるとそれまでより毛深くなる。

エストロゲンの皮膚への影響は、アンドロゲンの場合よりも微妙で、あまりわかっていない。当然、いまでは忘れられているが、進化論の黎明期には女性の美しさの起源に関して多くの推測が行われた。エストロゲンの影響がダーウィンの言うところの性淘汰の問題であるのかどうかは、自然界では交尾相手に事欠く雌はめったにいないので疑わしい。

最近は化粧品としてのエストロゲンの役割が取り沙汰されている。エストロゲンクリームで美しくなるかどうかは見る者しだいだ。生物学者は沈黙を守り、化粧品の疑似科学広告に近寄らないようするほうが賢明だ。確実に言えるのは、閉経後には細胞の分裂回数が減り、繊維がまばらになり、弾力が衰え、皮膚が薄くなるということである。骨の場合の骨粗鬆症(こつそしょう)に通じる一種の皮膚の小孔形成が起こる。骨と同じように皮膚にもエストロゲン受容体が存在するのは事実だが、これが、失われるものをエストロゲンで回復できるとか、外見を改善できることを意味するわけではない。ホルモン補充療法の美容効果に大きな期待を寄せている人たちは失望することになる。中年になって現れるしみやしわにはとりわけ強い日光にさらされることをはじめとして多くの原因があるが、それをホルモン補充療法で防いだり元に戻したりはできない。青白い肌を愛したビクトリア時代の人たちが考案したパラソルは、いま売られているホルモンや化粧品よりも安く、しっかり顔を保護した。

リンゴ型とナシ型

体の輪郭を形づくるのは皮膚の下の脂肪や筋肉の厚みのある層で、これも性ホルモンによく反応する。残念ながら、このタイプの細胞についての議論は自己イメージの問題に乗っ取られているようだ。一般的な態度として、男性は筋肉があるほど良いとされているのに、女性の脂肪に対する態度は正反対である。

健全な組織で脂肪ほど悪く言われるものはないが、ファッション界の主張はさておき、生物学は脂肪細胞の新しい見方を示す。真に重要なのは肥満の型なのだ。

全体としてみると人間は非常に太った種だ。私たちは家畜の豚と同じくらい脂肪があり、クジラ類のほかには私たちより太った野生動物はいない。脂肪は寒さに対する防護層として大切な組織であり、非常に効率よくエネルギーをたくわえることができる。グラム当たりのカロリーは炭水化物やタンパク質の二倍以上あり、経済的である。つまり持ち運ぶのに軽い。脂肪は過剰でなければ喜ぶべきものである。

だが、脂肪は悪名を着せられた。私たちの脂肪細胞の大部分は一生の初期段階で生じ、過剰なエネルギーをたくわえるために呼び出されるまでとっておかれる。その容量は非常に大きく、肥満の人では体重の五〇パーセントを越えることもある。肥満は食べ過ぎか運動不足のサインであり、たいていはその両方である。今日の採集狩猟生活者と同じで私たちの先祖は痩せていて、生きていくためには何としても食べねばならなかったから、私たちは多すぎる体重にはうまく適応しない。太りすぎが糖尿病や心臓病をはじめとする多くの病気と関連しているのは意外ではない。昔の哲学者フランシス・ベーコンは、体形や外見が不健康の兆候となり得ることを察していた。「痩せているのは感情が安定し、穏やかで……長生きをする［しるしである］」が、若いときの肥満は短命の前兆である。ただし老年の肥満はさほど問題にならない。」

ツイッギーの時代には自然なふくよかさを強引に抑えつけようとしたが、適度な脂肪は私たちにとって良いものである。脂肪があまりに少ないのは、あまりに多いのと同様に後年に問題となることがある。しかし、最良の健康状態の割当て量は、男性よりも女性のほうが多い。現代の平均的な女性の脂肪の量は体重の二五パーセント、つまり約一五キログラムで、同じ年齢の男性のほぼ二倍である。これは食生活の好みとは何の関係もない。脂身が食べられないジャック・スプラットと脂身の好きな奥さんを唄ったマザーグースになるほどと思ってしまうが、奥さんのほうが大食いなのは彼女のホルモンのせいだ。難儀なことだとしても、徹底的な低カロリー食と規則的な運動をしていれば、脂肪の蓄積に抵抗することは可能である。けれども、女性の脂肪量が若い男性の脂肪量ぐらいまで落ちると妊娠がむずかしくなる。プロのバレリーナやアスリートには卵巣の機能が止まり、月経がなくなることがよくあり、卵巣から出るエストロゲンの深刻な欠乏が、通常ならホルモンを増やすのにたいした貢献をしない脂肪の不足でいっそう悪化する。若い女性のホルモンの場合は問題となる。めったに運動をしない女性の場合は、あとで問題を引き起こす。とくに不十分な食事しかとらず、めったに運動をしない女性の場合は問題となる。

生物学的には、脂肪は周期的な飢饉に対する緩衝物として、過去には現在よりもっと重要だった。豊年には脂肪細胞が脂肪をため込み、食べ物が少なくなると、空腹がホルモンを放出する引き金となり、そのホルモンが蓄積した脂肪からエネルギーを放出させる酵素を刺激する。脂肪は、変わりやすい環境で生き抜かねばならなかった人たちに手を差し伸べる保険だった。そして平均すると女性は、飢餓にあって男性よりも長く生き延びる。昔の女性は、妊娠と授乳のために必要とされるエネルギーも確保しておかなければならなかった。丸々と太っていることはかつては美徳であったし、現在もそういう地域がある。ウィレンドルフのビーナスの彫像に、大きな胸と大きな臀部を刻んだ二万五千年前のクロマニョン人のアーティストも、そう語りかけている。もっと最近でも、跡継ぎをつくるためにパートナーが重要だと考えられていたときには、痩せていることは魅力がないと思われていた。聖公会祈祷書が「彼ら［神の家に移り住む者たち］はまた、そのときにあって、より多くの実を結ぶだろう。太り健やかになるだろう」と述べているように。

少年少女は、思春期に入って生殖腺が活動しだすまでは、だいたい似た分量と分布の脂肪組織をもっている。その後、エストロゲンが他のホルモンといっしょに少女の骨や代謝、生殖器官、そして脂肪細胞に働きかけ、女性らしい体形を決定する。余分の脂肪の大部分は胸、臀部、腿部などにあずけられ、これらの場所は女性が妊娠したときに非常に大きな力になる。すでに太りすぎでなければ、妊娠時の脂肪は栄養が良い社会であってもやはり重要であるから、自然の采配に抗うことは賢明とは言えないだろう。この脂肪太りは、あとで元に戻すのがむずかしいという恐怖からか歓迎されない。それはよくわかるが、問題は主として現代的な生活における文明の産物、とりわけ人工栄養ミルクでの育児の流行にある。母乳育児は赤ちゃんに最善であるだけでなく、妊娠後の体重を減らす自然な方法でもある。だから授乳は母と子の両方のためにある。授乳期間中に放出されるホルモンには、妊娠中の脂肪に働きかけ、付加されたカロリーを赤ちゃんを育てることに向けるものがある。

男性は女性よりも少ない脂肪で出発する。妊娠をなしとげるように要請されることは決してないからだが、年をとるにつれ、脂肪の少ない状態を保つためには女性と同様の苦戦を強いられる。これは性ホルモン量の変化というより生活習慣を調整することのむずかしさからきていて、過剰なカロリーのほとんどすべてが脂肪層になる。年をとれば、体を使うことが少なくなり、基礎的な代謝率が徐々に低下することを考慮して、食事の量を減らしていくべきなのだ。ペットが去勢後に以前ほど活動的でなくなったら、同じようにする必要がある。

「男性の脂肪」は、思春期の女性の脂肪よりもたまる時期が遅く、ため込む場所も違って、典型的なのは腹部である。男性は女性よりも高い位置が太る。男性は主に胴回りで、それに対して女性は腰回りと腿が太くなる。男性の肥満の型はリンゴのようで、「アンドロイド」と呼ばれ、女性は西洋ナシのような体つき、つまり宗教裁判官を激怒させたゴヤの「裸のマハ」のような「ジノイド」型である。しかし、両者の体形のあいだには明確な境界線はなく、両者の性ホルモンへの依存は、それが永久不動ではないことを示唆する。男性の性転換者にエストロゲン剤を投与すると、下半身に脂肪が増える。一方、女性にテストステロンを投与すると逆になる。脂肪の分布はホルモンの処方によって変わる。

脂肪の量よりも分布が健康に重要であることが一九五〇年代まではわかっていなかった。マルセーユの医師ジャン・バグーが、病院での日々の業務の中でこの重大な事実を発見した。だが彼はそれをフランス語で発表したので、英語圏の科学界はその発見を初めのうちは見落としていた。バグーは糖尿病や心臓血管疾患、あるいは痛風にかかっている自分の患者の大多数が、男性か女性かの別なくアンドロイド型に脂肪が分布しているのに気づいた。いまでは私たちは、男性の脂肪が健康への警鐘であることを疑っていない。

体重を気にするより体形を気にかけるべきである。医者は適正体重の指標、ボディマス指数（ＢＭＩ）（体重（kg）÷（身長（m））^{2}）を肥満の一応の評価基準として使ってきたが、将来の健康の指標としては、腰回りに対する胴回りの比率のほうが有力だ。この比率は、大きければ大きいほど腹部が太っていてリスクが高くなる。アンドロイド型に脂肪のついている女性は、女性特有の病気のうえに、男性によく見られる病気にまでかかりやすい。彼女たちの問題は、アンドロゲンの産生が多すぎることから起きる場合が多い。そういう女性は妊娠がむずかしかったり、顔や体に体毛が多すぎて頭髪が少ないので、不妊や内分泌の診療所にやって来ることがある。目に見えるものはすぐに心配になるが、大半の人は一生のずっと先のほうで起こる病気の重大なリスクに気がつかず、体重を落とすか、あるいは妊娠ができれば見通しが明るくなることを自覚しない。

脂肪を落としたい男性のとるべき道はこのうち一つしかない。成功すれば、とくに欧米の男性に多い高血圧や脳卒中、心臓血管疾患、ある種の糖尿病といった数々の病気にかかる危険性が減る。先に癌にならなければ、これらは私たちの生命を奪う可能性のもっとも高そうな悪霊たちである。カリフォルニア、スタンフォード大学のジェラルド・リーブンは、この一群の病気を、現在のところ決め手がないことの象徴として「X症候群」と呼んでいる。私たちにわかっているのは、インシュリンに対する脂肪細胞の妨害とそれに伴うインシュリンとグルコースの血中濃度の上昇が、おそらくこれらの病気の引き金だろうということだけである。初期段階でもっと日常生活に注意をすることで、血液循環への有害な影響を取り除く余地がありそうだ。病気になったあとでテストステロンを減らして効果があるかどうかは疑わしい。

イングランド、サウサンプトンのデービッド・バーカーは、これらの病気には出生時の体重が少なかった人たちが後年になってかかりやすいこと（第3章参照）に注目した。彼はもっともリスクの高い人たちの注意を引くために「スモールベビー症候群」という別の名前をつけた。だが、出生時体重が少ないことが心臓病や脳卒中、糖尿病の唯一の原因であるとするなら、主として裕福な層の病気であるより、むしろ発展途上国の人たちを苦しめることになるから、事態はそう単純なことではないだろう。

筋肉は体の大部分を占めるもう一つの組織であり、脂肪と同じように複雑で、これも性ホルモンと無関係ではない。筋肉には三つのタイプがあって、それぞれが身体の部位によってホルモンに違った反応をする。平滑筋と心筋は自分の意思によって動かすことはできないが、神経と同様に多くのホルモンの影響を受ける。生殖器官のまわりの筋肉はエストロゲンやアンドロゲン、場合によってはプロゲステロンに敏感に反応する。それらの筋肉は、去勢や閉経後には活力を失い萎縮するが、ホルモン補充療法を受けている閉経後の女性が卵子を提供されると、再び妊娠が可能であるほど回復できるものである。腸と血管の平滑筋細胞はそれほど性ホルモンの影響を受けないし、ホルモン補充療法の効果があるとしてもわずかである。心筋は性ホルモンに敏感だと言われているが、そしてそう感じるのはロマンチックなことではあるが、研究ではいまだにその理由も程度もわかっていない。

第三のタイプの筋肉は、骨を動かし自分の意思でコントロールできるもので、骨格筋と呼ばれる。その強度は中年になる前までは衰える兆候はほとんど見られないし、運動によってこれも回復できる。最近の研究によると、閉経で握力がわずかに低下するが、ホルモン補充療法によってある程度は元に戻るので、エストロゲンが多少の役割を果たしているのかもしれない。

男子は青年期にアンドロゲンが増加して筋肉が発達するが、確実なのはそこまでである。たとえばテストステロンのようなアナボリック・ステロイド（タンパク同化ステロイド）の濫用の話題が繰り返し新聞で取りあげられるが、うわさは事実を追い越している。このあまり評判のよくない分野に熱心に取り組む自主的な研究者はほんの少数で、私たちはたいていは激怒するスポーツ大家や彼らのアドバイザーの意見で判断している。これらのホルモンが少年や女性、ホルモンの不足している男性に劇的な効果をもたらすことについて疑う者はいないが、粗暴な強さと攻撃性に多大な影響を与えるという主張には、いまも異論が多い。ステロイドの濫用は世間で言われるよりも筋肉への影響はずっと小さいかもしれないが、相変わらずそれで評判を落とすスポーツはある。さらに悪いことに、確信犯は大量投与で、毒性と生殖能力の抑制という危険を冒す。筋骨たくましい重量挙げ選手の萎縮した睾丸は、たとえ薬物検査が陰性であっても疑いを起こさせるのに十分のはずだ。

テストステロンはもっとも尊敬されていないホルモンだが、それがいまにも地位を回復するかもしれない。米国国立衛生研究所（ＮＩＨ）は目下、テストステロンのレベルが低下した高齢者の筋肉や骨の減少を食い止めるために、テストステロン投与の有効性を研究している。筋肉の損耗は床ずれの一因となり、骨粗鬆症《こつそしょう》は弱った老人を骨折の危険にさらす。テストステロンを飲むことで苦痛が和らぎ、少しは自尊心を取り戻せるかもしれない。テストステロンは衰えている下垂体を力づけるので、これらの効果には成長ホルモンの影響によるものもあるかもしれない。いっそ最初から成長ホルモンを投与するほうがいいのかどうかが研究課題の一つになっている。

こうして述べていると、いつしか百年ほど前のブラウン‐セカールの主張を思い出さずにはいられないが、テストステロンにどんな副作用があるのか、性的関心や性的能力も含めて私たちにはいまだに確実なことはわかっていない。一般にテストステロンの評判は事実より先行しているとしか言えない。自分の筋肉を鍛えあげたい健康な男性は、栄養価の高い食生活と十分なトレーニングをするほうがはるかによいだろう。話は簡単で、使わなければ衰える。これは高齢者にも同じように言えることである。性ホルモンには顕著な効果があるが、座っていて運動しないライフスタイルをそれで埋め合わせたり、あるいは失った若さを取り戻すことはできない。

濃いヒゲとハゲ頭

頭皮を飾るわずかな重さのタンパク質には、不釣り合いな重みの人間のプライドがかかっている。健康管理と比べて毛髪のために費やされる金額を考えてみると、地球外から来た訪問者なら、私たちがクシやヘアカット、カーラー、整髪剤でどんな恐ろしい病気を撃退しようとしているのか知りたがるだろう。その想像上の訪問者は、人間の体の毛髪の分布にも好奇心をもつだろう。他の種よりもひどくむらがある。科学者たちでさえ、あるとすれば毛髪にどんな生物学的な意図があるのか合意には達していない。

かつては毛髪は寒さを遮断するものとして大切で、日焼けを守る役目もあったにちがいない。こうした恩恵は人々が衣服を着るようになると余分なものになったが、いまだに残っている毛髪もある。ただところどころであり、特別な場所にしかない。ほとんどは男性も女性も同じだが、違いもあり、たぶん異性を惹きつけるための飾りとして役立っているのだろう。ただし、そこにはさまざまな見解がある。

ペットのぐあいが悪いことに最初に気がつくのは、一つには毛並みに艶がなくなるからである。私たちにしても、豊かな髪は活力や美しさ、若さを表し、見ることのできない体の部分を象徴する。立派なあごひげは持ち主の性を強調するものであり、若い男性の毛深さは強靭な独立心と同等に思われている。聖書には、エサウは「巧みな狩人」で「毛深い人」であり、一方、その弟ヤコブは穏やかで、「天幕のまわりで働くのを常とし」「なめらかな肌の人」と書かれている。頭を剃るのも、髪を切らないのも、どちらも宗教的な誓約を表すものとして行われてきた。髪を切られてサムソンが怪力を失うのは、女性に溺れて屈服する信仰の弱さを表している。

中年になると男性はたいてい頭皮からある程度の髪がなくなり、そのまま残っている髪は女性と同じに白くなりはじめる。老年になると体毛も白くなるが、頭髪よりも遅く、男女共に起こる。それは老いの到来を告げるものなので、この変化を見つけると多くの人は意気消沈する。早くにやってくる他の老化の徴候と同じように、ときには無分別な行動への懲罰だとみなされることもある。禿げ頭の男は過度の情欲をもつと指摘したのはアリストテレスだが、この保証されていない評判を大いに喜んだ男たちもいる。頭髪の喪失は性的な成熟の結果であり、独身者にも、やたらと関係の多い男性にも等しく作用する。サルも頭のてっぺんが薄くなることがあるが、めったに人間のように白くはならない。

白人の頭には三十歳から四十歳のあいだに多少の白髪が現れはじめ、大部分の人が六十歳までにはある程度白くなる。その速度は人種差、個人差が非常に大きく、ほかの何よりも遺伝的性質が深く関与している。髪が「白く」なるのは色素細胞が毛根に入りそこなうからで、なぜそれが起こるのかは誰も知らない。けれども不幸中の幸いとでも言うか、早くに白髪になる黒みがかった髪の男性は、禿げることからは免れる傾向にある。この不可解な関連は、色素を含まない髪のほうが強靱であることが関係しているかもしれないし、同じ説明をショックで髪が白くなる人々に当てはめることもできる。淡い色の髪は一晩で白くなることはないとブラウン-セカールは考えたが、白い髪の隣人に比べると先に抜ける。女性にとっては早く白髪混じりになるのは良い兆しではないかもしれない。そういう人たちは骨が細くなり、閉経が早く、骨粗鬆症のリスクが大きくなるので、髪の色の変化は老化のバイオマーカー（生物学的指標）だと言われている。ビタミンDが共通する要素であることのほかに毛髪と骨のあいだにつながりがあるとすれば奇妙なことだが、予防措置としてホルモン補充療法とビタミン補給剤が考慮されることが望ましい。

　男性の禿頭に既知の健康上のリスクはないが、白髪になっていくのに比べてプライドへの打撃は大きく、隠すことがむずかしい。これみよがしに流行のモヒカン刈りをしている青少年は、中年の男たちにケンカを売っているようなものだ。なぜならそこが、中年男性が髪の毛を維持するのにもっとも困難な場所だ。皮膚は動物と同じように人間にとってもコミュニケーションの器官であり、髪はその重要なボキャブラリーである。

　中年男性はいままでより勢いよく発毛する顔面をせめてもの慰めとすることもできるが、必ずしも歓迎されるとはかぎらない。無念にも髪の生えぎわが後退するとき、そこからまさに数センチしか離れていない髭《ひげ》が領土を拡大し、勢いを増すとはおかしなことだ。当人には一方が他方を犠牲にして伸びるのだろうかと疑念が起きるかもしれないが、これが事実であるはずはない。それぞれの毛髪の毛包はホルモンの影響を受け、それ自身の運命に従い、思春期に活性化した毛包は時と共にますます勢いづく。ここでまた私たちは、思春期以降の年齢による変化がすべて無情な下り坂ではない事態に出会っている。まずは眠っているような、穴からほとんど出てこないうぶ毛でしかなかった毛包が、いまや長く、ときには丈夫な硬毛を伸ばす。そういう体毛は胴と手足、さらには鼻孔や耳にも生える。男性は性ホルモンの量がかなり安定しているから、これを説明するにはどこか別のところに目を向けなくてはならない。

　これらの変化には好奇心をそそられるが、毛髪の成長を本格的に研究している科学者はほとんどいない。政府機関や医療団体は、虚栄心に取り入る化粧品研究であると思われるところに資金を提供したがらない。

歴史は秘教的な研究から実用的な応用が飛び出した事例で満ちているのだから、たぶんこれは用心しすぎだろう。毛包の活性と不活性を引き起こす原因になっているものはすべて、別の年齢的変化かホルモンの変化に関連しているのだろう。加うるに、禿げることが真の精神的苦痛をもたらすこともある。もっと奨励されなければ、毛髪の研究は乏しいままで、どんな発見もおそらく少数の化粧品会社や製薬会社の秘密のファイルにしまい込まれてしまう。毛髪の生物学について、凡庸な学者連中は行きつけの理容師ほども知らないが、いくつかのことについては意見が一致している。

毛髪は、卵子が卵胞を必要とするように毛包を必要とし、どちらも出生前に限られた数だけつくられる。初めに頭皮には一〇万個の毛包があり、活動と休止の周期を繰り返す。それぞれが生物時計をもっていて、休止状態になり、髪を脱落させ、また始めから繰り返すまでに二、三年をかける。毛髪の成長速度は髪の一本一本で違うが、一日に約〇・二五ミリメートルほど伸びる。髪がどこまで伸びるかという長さの限界は、したがって成長速度よりも持続時間によって決まる。頭髪と眉毛の長さの違いは、成長速度より毛包時計がどのくらいの時を刻むかの結果である。

毎日私たちは三〇メートルぐらいの頭髪をつくりだす。私の年齢ではもう少し少ない。約一〇〇本の髪が日々脱毛し、同じ本数の新しい髪が、再び活動期に入った毛包から生え始める。時間とアンドロゲンの破壊行為は、交替分は増加しないのに日々失う髪を一一〇本から一二〇本ぐらいに増やすだろう。差し引きのわずかな不均衡は浴室ではわからないだろうが、いつしか生えぎわが後退したり、頭頂部が薄くなったり、あるいはその両方で判明する。季節が移り枯れ葉が落ちるように、髪の喪失は徐々に起こり、自分の姿の部分的変化に慣れるための時間が与えられる。そういう意味では青天の霹靂のように襲いかかる多くの病気より、ずっと穏やかな老化の訪れである。

頭が禿げるのは男性ではよくあることだが、眉毛はめったに禿げない。髪の生えぎわは、女性が真っ先に心配するところではなく、男性のようには気がつかないそうだ。女性が禿げるのは珍しいが、起これば男性より問題はずっと深刻である。生物学的にではないとしても社会生活で困る。女性で禿げ方が男性のようで、頭皮が健康であれば、ことによると男性ホルモンが多すぎるサインであったり、あるいはアンドロゲンの副作用を伴うホルモン治療をいつか受けたことがあるせいだろう。どちらにしても、髪の喪失は男性と同じで取り返しがつかないから、そのことばかり考えるのを避ける工夫にたよるしかないが、たいてい女性は男性よりもずっとうまくやれる。

男性の脱毛にはアンドロゲンが多いことが必須だが、それだけではない。そういう人は毛包がアンドロゲンに影響されやすい遺伝子を受け継いでいるはずだ。これは優性遺伝子なので、遺伝子の一つの複製だけで禿げることになる。だから劣性遺伝子でよく起こるように、世代を飛び越すようなことはまずない。身内の年輩の男性の頭をひと目見れば、若者は自分の髪が維持できるかどうかの大ざっぱな見通しを得られる。禿げる遺伝子を母方から受け継いでいるかどうかは、母親が本来よりアンドロゲンを多く産生していないかぎり見てもわからないので、予想はむずかしい。

禿げることは老化の避けられない変化の一つではない。事態が進行しすぎないうちにアンドロゲンの最大の源泉を取り除くと防ぐことができるからだ。ジェームズ・ハミルトンの去勢された五四人の患者は、中年になっても一人も禿げなかった。彼らの皮膚は一般と比較して脂が少なく、にきびも出にくかった。もし去勢が思春期以前に行われると性毛は生えないし、チョーサーが正確に述べたように、「声は山羊と同じくらいか細く、髭はなく、これから生えることもない。しかし、彼の顔は髭を剃ったばかりのように艶やかに輝く」。もしその後に去勢が行われると、髭はあまり伸びないが完全にはなくならない。たとえば眉毛のような他の毛包は影響を受けず、それは両性とも似ていて、腋窩や陰部も同様である。これらの場所は思春期以後に副腎で産生される弱いアンドロゲンに敏感で、それは無精子症の青年でも同じである。

最初、胎児の毛包はおそらく全部がほとんど同じもので、しばらくして生える場所に応じてプログラムされる。ほかより速く、太く、長くなるものもある。このため、体のある部分の皮膚に生える毛髪は別の場所に移植した後も変化しない。胸や陰部の毛包を禿げた頭に移植しても、やはり短く縮れて発毛し、テストステロンによって抑制されるのではなく刺激される。この著しい違いを担う遺伝子が別個のものか、あるいは別の仕方でコントロールされる同一のものか、その根拠が突き止められるとき、新しい治療法が見つかって髪が生えるかもしれない。そのときには、禿げるのも髭を剃るのも昔話になるだろう。

だが、一度失った髪を取り戻すチャンスはあるのだろうか。禿頭は見かけほど死に絶えているのではなく、いわば潮が引いたあとの浜辺のようなもので、ごく小さな髪の大群が穴に虫が潜むように隠れている。毛髪研究の大いなる挑戦は、再びそれが出現するように、もういちど満潮にする方法を見つけることである。これは毛包がひどく衰えてしまう前なら実行可能に思われるが、回復不能になる地点はある。リーマスじいや「J・C・ハリスの短篇に登場する黒人召使いの語り手」が、「頭に湯をぶちまけちまったら、いくら謝ったところで毛はもう生えてきやしない」と言ったように。

毛生え薬はだまされやすい客が大勢いるので大道薬売りの十八番《おはこ》だった。パピルスに書かれた古代エジプトの古文書によると、ワニやライオン、カバ、ヘビの頭部の脂肪を混ぜたものが脱毛の治療薬として推奨されている。奇怪な処方であればあるほど、望みをかけている購入者には見込みがありそうに思われたが、一つとして時の試練に耐えたものはない。中世まで、男は砒素と祈祷にたよっていたと言われている。おそらく必死だったのだ。一時期、カルペパーは「クマの獣脂は髪が抜けるのを食い止める」と、剛毛の生えている動物を用いる方法を復活させた。時代ごとに独特の治療薬が好まれた。アメリカの禁酒法時代にはストレートの酒を頭皮に塗った。たぶん禁断の木の実は効くものと期待されたのだろう。

この手短な歴史だけでも私たちが懐疑論者を決めこむには十分かもしれないが、主張のすべてがインチキや甘い考えというわけではない。頭髪が退散するのを防ぐのは手遅れにならないうちであれば可能である。テストステロンの影響下にある毛包は、だんだんに消滅と言ってもよい程度まで小さくなる。そこまでいくと皮膚に毛包を復活させられないのは、不妊の卵巣に卵子が現れることがないのと同じである。自然のなりゆきに身を任せない人たちはかつらを購入するかもしれないし、あるいは皮膚に円盤状にか部分的にか、アンドロゲンに抵抗力のある、もっと恵まれた頭皮の一部を移植するかもしれない。しかし結果に誰もが満足するとはかぎらない。

どこの製薬会社も収益を見越し、禿頭の治療薬の可能性に油断なく気を配っていると思いがちだが、そうでもない。アメリカのミノキシジルの製造業者は、高血圧のための新薬の余計な副作用として多毛症を記載しただけで、発見を保護することさえしなかった。山っ気のある皮膚科医の夫婦がその将来性に目をつけ、特許を取得し、当の会社に権利を売りつけた！　元の名前は魅力がなかったので、新しい名前が必要だった。彼らは語呂のよい「リゲイン（Regaine）」という名前（年齢のわりに見事な頭髪だった元大統領を連想させる）を使う誘惑には打ち勝ったらしく、いまや全国テレビ網でさほど違わない商品名で売り出している。その効き目を疑う者はいないが、欠点がある。継続して塗布しなければならないし、毛髪が求められていない場所に生える。

頭皮へのアンドロゲンの影響は、抗テストステロンの作用をもつ薬で打ち負かされることもある。しかし最悪の場合、これは化学的な去勢となり、服用者の男性能力が奪われ、ことによると性欲が衰えてホットフラッシュ（ほてり）が起こる危険がある。男性がエストロゲンを含む薬用クリームを頭皮に塗るのも望ましくない。ホルモンが血流に吸収され、体のほかの場所に女性化を引き起こすことがある。そのうえ、動物では雌性ホルモンが毛髪の成長を遅くする場合が見られ、人間のための非常に良い提案とは言えない。

もっと有望な治療は、頭皮の酵素5 α - リダクターゼの作用を妨げる薬である。この酵素はテストステロンを活性の高いジヒドロテストステロンに変換するもので、ジヒドロテストステロンは毛髪と前立腺肥大に関与するが、性的関心や性的能力には影響を及ぼさない。だからこの薬は、その男性が豊かなあごひげを望んでいないかぎり、アンドロゲンの望ましくない作用だけを攻撃する。この薬は毛深い女性の余分な体毛の抑制としても効果があることがわかってきているが、化粧品業界の目は男性の頭皮のほうに釘付けになっている。ヒトとサルへの最初のテストでは頼もしいことに頭頂部に発毛をみたが、ふさふさとした頭髪でプライドを回復するまでには至っていない。

ビクトリア時代の人たちは効果のない新奇な薬には慣れっこになっていたが、禿げを治療しようとは夢にも思わなかったようだ。チャールズ・ダーウィンが友人トーマス・ヘンリー・ハックスレーのもじゃもじゃ頭を羨望していたかどうかは記録にないが、来るべき世代は禿頭を耐え忍ばなくてもよさそうに思われる。

博物館に展示されている骸骨からは、彼らが生きていたときの代謝活動がどうなっていたかはほとんどわからない。死後に残るものは主に無機質の上部構造だが、生体の骨は血液の供給を受け、建築現場でたえまなく作業員が立ち働くように、細胞で満ちている。一つのグループの細胞があちこちで骨を削るが、同時に別のグループがたえず空所を新しい骨で満たす。それは互いに対抗して働いているように見えるかもしれないが、構造が強さを維持し、老朽化を遅らせるために、ひたすら更新を続けているのだ。理論上はこの仕組みで、必要なあいだ骨の強さは保つことができるはずだが、残念なことに実際はそうはならない。

老人性円背

骨は成人になってすぐに最大限の強さに達し、女性の場合は中年までに弱くなりはじめ、男性の場合はそれより遅めから、女性よりゆっくりと弱くなる。閉経は骨の老化にとってとくに重大な時点で、ここを境に骨量の減少が大幅にスッピードアップする。最終月経の前後一、二年ずつで、毎年女性は骨の総ミネラル量の二パーセントから三パーセント、あるいはもっと多くを失う。その後、割合は終生一パーセントずつに落ち着くが、これは決して取るに足らない量ではない。女性がごく一般的に五十歳で閉経を迎えるとすると、七十歳には骨質量の四分の一を失うし、百歳になれば半分になってしまう。早くに閉経した女性はもっと危険だ。骨の減少がそれだけ早くから始まり、それにつれてその後のすべてがさらに脅威とな

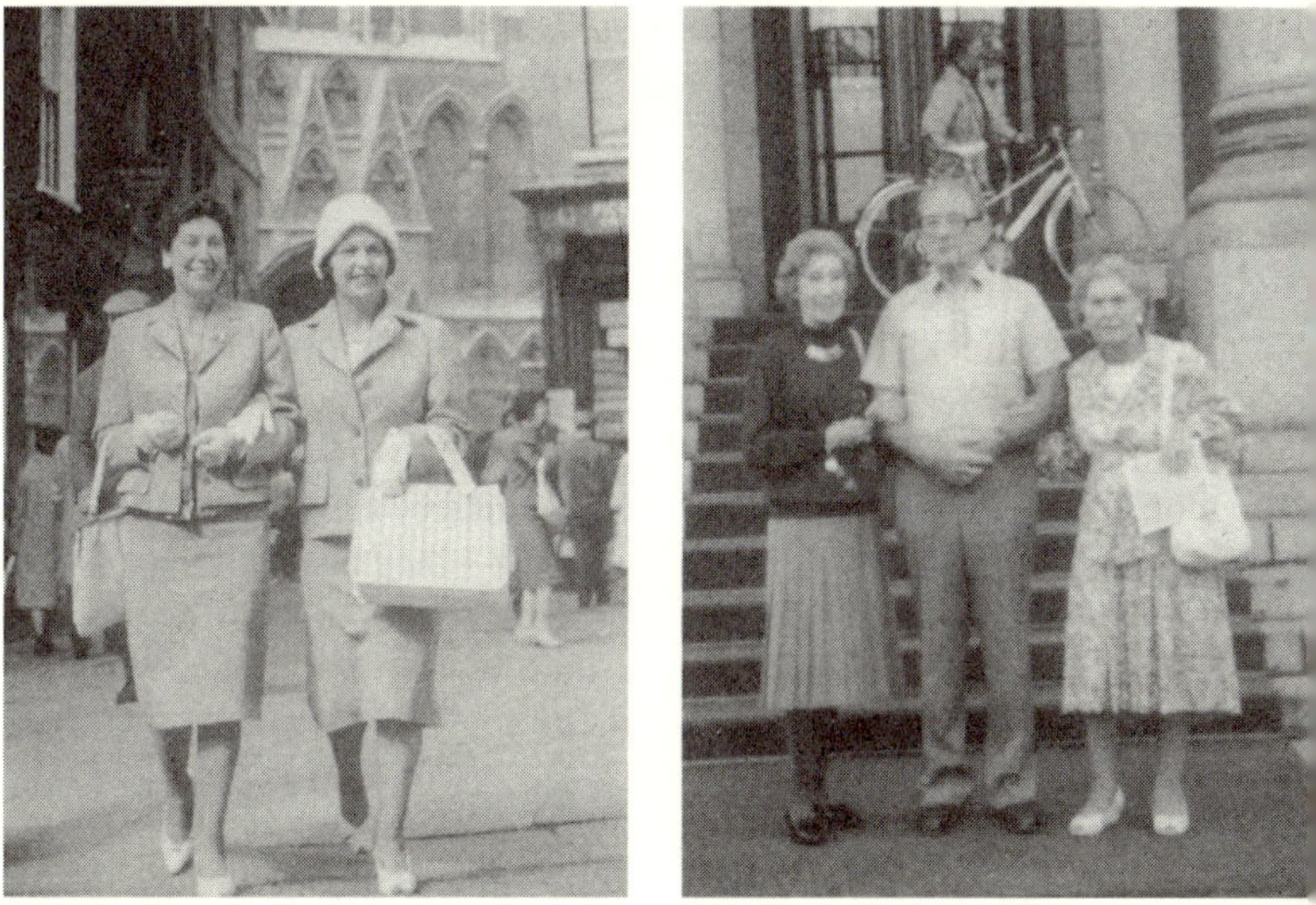

1961年、ヨークシャーの街を散歩する姉妹の背丈は同じである（左）。1990年までに、一人が骨粗鬆症になり、一方よりかなり低くなってしまった。（リーズ総合病院の Paul Belchetz の許可を得て掲載）

る。ターナー症候群の女性はもともと卵巣が機能していないので、苦境に置かれる。その場合、五十歳で二倍の年齢の骨の状態になるかもしれない。休みなく続く骨ミネラルの破壊は、内部構造の緻密だった骨を、スイスチーズに似たものに変える。この状態を骨粗鬆症《こつそしょう》と呼ぶのも不思議ではない。

骨粗鬆症は骨を溶かす細胞と骨をつくる細胞のあいだのバランスが崩れ、わずかに前者に傾くときに起こる。骨からカルシウムがゆっくりと失われ、尿を経由して体外に出る。骨の表層部が薄くなるが、さらに重大なのは内部構造が蝕まれることである。あたりまえのことだが弱くなった骨は非常に折れやすい。骨ミネラルの喪失の割合が、痛みや寝たきり、さらに高齢女性の不慮の死として現れる。

これは動物にも言えることで、そのための福祉グループがある。イギリスでは毎年四〇〇〇万羽のニワトリが屠殺され、屠体が商店に到着するまでに見積もりとしては三〇パーセントが骨折している。めんどりが骨のバランスを保つには毎日二グラムのカルシウムが必要だが、栄養補助飼料でも骨粗鬆症の危険をかわすことができない。めんどりたちは卵殻の上を歩いているようなものだ。めんどりの場合の問題は、エストロゲンの欠乏より、はなはだ適していない生活のせいである。現代の女性の骨粗鬆症にはこの両方が該当する。

骨がもろくなると転んだときに危ない。年をとると視力が弱くなって足元が不安定になり、そこに病気と、さらに医師が処方する薬の催眠作用が加わり、転ぶことが非常に多くなる。事の危険性と重大さが十分認識されるようになったのはこの二〇年のことである。アメリカだけで二〇〇〇万人の人たちが骨粗鬆症に冒されていて、年間一五〇万件の骨折の原因となっている。その大部分が閉経後の女性である。健康問題のエコノミストによると、全般的に見て骨折のために社会が負担する費用は何十億ドルにものぼると推定され、さらに苦痛ははかりしれない。

閉経後の数年でまず手首の骨折が増加する。股関節の骨折が起こるようになるのはそれよりすこし遅いが、八十代になった女性の三分の一が経験している。全体の一五パーセントには数週間のうちに致命的な合併症が起こるが、助かる人の多くも完全に体を動かせるまでには回復しない。骨粗鬆症の女性は転んで骨を折らないまでも、いったん骨の中の構造がひどく壊れると、自分の体重で首と脊柱の椎骨が自然につぶれる場合がある。これによって、もしその骨が背骨から出る神経の枝を押しつぶすと痛みが生じ、また、身長も縮む。その過程で背骨が大きく変形し、老人性円背《えんぱい》（猫背）になることもある。医学界では「胸椎《きょうつい》後彎《こうわん》」という重々しい名前がついている。

西欧社会における骨粗鬆症の急増を考えると、それと閉経との関連が一九四一年までわからなかったことに驚く。発見者のフラー・オールブライトは、ハーバード大学の内分泌学者で、その輝かしい経歴は、パーキンソン病治療のための実験的な神経外科手術が悲惨な失敗に終わったときに早すぎる幕を閉じた。すでに他のホルモンやビタミンが骨の組成と強度に影響を及ぼすことは知られていたが、彼はエストロゲンをそのリストに加えるべきだということに最初に気づいた。やむを得ないことだが、彼はエストロゲンが骨の成長を維持するために必要だと思い込んだ。エストロゲンが骨を破砕する役目の細胞を抑制することがわかってきたのは最近のことである。男性ではテストステロンが同じ働きをするが、これは年齢と共に減少するとしてももっとゆっくりなので、さほど目立つ影響はない。別に潜在する原因がないかぎり、男性の骨は女性よりも一〇年あるいは二〇年遅くまで骨粗鬆症にならない。

閉経あるいは卵巣切除後にレベルが変化するホルモンはエストロゲンだけではないが、骨に関するかぎり、エストロゲンが非常に重要である。ホルモン補充療法がきわめて明瞭なその証拠となる。なぜかというと、ホルモン補充療法を始めると骨粗鬆症の進行が直ちにほとんど止まるからである。骨質量がわずかに増えると報告している研究もあるが、完全な強度を回復することはできない。効果は画期的で、エストロゲン療法をずっと続けると骨折する確率を七〇パーセントは減らすことができる。ホルモン補充療法を数年間行うだけでも骨密度にいくらかの良い影響があるので、実質的には、それを受けることができる人すべてに有益である。

ホルモン補充療法が骨を守るために有効である証拠はいまや完璧だが、それでも欧米の大半の国で、少数の女性しか治療の機会を利用していない。おそらく骨折や心臓発作はまだずっと先のことで、その脅威を意識しないからだろう。ホルモン補充療法を取り巻く議論を思えば、さまざまな反応があることは理解できる。専門家は必ずしもホルモン補充療法の損得の評価で意見が一致していないし、骨粗鬆症の責任をすべてエストロゲンの欠乏に帰すべきではないと指摘する。骨粗鬆症は複雑な問題で、ホルモンの欠乏ばかりでなく貧しい食生活や運動不足によっても悪化することがある。

女性の骨質量は閉経の二〇年ぐらい前、つまり三十代から減りはじめるのだから、たしかにエストロゲンがすべてではない。しかも、思春期から他の人よりも強い骨をもっている人もいて、骨粗鬆症のリスクはさまざまである。白人と中国系の女性がもっともリスクが高く、黒人はもっとも低く、インド人とパキスタン人はほぼ中間に位置する。一人一人が若いときに鍛えあげた骨の量が、この違いの大部分を説明するだろう。これは高齢者の男性の骨が女性の骨よりはるかに強いことの説明としても通用する。太い骨は細い骨より、折れやすくなるまでにより多くのミネラルの損失に耐えられる。これは、老化の病気は若いときの生活に端を発しているという実例の一つである。若いときの十分な運動と健全な食生活は、女性がミネラルをたくわえる助けになり、あとになって大いに役立つ。十代で熱心にダイエットをしたり、タバコを喫いはじめる人たちの行く末は、予言するのが恐ろしい。

骨が折れやすくなる責任を閉経だけに負わせることはできないという証拠が、最近発掘されたロンドン、スピタルフィールズのクライストチャーチの地下室にあった。一七二九年から一八五二年のあいだに埋葬された大勢のユグノー（フランスの新教徒）の骨が掘り出されたのである。X線分析で明らかになったのは、驚いたことに中年までは骨量の減少がほとんどない。しかもその後の減少の割合も今日よりも小さい。

この歴史的違いの原因は、ホルモンよりもライフスタイルにあるようだ。当時、女性はいまよりずっとたくさん歩き、妊娠し授乳する回数も多かった。そのすべてが骨のために良い。魚、肉、牛乳は当時の食生活の重要なもので、どれもがカルシウムに富んでいる。そのうえ、ユグノーの婦人たちは喫煙をしないし、多量のアルコールを摂取することもなかったと考えられる。

そういうわけで、現代に生きる女性の骨粗鬆症のリスクの増大は、私たちの消費者としての選択と、私たちに適していない座っていて運動しないライフスタイルの結果であるように思われる。若いときから良い食生活と運動をし、閉経後にはカルシウムとビタミンDの摂取量を増やすことで、女性は自分を守ることができる。不幸にしてこのシンプルな条件を満たせないときは、食生活の改善だけで骨量の減少を防げると考えるのは誤りである。優れた大家の一人、コペンハーゲン大学のクラウス・クリスティアンセンは、いまのところエストロゲンが骨粗鬆症を防ぐための明らかに最良の薬であることを証明し、それはホルモン補充療法を受けることを支持する強力な論拠の一つとなっている。エストロゲンを服用することができず、骨のもろい女性のためには、幸い骨を守るビスフォスフォネートという別の薬がある。

同じ紙数を性ステロイドホルモンが他の組織に及ぼす影響に当てることもできたが、私は重要な例として毛髪と骨を選んだ。毛髪は私たちが最初に心配になるものだし、骨は私たちが関心をもつべきものである。どちらも結果は長年にわたってのホルモンのバランスに左右される。細部は複雑で、毛髪の場合は逆説的であり、ホルモンの減少と補充でどうなるかは必ずしも予想できない。わかってきた主要な原則は、若いときにこれらのホルモンにもっとも依存した細胞が、女性は閉経後に、男性はアンドロゲンが減少する時期に、おそらくもっとも変化するということである。男性ホルモンや女性ホルモンの補充は老化のコントロールの成功例だが、ここで立ち止まり、いつの日か遺伝子に手を加えることで達成される、さらにすばらしい可能性に私たちは目を閉ざしてはならない。

第11章
極端に少産の種

ラケルは、ヤコブの子供を産めないと気がついて、……
「子供を下さい。そうでなければ、私は死んでしまいます」とヤコブに言った。

旧約聖書創世記第三〇章一節

責任のありか

私はときどき、これまでの医学では最善をつくしても子供ができないことがわかった人たちから援助を求められる。ウェストミッドランズに住む四十二歳の女性から来たこの手紙は、その典型的なものだ。

何年間もの不妊と一〇回の体外受精が不成功に終わり、自分の子供をもつという希望をほとんど捨てていました。私共の家庭や結婚は、子供がいなければ空虚なもののように思われます。昨年、主治医からこれ以上の努力はしないようにと言われ、もう別の治療方法も得られそうにありません。そんな折、新聞報道で御研究を知り、希望の光を与えられた思いです。

推計はいろいろあるが、ブリストルとアバディーンの最近の調査でわかったことは、若い夫婦の一〇組に一組がかなり長期に不妊の問題を抱え、そのうち永続的でやむを得ない不妊だということが判明するのはおよそ半数だった。多くの人が、厄介で危険さえ伴い、しかも成功する望みの薄い治療を受けることを望む。妊娠の実現がすべてを投げ出すほどの強迫観念になることもある。赤ちゃんができることが人生でいちばん重要な事柄であり、それがうまくいかないと、希望を奪われ、あざむかれたと感じるだろう。

過去には妊娠の過程は非常に不可解なもので、神の力で生命を吹き込まれるとさえ考えられていたが、信心深い人々にも人間的な解決をはかることを必ずしも禁じていたわけではない。美しいラケルへのヤコブの愛は、聖書に登場する大ロマンスの一つである。しかしラケルは不妊の女性で、彼女は子供がいなければ人生は生きていくに値しないと思っていた。すでに最初の妻であるラケルの姉レアが身ごもっていたヤコブは、「それは神の意志であり、私の過ちではない」と泣き叫ぶラケルを怒ってはねつけた。姉に先を越されたラケルは、ヤコブに侍女のビルハを与え、自分の代わりに子を産ませた。

代理母はすでにヤコブの祖父母が前例をつくっていた。アブラハムとその妻は「多くの日を重ねて老人になっており、しかもサラには月のものがとうになくなっていた」。サラは彼女のエジプト人の女奴隷ハガルを、そのとき八十五歳位だった夫に与える。アブラハムは彼女の助言に従い、関係をもってイシュマエルを得た。しかし、夫婦関係に第三者が割り込んだことが波紋を投げた。私たちにはサラの年齢の確かなところも、彼女の卵巣が本当に閉経だったのか、それともただ休止状態だったのかもわからないが、彼女には遅くに排卵があったようだ。非常に幸運にも、彼女は息子を身ごもることができた。イサクである。これはハガルとイシュマエルには悪い知らせで、彼らは荒れ野に追いやられ、そして彼女たちの子孫は今日まで仲たがいしている。

女性は妊娠の負担を負うだけでなく、往々にして夫婦が不妊であるときの責任まで担う。現代に至るまでは、どちらかがほかの誰かと子供をつくる関係をもたないかぎり、不妊であるのが女性か男性かを見きわめることができなかった。十一世紀のサレルノの伝説的な助産婦トゥロトゥラは、当然のように女性に責任を負わせることを、率先してはねつけた。彼女はこう記している。

女性が妊娠を欲するなら、自分の願いがかなうかどうかをまず確かめなければならない。どちらかに、あるいは両方に欠陥がないかどうかを知ることである。それはこのようにすればよい。芥子壷のような小さな壷を二つ用意し、それぞれに……ふすま飼料を入れ……男性のもの［尿］を一つに……女性のものを他方に入れる。その壷を九日間もしくはそれ以上、そのままにしておく。そして、もし男性に欠陥があるときは……尿の中に虫がわき、ひどく悪臭がするのでわかる。そして、もし女性に欠陥があれば、やはり同じ状態になるのでわかる。そして、もしどちらの壷の尿にも虫がいなければ、男性も女性も治療を受けることができる。

トゥロトゥラは女性だけに解毒剤を服用させた（乾燥した豚の睾丸！）から、平等は不妊治療の段階までは及ばなかったことになる。だが少なくともトゥロトゥラは問題を理解し、解決策を見つけようとした。私たちは彼女の幼稚な検査に嘲笑を浴びせる前に、現在の私たちの技術を私たちの子孫がどう見るようになるかということをとくと考えてみるべきである。なにせ一般的な妊娠診断の一つとして、病院で、ヒキガエルに女性の尿を注入し、排卵するかどうかを見る方法が行われていたのもさほど昔のことではない。トゥロトゥラが不妊の理由はいつも女性の側にあるという仮説に疑いの目を向けたのは正しかった。結局、女性に原因があるのは全体の三分の一だけだとわかり、もう三分の一はパートナーに問題があり、残りは双方か、あるいは解明されていない不妊に分類される。

生殖の過程は非常に複雑で、成功することのほうがむしろ驚きである。およそ想像できるほとんどあらゆる問題がどこかで起きる。病気の数や種類が多いことだけが問題ではない。人間の妊娠は最良の状況でも、ほとんどなりゆきまかせなのだ。女性には受胎に絶好の機会に性交が行われるように保証する発情期がない。だから成熟した卵子も受精の時を逸し、無駄になることがある。性交はロシアン・ルーレットのようなもので、繰り返しやってみなければ当たらない。ところが大部分の動物や鳥は、たいてい最初に引き金を引いたときに的中する。

私はそのことを子供の頃にしっかりと学んだ。その経験が、生殖のプロセスに魅せられた私の人生の火付け役だったかもしれない。私が十二歳のとき、近所の人からペットとして二匹の「兄弟」のウサギをもらった。私たちの目には二匹は瓜二つとしか見えず、喜んで同じ小屋に入れた。最初の一月、すべては順調だった。そしてある朝のこと、弟があわてふためいて庭から駆け込んできた。そのしどろもどろの話から私たちは、ペットの内臓が床に飛び出している恐ろしい光景を弟が目撃したのだと思った。けれども小屋に行ってみると、恐怖は去り、思わず顔がほころんだ。小屋の隅の巣には一〇匹の毛のない赤ん坊たちがいた。当時、小学生の年齢の子供たちにとってセックスはほとんど未知の世界だったが、それはどんな知識よりも大きな忘れられない出来事となった。

どちらが雄ウサギかわかったので、それをいままでの小屋の隣に急遽こしらえた独身用住居に移した。自分たちの日曜大工に大いに満足した私たちは、しかし、彼の交尾への意欲と鋭い門歯を過小評価していた。二カ月後、彼は隣の小屋に夜間の不意の侵入を決行し、三〇日後にはまた一二匹の赤ん坊が生まれた。さらに悪いことに、それはまた繰り返された。檻を補強しても無駄だった。両親は裏庭で起きている人口の爆発的急増を危ぶんでいた。私たち兄弟は、雌に近づこうとする雄の衝動が、自由になって家庭菜園に向かう願望よりも強いことにただ目をみはった。

ウサギの性欲と多産の話は有名である。雌は妊娠するまで発情期が続くので、ほぼ一年中、雄と同じようにいつでも交尾する。卵巣には成熟した卵胞があり、排卵のためのホルモンの合図が届くまで、卵胞から血流へとエストロゲンが漏れ出ていく。合図は、人間のように一月のうちの決まった日に自動的にではなく、交尾の行為によって刺激された神経によって発せられる。一連の神経インパルスが膣と子宮頸管から脊髄を上行し、脳に到達する。脳では、仲介のメッセンジャー（性腺刺激ホルモン《ゴナドトロピン》放出ホルモン、GNRH）が下垂体に黄体形成ホルモンを勢いよく出させる。黄体形成ホルモンは、精子が待機している卵管に卵子を出すように卵胞破裂を起こす。ウサギの排卵作用は私たちの膝蓋反射と同じくらい予想どおりだが、完了するのに一二時間かかる。その過程は見事に効率的で、交尾が起きるたびに非常に元気のいい配偶子（精子と卵子）の遭遇が整えられる。

驚くことではないが、多くの種がこの方法を採用してきた。フェレット（白イタチ）やハタネズミやネコは、程度の差はあれ反射で排卵する仲間である。白ネズミも普通は四日から五日続く発情周期をもっているが、実験室の照明がうっかり一晩中点灯していると、反射型排卵に転向する。発情期が周期的か反射的かという境界は絶対的なものではない。小型の動物には環境しだいで最善のほうを選択できるものもいる。人間でも、性交が排卵を促進するという説があるが（きっと受精期禁欲法を主張する人たちにとっては願ってもない状況だろう）、その証拠は何もない。

反射的な排卵が、明白な利点であるはずはない。さもなければ、反射的な排卵が一般的になるように、自然淘汰は遺伝的変化を促していただろう。その確かなメリットも、長い目で見れば生き残るための不利益になることがある。交尾したことのない雌ウサギは、卵巣からのエストロゲンの絶え間ない砲撃を和げるプロゲステロンが十分に産生しないので、子宮癌にかかるリスクを負っている。この問題は、野生では頻繁な妊娠によって普通は回避されるが、それは、なぜ大部分の家畜や人間が、一周期に一、二日しか妊娠できないという犠牲を払ってまで卵巣周期を進化させたかを説明する助けになる。この組み込まれた待機期間は、ラットやハツカネズミのような短命な動物にとっては繁殖上の不利益であるように見えるかもしれないが、こうした動物の周期は短く、交尾はほとんど毎回、目的を達成する。

生殖は個体の遺伝子の将来を賭けた真剣勝負である。次に口に入るものが約束されていない危険に満ちた世界で、動物には娯楽としてのセックスに時間を費やす余裕はなかった。もし機会をとらえそこなえば二度目のチャンスはないかもしれない。うまく継承者をつくることへのプレッシャーは非常に大きく、繁殖力は自然淘汰によって高度に信頼性のあるものに磨きあげられた。

この状況と動物園の動物やときにはペットに共通する繁殖上の問題は矛盾しているように見えるが、それには多くの原因があり、ほとんどは不自然な監禁状態とコントロールされた繁殖による人為的なものである。動物の品種改良家は、自分の価値観と適合基準を押しつけることで、自然淘汰の鋭利な刃を鈍らせてしまった。立派な乳牛や競争馬やドッグショーのチャンピオンの優良性は、最上の繁殖力とは相容れない場合がある。動物園のほうはどうかというと、動物を野生の生活と同じように檻の中で飼育できるようになるには、私たちはまだ多くを学ばなければならない。そして、十分な注意なしに近親繁殖を繰り返せば、繁殖力をしだいに衰えさせる遺伝的な窮地に陥る可能性がある。

身近に良い例がある。イングランドとスコットランドとの境界のほぼ南、タンカービル伯爵の私有地にいる荒々しい半野生の畜牛の群れは、西暦一二二五年頃に囲い込まれたものだ。新しい血に汚されることなく何世紀もの時間を生き延びてきたが、一九四七年の厳しい冬が過ぎたとき、群れはわずか一三頭に減っていた。繁殖力は乏しく、かなり変異しやすく、なかなか頭数は回復しない。一頭の雄が全部の雌を得ようと闘うので、実際の数が示すより事態の打開はむずかしい。

わりあい最近まで、たいていの人は近隣に住む人や親類と結婚した。この慣例は好ましいものとして、あるいは強く結ばれた社会では避けられないものとして、今日まで続いている。チャールズ・ダーウィンはいとこのエマ・ウェッジウッドと結婚し、一〇人の子供が生まれたが、家族の健康問題は家族の血の濃さについての彼の心気症をいっそう悪化させた。現在、人々は世界中を動きまわり、血のつながりのない相手を選ぶので、近親婚の問題は減少している。人間の繁殖力の向上が期待されるところだが、実際には依然として低いままで、ことによると私たちは現存する種の中でもっとも少産の種になっている。大部分は選択によるもので、部分的には生殖器がさらされてきた蔑視の結果である。けれども、これらをかたわらに置くとしても、説明されるべき数多くの不妊がある。私たちの生物学的構造と私たちの進化が主な原因なのだろうか。不妊は、私たちがいまこうした存在であるために支払われた代償なのだろうか。

長命で、強いK淘汰を受けた種（第5章参照）は、性的な遭遇がときには失敗してもさしつかえない。再び試みる時間が十分あるからだ。この損失が、生き残りに有利な条件と長い耐久力のある身体で相殺されるなら、完璧な繁殖者でないことはかえって望ましいかもしれない。私の知るかぎりでは、誰も、精力絶倫の男が並みの男より短命かどうかを調査していない。もっとも、性的ペシミズムとでも言うべきこの仮説は、若返りの仕掛人たちの興味をそそった。詳しいことはわかっていないが、不妊という特徴は、K淘汰群の他のメンバーにも当てはまるという見方を実証するいくつかの証拠はある。チンパンジーは乱交であるにもかかわらず、妊娠までに平均三、四回の月経周期を要するし、妊娠の失敗は、齧歯類よりも霊長類のほうがよく起こる。

典型的な人間にどのくらいの繁殖力があるかは、私たちがとても気まぐれで、しばしば意図的に妊娠を阻止しようと試みるので、判断がむずかしい。ベッドを共にする非常に生殖能力の高い男女は、ウサギのように子供を産むことがいとも簡単だということに気づき、私たちが極めて少産の種であるという私の主張に疑いをもつかもしれない。けれども彼らに四十代まで待ってもらえば、たぶん私の言いたいことがわかるだろう。概して相手を選択するのは運しだいである。ヘンリー八世が悟ったように、外見や家柄は子づくりの相手を選ぶためには不十分な基準だ。一方が生殖能力が高ければそれほど恵まれていない相手でも、ある程度は埋め合わせることができるが、両方に問題があるとき、二人は不利な立場になる。現在、喧伝されている不妊治療でも、不都合な条件が重なればわずかしか成功しない。妊娠における老化の影響は、閉経で卵子のたくわえがなくなることを別にしても数々あり、すでに抱えている問題を大きくする。

避妊をしない性交を定期的に行う健康な若いカップルが、一回の周期で妊娠する可能性は五分五分よりも相当に少ない。フランスの新婚者に対する調査によると、最初の三カ月で妊娠するのは五〇パーセントにすぎない。だから医者は、赤ちゃんができないと心配するカップルに、まる一年が経過するまでは詳しい検査や治療をしようとしない。三十代、四十代のカップルが自然に妊娠するまでには、もっと長くかかることを予想しなければならないが、彼らには時間がなくなろうとしているから、すぐにも医学的な援助が必要である。

妊娠反応が陽性でも、受精卵はかなりの割合で災難にあうので、健康な赤ちゃんが生まれる保証にはならない。若い女性で妊娠のおよそ六回に一回は流産し、女性がもっと年をとっていると二倍に増える。この率は高いように見えるが、自分で妊娠したことに気がつかないほど早い段階で、もっと多くの胎児が死亡する。非常に高感度の妊娠診断では、月経周期前の妊娠ホルモンHCG（ヒト絨毛性ゴナドトロピン）の一時的な増加が検出できるので、たとえいっときでも胎児は存在し、着床していたことが判明する。失う胎児の総数は五〇パーセントより多いだろう。これは健康な野生動物でわかっている割合よりも格段に高い。流産は悲しい経験だが、さもなければ身体や精神に重いハンディキャップをもって生まれるかもしれない欠陥のある胎児を除くための自然のやり方なのだ。子宮の中でこのふるい分けが行われなければ、遺伝病をもつ赤ん坊がもっとたくさん生まれてくるだろう。

過去には、なぜこんなに多くの胎児が死亡するかを断定することは不可能だったが、いまやこの疑問に、試験管で受精させた胚細胞の研究が光を投げかけている。エジンバラ大学のロス・エンジェルが、その多くに染色体異常があり、同じことが体内の胎児にも言えることを明らかにした。私たちは他の霊長類の胎児にどれくらいの頻度で遺伝的欠陥が起こるのかを知らないが、チンパンジーにはダウン症候群に似た状態が発生する。もっと調べやすい研究室の齧歯類では、受精したうちの一パーセント以下しか異常が見られないから、人間の生殖は非常にエラーが起きやすいことがわかる。

性活動の盛んな若い人たちでは、性器感染症が不妊の重大な原因の一つである。抗生物質で病原菌をうまくやっつけることができても、卵管の中に残った傷あとが精子の前進と受精卵の障害となる場合がある。動物も性器感染症にかかるが、不妊への大きな影響はめったになく、われわれの種のようによく起こることもない。同様に、子宮外妊娠は動物ではほとんど知られていないが、人間の妊娠では、骨盤内感染症が多く見られる地域で、三〇回に一回は起こる。

動物と人間を隔てるもう一つの危険な要因は、出生の過程そのものである。いまや欧米では幸せな結果を得ることが至極当然のことと思われているが、二十世紀初頭までは現在と比較すると、五〇倍以上の女性が分娩中かその直後に死亡していた。多くは出血か発熱の犠牲者で、新薬と感染予防手段によって大部分は過去のものとなった。それでも、人生の第一日目はもっとも危険であり、出産のリスクは他の霊長類よりも大きい。人間の赤ん坊の大きな頭と肩が無事に産道を通るためには、回旋する必要がある。もし赤ん坊が立ち往生したら、赤ん坊と母親は危険にさらされる。類人猿とサルは赤ん坊の娩出を手伝うために自分の手を使うが、女性が独力で試みるのはむずかしく危険である。だから産婆術は最古の職業かもしれない。

ほかにも人間の生殖の難儀や危険について数多くあげることができるが、それにはもっと適切な本があり、適任の著者がいる。生物学者は、特定の症候群や地域によって異なる感染症よりも、全体の問題に関心をもつ。生殖細胞の質はライフサイクル（生活環）の決定に大きな役割を担っているので、とくに興味がつきない。生殖の過程で次に続いて起こることがいかにうまくいっても、そもそも卵子や精子の質に問題があれば埋め合わせることはできない。

生殖細胞の出来不出来

人間の生殖細胞は一様に良質ではない。大部分は虚弱で、パートナーと出会い受精卵になることに成功しないし、そうなっても結果はしばしば不確かである。ペトリ皿で人間の受精卵が育っていくのを観察している研究者は、培養条件がはなはだあいまいで、質がハツカネズミの受精卵よりずっとまちまちであることを知っている。

普通の男性は一生のうちに精子を二兆（2×10^{12}）個つくるので、一つの精子の征服に賭けるとすれば、配当率は途方もないことになる。「招かれる者は多いが、選ばれる者は少ない」のが実情である。このおびただしい数の小さな細胞は、膣、子宮、卵管という相対的には広漠たる区域に突撃しなくてはならない。卵子がゴールのマラソン競技で、虚弱な細胞は落伍して取り除かれることになり、最上のものが勝利して良い受精卵をつくる可能性が高まる。多くの精子は染色体に異常があるか、構造上の欠陥があるかで不完全である。欠陥は、顕微鏡の下で、精子の泳ぐ動きが弱々しいので見つけやすい。うまく泳げない精子は負傷した競技者のようなもので勝てないか、完走することさえできない。

卵子より精子の質のほうがよくわかっている。ずっとたくさんあるし、手に入れやすいからだ。もし男たちが種付け牛の品評会よろしく精液の質の検査のために一列に並んだとしたら、大多数は獣医によってはねつけられ屠殺に回されるだろう。去勢しない雄豚から採取した精液は、ビーカーを一杯に満たし、何十億の精子細胞の個々の活発な動きが協調して見事に波打つ。それに対し、人間の提供物は哀れにも二、三ミリリットルで、粘液標本のように活気のないものに見える。

顕微鏡の下で人間の精子は比較的小さくて弱々しい。半分たらずにしか子宮頸管を泳ぎ切る第一段階をクリアする強さがない。奇妙な形のものが珍しくない。頭が二つあったり、まったくなかったりする。尾が二つあって、目的なしに堂々めぐりするものもある。人間の睾丸の生産物は、質だけでなく量にも問題がある。事実上、人間以外のあらゆる哺乳類の睾丸は、効率の見本のような流れ作業で、毎日睾丸のグラム当たり約二五〇〇万個の精子を生産する。それに引きかえ人間は、同じくグラム当たり四〇〇万個をつくるだけで、そのうえ生産方法もずっと組織化されていない。一年中が性活動期で、女性たちが生殖のために三五年の時間をもっているという事実がなかったら、とてもわれわれの種は続いていなかったかもしれない。

睾丸は傷つきやすい臓器である。場所が危ないだけでなく、絶好調の時期にもかろうじて必要な血液の供給しか受けていないからだ。生理学的に言うと、血流から不十分な酸素と栄養しか届かないリスクと、過熱して非常に多くのフリーラジカルを生み出す危険とのあいだで、睾丸は不安定にぶらさがっている。動脈が狭まったり硬化したりで、血液の流れに深刻な障害が生じると決定的な事態が起こることは、すぐに想像がつく。以前は健康な臓器が、持ち主には心から大事にされていても、ただ名ばかりの繊維状の球に変質する。性器の健康状態が男性の血液循環と全般的な健全さをかなり表していることはまずまちがいない。

陰嚢の皮膚には断熱する脂肪組織がほとんどなく、表面の血管によって睾丸は低温に保たれている。なぜ睾丸が体本体の中の安全で数度暖かい場所でなく陰嚢に入っているのかは、いまも謎である。おそらく体温が低いほうが突然変異の数や癌のリスクが減る。そして、これが男子の睾丸が生まれたときから降りていることが重要な理由となる。もし降りていなければホルモンか外科的な援助が必要だろう。このメリットは陰嚢の進化を説明するには十分かもしれないが、事実として、動物がみな睾丸を陰嚢に入れているわけではない。例外の大半は理由がわからないが、ハリネズミが自分の柔らかい部分を中にしまい込んでおきたい気持ちはよくわかる。

人間の睾丸が下降しないと、精子が体温の高さに耐えられなくて不妊の可能性が高くなる。また、睾丸を暖めることは、熱い風呂やきついジーパン、あるいは長時間のドライブまで、精子の産生を減少させると言われている。サミュエル・ピープスはそう疑っていて、子供を欲しがっているカップルにリネンのシャツ地で作られた涼しいパンツを勧めた。二〇分間足を組んで座っているだけでも陰嚢は熱くなりすぎるので、ゆったりした衣類やキルト［スコットランドの短い巻きスカート］でさえ、男性の生殖力を必ずしも保証しない。礼節と北方の気候を考えると、問題を最小限にとどめたいからといって裸になることはできないから、せめて私たちのテストステロンの産生が温度の高さに影響されないことをありがたく思うことにしよう。

最良の食生活について果てしない議論が激しく戦わされる一方、愚かな消費が私たちの健康と生殖力を損ないかねないことに異論をはさむ人はほとんどいない。私たちは楽しいことには何でも代償が伴うという考えに慣れてきたし、気晴らしの慣習に対する生物医学界からの容赦ないバッシングで罪悪感が強まる。喫煙者の肺と喫煙者の心臓の病気はよく知られているが、タバコは精子の質を落とすので、「喫煙者の睾丸」を加えることもできる。ヘビースモーカーは非喫煙者より平均して二年ほど早く閉経が来るから、明らかに卵子にも害がある。アルコールも精子と卵子に有害だが、アルコールには安全装置があって、飲み過ぎると性的能力を失うので作用はおのずから制限される。これらの影響は、生殖細胞と受精卵の染色体異常から、分娩日が近づいた胎児への病的な影響まで、妊娠全体に及ぶ。すでに旧約の時代にアルコールの危険性は天使に劣らず権威ある者によって警告された。うまずめだったサムソンの母親はこう言われる。「さあ、心せよ。あなたのために祈ろう。ぶどう酒や強い酒を飲んではならない。汚れた物を食べてはならない。見よ、あなたは身ごもり、男の子を産むだろう。」

非合法なドラッグが生殖力や性的能力に及ぼす影響については、わずかな研究しか行われていないが、そこにはたいてい濫用の危険が指摘されている。これに最初に注意を向けた一人は、閉経の研究の先駆者エドワード・ティルトだった。一八五〇年代に外国へ旅行しているときに、母国イギリスよりインポテンツの発生率が高いことに彼は気がついたが、それを性的な放埒のせいにするビクトリア時代の慣習的な見方を受け入れようとはしなかった。

比較的若い男性に見られるこのインポテンツは、常に性的充足の過度の追求に帰されるが、パリやウィーンよりもコンスタンチノープルやカイロでより多く認められるとすれば、不品行な実践よりも、それらの都市に共通して頻繁に見られるもの、すなわち明らかな性欲抑制作用をもつアヘンと大麻の常用という事実が原因であると考えられる。

精子細胞や卵子細胞の形成は、体内でもっとも複雑な過程の一つで、多くの段階で誤りが起きる可能性がある。生殖細胞は他の細胞以上ではないとしても、少なくとも同じぐらい毒物に敏感である。職業上で重金属や鉛、カドミウム、水銀、ある種の農薬にさらされる鉱山労働者や農家の人たちに、生殖不能が生じることが判明している。アメリカでは、殺虫剤ＤＢＣＰ（ジブロモクロロプロパン）が生殖への有毒性で最初に禁止された物質で、それ以来、疑わしい他の物質の監視が強化されている。最近では、ペンキやニスなどの家庭用品や食品ラップまで、精子の産生に有害な影響があるのではないかと疑われ、注目されるようになった。きっと私たちの食品収納庫やガレージには、正体を暴かれ、レッテルを貼られるべき危険が潜伏している。

広く当てはまる法則は、初期ほど損傷を受けやすく、重大な影響があるということだ。胎児や幼児のときに傷ついた卵子は、後になって置き換えることができないから、卵巣には明らかにこれが当てはまる。精子は一生を通じて新しい精子をつくる幹細胞があるので、もっとましであるように見えるかもしれない。けれども養育細胞は出生前にできあがっていて補充されないので、その数が少しでも減ると精子をつくる速度が遅くなることがある。

いくつかの国で、人間の精子の産生が一世代か二世代のあいだに減少してきたという気がもめる兆候がある。デンマークの男性病学の研究者ニールス・スカケベックは、平均的な精子の数が一九四〇年には精液一ミリリットル当たり一億一三〇〇万個であったのが、一九九〇年には六六〇〇万個にまで落ちこんでいるのを発見した。そのうえ、被験者の射精量は以前は三・四ミリリットルで、現在は二・七五ミリリットルになっていた。これは五〇年間で四〇パーセントの激減である。減少は最近ベルギーとフランスでも確認され、量ばかりか質も低下していることがわかった。もしこの数字が全人口を代表するもので、この傾向が続くとすれば、これからの五〇年で精子数は生殖に必要な一ミリリットル当たり二〇〇〇万個というぎりぎりの線を下回ることになる。そうなれば大部分の妊娠に医学的援助が必要になるだろう。けれども、アメリカの二つの新しい調査が、数は減少しておらず、むしろ近年わずかに上昇している可能性さえあることを示したので（ニューヨーカーがリーグのトップになった）、これはいわれのない心配だと判明するかもしれない。しかも、人口に対する不妊のカップルの割合が増加する兆候はまだ何もない。それでも油断は禁物である。精子数の著しい低下は、国民の健康が総体的に悪化している警鐘であり、多くの年長者を含む条件の悪い人たちの生殖能力を弱める。

不妊を誰もが暗い影とみなすわけではないが、子供がいないことに満足している人たちにも心配する理由がある。精子数の減少は私たちのライフスタイルに有害な何かがあるという前もっての警告である。生殖の問題は単独に起きるのではなく、多くの場合は近くに待ち伏せている他の問題の不吉な前兆である。近年若い男性の生殖器の異常が増えてきたことと、睾丸の癌がいまや若い男性にもっともよく起こる癌であることは、偶然の一致ではないかもしれない。原因が追究されている。

もっとも疑わしい候補者はエストロゲンである。男性にとって少量のエストロゲンは重要だが、多すぎることは絶対に望ましくないからだ。体を女性化するだけでなく、精子の産生に必要な養育細胞を傷つけ、それが癌になる場合もある。いくつかの報告が信頼できるとすれば、私たちの環境にはエストロゲンがあふれていて、食糧や医療を通して私たちの体は過剰に摂取している。

胎児は通常、母親の血液中の高レベルのエストロゲンから胎盤によって保護されている。胎盤には侵入しようとするホルモンを不活性化する一群の強力な酵素がある。かつて習慣流産を防ぐために用いられた合成エストロゲンのジエチルスチルベストロールは、胎盤を通り抜けることができ、赤ん坊が男子でも女子でも将来の健康や生殖力に恐ろしい重大な影響を与える。ジエチルスチルベストロールが禁止されて二〇年になるが、私たち誰もがさらされているエストロゲンの人工的な源泉は、ほかにもたくさんある。家庭用清掃剤にはエストロゲン様の効能をもっているものがあるし、ピル（経口避妊薬）の使用者から排泄されるホルモンは、浄化装置を通過して公共の飲用水を汚染する。最近の注目すべき話題は、イギリスの内水に住む雄の魚に性転換が起きていることだ。水道水のエストロゲンのレベルは心配するほど高くないが、水源や食物生産の方法にたえず警戒を怠らないようにする必要がある。残念なことに環境毒物学は、営利的立場からの反対や無関心に抗して注意を引くために、しばしば戦いを強いられてきた。

エストロゲン汚染に偏執的になるといけないので、私たちは乳製品からも大豆などの野菜加工品からも少量の天然エストロゲンを摂取していて、これが害になる徴候は示されていないことを記憶にとどめておこう。牛乳は栄養値が高いが、幼年期以降にとっては自然食品ではないし、妊娠している動物から採るミルクには硫酸エストロンが妊娠していない場合の七〇倍も含まれている。これが重大事であるかどうかは断定できないが、エストロンと余分にカルシウムを必要とする閉経した女性にはもってこいかもしれない。エストロゲンの活性が乳幼児用粉ミルクをつくる過程で失われることはわかっているので、その点は安心である。

環境や食糧の影響でどんな害が蓄積するにせよ、一部の癌治療が生殖腺に与える強烈な影響の前では顔色を失う。いまはまだ化学療法や放射線を、悪性の細胞だけを抹殺する精度で目標に当てることができない。骨髄、消化管、毛包、生殖腺の健康な細胞のどれもが影響を受けやすく、成長段階であればなおさら影響は大きい。治療後の二、三カ月のあいだ一時的に精子がつくられなくなったり月経が止まる患者もいれば、回復できない不妊になり、睾丸や卵巣が萎縮する場合もある。男性にとっての救いは、たいていテストステロンのレベルは回復し、正常な性生活が再び始められることである。生殖不能に対する予防措置として、若い男性は治療の前に精液を精液銀行に預けることができ、そうすればあとで父親になるチャンスが得られる。卵子を破壊された若い女性の卵巣は、卵子を再生することができない。そして女性がまだ十代であっても突然の閉経になる。一部の白血病やリンパ腫、固形腫瘍の治療は急速に進歩していて、助かる見込みに比べればこうした犠牲は小さな代償に見えるかもしれない。そうだとしても、将来の生殖能力を失うとなれば、最善の治療を拒否する患者もいないことはない。一九八六年四月のチェルノブイリの放射能事故の罹災者には、自分の生殖能力と性生活について悩み、自殺を思いつめるほどの不安と憂鬱に陥った人たちもいた。彼らの恐れはほとんどが根拠のないものだったが、多くの人が生殖を非常に重要視していることを示すもので、早期の生殖不能を予防するための研究の重要性を浮き彫りにする。

事実上、生殖細胞を破壊するものはどんなものでも生殖腺の老化を加速するが、それは単なる細胞の消失だけでなく卵子と精子の質の変化でもある。卵子と精子は異なる方法でつくられるので、それぞれに特有の問題があることは意外ではない。

精子は細胞分裂の長い歴史の最終結果であり、男性の年齢が上がるほど、精子をつくるために時間がかかるようになる。毎回、細胞は二つに分かれ、遺伝子が複製されるので、エラーが忍び込む可能性があり、男性が年をとればとるだけ精子に突然変異が起きるリスクが高くなる。これが年をとった父親から生まれた子供が、骨が成長ホルモンに反応しにくく、四肢が極端に短い軟骨発育不全症のような骨格異常に五倍の確率でなりやすい理由である。ただし、幸いにもそのリスクはそれでもかなり低い。

卵子は精子よりも遺伝子の突然変異が少なく、年齢に伴って頻発することもないし、妊娠以前に放射線や化学療法を受けた女性から生まれる子供に大きなリスクもない。これはいかにも安心なようだが、卵子に特権がある理由は何だろう。精子と違って卵子は、女子が出生する前に分裂をすべて完了し、休眠に入っているから、エラーが起きる機会が少ない。卵子は体の中でもっとも重要な細胞なので、とっておきの修復機能をもっているのかもしれないが、たいてい子供が健康に生まれてくるのは、母親の体内で不出来な卵子や受精卵が取り除かれることに負うところも大きい。これは人間の受精卵の自然減とたしかに一致していて、かつて癌患者であったり、高齢の女性ほど、いっそう減少率が高い。

個々の遺伝子のエラーと染色体の数にかかわるはなはだしいエラーの重大な違いが、ときどき見落とされている。前者は高齢の男性の精子に多い特徴であり、後者は高齢の女性の卵子に多い。染色体が余分にあったり足りなかったりする卵子は、何千もの遺伝子に影響するので深刻な問題を抱える。染色体の数に異常があれば、たいていの赤ん坊は助からない。もし助かっても必ず何らかの不利な条件を背負う。

おそらく高齢の母親の最大の不安は、ダウン症候群の赤ちゃんが生まれることだろう。実際には、ダウン症候群の赤ん坊の大多数は若い母親から生まれているが、それは若い母親から多くの子供が生まれているからにすぎず、高齢の母親はずっとリスクが大きい。この先天性異常は二十一番目の染色体が余分に複製されることに起因し、ここで述べるまでもなく周知の多くの影響が出る。受精の時点か直前に起こる他の染色体エラーと同様に、悲劇は身体のあらゆる細胞に引き継がれる。ほかの大半の染色体エラーと比較すると小さな染色体が加わる影響はかなり軽いので、胎児はしばしば生き延びるが、赤ん坊には精神遅滞が伴い、生涯を通じて十分な健康状態が得られる見込みはない。

ダウン症の赤ん坊が生まれるリスクは若い母親では低いが、母親が三十歳を越すと急に高くなり、体中でもっとも速く老化する臓器（胎盤を別にして）という卵巣の汚名を強固なものにする。母親が二十代であれば二〇〇〇～三〇〇〇回の妊娠に一回しか起こらないが、四十代ではリスクはおよそ一〇〇倍になる。ダウン症候群の出生前診断がより正確に、より早期にできるようになっているのに、どうして起こるのか、どうやって防げばいいのかは、まだほとんどわかっていない。卵子の老化がもっとも大きな問題であるが、ときには精子が余分な染色体をもたらすのかもしれない。出産年齢が高くなり、妊娠の中断に対する反対が強いアメリカの昨今の趨勢によって、近い将来、もっと多くのダウン症の子供が生まれることが予想される。妊娠中絶を倫理的な理由で認めないなら、それでは、それを罪悪とみなしたことで別の罪悪がはびこらないようにすること、すなわち特別の保護を必要とする子供たちをなおざりにしないことを国家は保証しなければならない。

先天性異常への関心は主に細胞核の突然変異に集中していて、それに比べるとミトコンドリアの遺伝子はあまり注意を払われていない。それもそのはずで細胞核には七万個ほどの遺伝子があるのに、ごく小さなこの細胞小器官には約一〇〇個の遺伝子しかない。けれどもエネルギーをつくりだす中心であり、突然変異のリスクがとくに高いので、数は少なくてもミトコンドリアは非常に重要である。

精子の尾部中片部のらせん状のミトコンドリアは、卵子に向かって精子を進ませるエネルギーを供給する。精子は非常に活発なだけでなく、完成までに三カ月はかかり、エネルギー的に高価な工程でつくりだされるものである。だから精子のミトコンドリア遺伝子がフリーラジカルの作用で突然変異に見舞われたり、高齢の男性の精子が非常に影響を受けやすいとしても驚くにはあたらないだろう。目下、酸化を抑制するビタミンEが、ミトコンドリアの生成過程でできるフリーラジカルを消滅させることで、精子の質が向上するかどうかの研究が進行中である。

ひとたび精子が到達目標を見つけて卵子が受精すれば、精子のミトコンドリアは用がなくなる。ちょうど宇宙船が地球の大気圏を離れるとブースターロケットを投げ捨てるように、男性のミトコンドリアと精子の尾部は消える。そして卵子だけが胎児にミトコンドリアを伝える。つまり私たちは、母親からユダヤ人であることを受け継ぐ人たちと同じ方式で、ミトコンドリアを受け継ぐ。これは自然界でほぼ共通の大いに注目すべきルールで(セコイアはまれな例外の一つである)、その意味が解明される日が待たれている。

突然変異はあとになって猛威を振るうので、したがって卵子のミトコンドリアの質の保証はきわめて重要だ。この細胞発電所からのエネルギー出力が低いと、目や脳といった高エネルギーを要求する組織に非常に深刻な影響を与え、結果として神経系の問題が生じることがある。運のいいことに母親から受け継ぐミトコンドリアは通常は質が良く、そうした病気はめったにない。ミトコンドリアが精子細胞の中にはわずかしかないのに、卵子には何千個もあることが助けになっている。

進化は、父親のミトコンドリアより母親のミトコンドリアの継承を好んでいるのだろう。卵子は一生の大半を休眠しているし、細胞が休止しているあいだはフリーラジカルが少ししかできないからだ。イギリスの生物学者ロジャー・ショートによれば、この対策を講じるために、一生の初めに卵子のストックを用意するのだと説明し得る。眠り姫にキスをする王子のように精子が接触するやいなや、長い眠りのあいだほとんど老いることのなかった卵子が急に活動を始める。

この整然とした理論が正しいかどうか、私たちは今後の研究の成果を待たねばならない。卵子も老化を免れず、あとで述べるように、その生殖力は実際にはむしろ速く衰える。ゆっくりではあってもミトコンドリアの突然変異の増加は、休止している細胞も多少のフリーラジカルをつくるので避けようがない。もし老いた卵子の低下した生殖力がエネルギーを生み出すうえで問題となるなら、若い卵子から元気なミトコンドリアを注入することでいつか克服できるかもしれない。これは人間のクローンをつくることには遠く及ばないが、生殖細胞へのミトコンドリアＤＮＡの転写を含むので、実行は疑いなく物議をかもすだろう。

決して遅すぎはしない？

なぜ女性が母親になるのを三十代の終わりから四十代の初めまで遅らせるのかということには、過大な労力を要するキャリア、経済的な見通し、健康問題、好ましいパートナーとの出会いなど、多くの理解できる理由がある。出産の選択肢が、卵子の寿命と卵巣が閉経に向かうことで時間切れになろうとしていることなど、当人は思ってもみないのだろう。どれだけ遅くまで先送りするのか。もし月経がまだ規則正しいとしても、彼女は妊娠が困難なことを、あるいは不可能なことを知るだろう。そして彼女の境遇には、彼女が受けてしかるべき同情は寄せられないだろう。たいていの人はカップルが子供をもつことを応援するが、いつになると遅すぎるのかということでは意見が割れる。アリストテレスは、「結婚するには女性は十八歳、男性は三十七歳か多少それ以下」を勧めた。これが優秀な子供をつくるために彼が考えていた年齢だった。女性が子供を産むのに最適な年齢は、避妊法と文化的な禁忌のベールにおおわれていて窺い知ることがむずかしいが、人間の営みはタペストリーの織模様のように多彩なので、私たちの生物学の解明に参考となる共同体がどこかにたいていはある。

フッター派は排他的なアナバプティスト（再洗礼派）の一派で、一八七〇年代にヨーロッパからサウスダコタあたりに移住した百名足らずの亡命者によって創始された。今日まで彼らは一般社会から離れて暮らすことを選び、妊娠をコントロールするいかなる方法も禁じている。避妊法がない未発達な地域の共同体とは異なり、フッター派は裕福で、住宅や食生活、健康管理の水準も高い。したがって、二十代以前の結婚ならば、彼らの子づくりは潜在能力を全面的に実現することになる。一九五〇年代に行われた最初の詳細な調査によると、フッター派の女性は平均して一生に一一人の赤ん坊を出産していた。その数は、近親結婚のせいか、避妊をしない規範がゆるんだせいか、特定するのはむずかしいが、今日ではいくらか少なくなっている。それでも世界各国を見まわしても、彼らの多産はいまだにトップの座にある。フッター派の女性は早くに離乳させるので、三十歳頃まではおよそ二年ごとに妊娠する。三十歳を過ぎると流産の割合が増え、出産間隔が広がりがちになる。最後のお産は五十歳頃で、閉経の標準的年齢の直前である。

きっとこれは、生殖能力は最後の生理周期が確実に過ぎるまでは失われたとみなすことはできないと、私たちに注意を促している。

フッター派の人たちの記録から、人間の生殖能力は、閉経に先立って周期が不規則になり、多くは不妊となるはるか以前に衰えはじめることがわかる。いつがピークであるかは記録からは判明しない。せいぜい言えるのは、思春期の二、三年あとから三十歳までのどこかにちがいないということぐらいだが、この期間に生殖能力が大きく変化することはありそうもない。三十代に入って死亡率の勾配がわずかに上昇するからといって私たちが心配しないのと同様に、数年後までは生殖能力への老化の影響を過度に心配する必要はないが、妊娠できるまでに少し長く待つことを女性は覚悟せねばならない。けれども次の一〇年間は話が違ってくる。女性の生殖システムは体全体よりも速く老化し、四十五歳で、女性の他の臓器なら八十歳過ぎの状態に至ると言ってもいい。母親になるための時間は刻々とつきようとしているが、では彼女のパートナーはどうなのか。

多くの妊娠診断が利用できるが、疑う余地のない指標は健康な赤ちゃんの誕生そのものである。これは夫婦の行為の結果なので、不妊の理由が片方にあるか両方にあるかはしばしば明白ではない。妊娠は共同作業であり、少なくとも妻がまだ若ければ、男性も妻と同じくらいの頻度で不妊の原因をもっている。男性は何歳になっても同じように若い相手を妊娠させられるというのはほとんどが作り話だが、例外がないことはない。レコードブックにはノースカロライナの九十三歳の農夫の話が載っていて、彼は歯がなく、皮膚は革のようだったが、二十七歳の花嫁をかち得て子供をもうけたという。不貞な妻をもった可能性を否定することはむずかしいが、一九九四年に同じ年齢で子供の父親になったイギリス人はそういうことはなかったようだ。精子は一生の終わりまでつくり続けることができるので、その年齢で父親になることも、信頼できる限度すれすれではあるが可能性が皆無というわけではない。

エーバハルト・ニースクラグによるドイツのとても元気な老人方の調査でこれが実証された。彼らの精子の数はテストステロンのレベルと同様に、彼らの息子たちとだいたい同じだった。精子の運動性は年長の男性には衰えている人もいたが、細胞が長いあいだ精管にとどまっていると活力がなくなるので、これは禁欲のせいだと判断された。高齢の男性がみな同じくらい壮健とはかぎらないし、一般に精液の質には大きな差異がある。精子の数の多い場合もあるし、一ミリリットル当たり二〇〇〇万個以下で、おそらく生殖力のない場合もある。標準的には三十歳では睾丸内の精細管の九〇パーセントが精子をつくっているが、九十歳の男性では一〇パーセント、あるいはそれ以下になることもある。その全体像を要約してキャレブ・フィンチはこう述べた。「このデータは現在までのところ年齢と共に徐々に精子の産生が減少する傾向があるということを示しているが、被験者によってかなりの違いがあり、男性の生殖能力には閉経に類似した年齢的限界がないことは明らかである」。他の条件が同じなら、若いときに良い精液をつくっていた男性は、恵まれていなかった人よりも時間がもたらす影響をうまくかわし、より良い状態を維持しているようだ。

実験動物では、母親の老化と父親の老化のそれぞれの作用が、ハツカネズミの老いた雌と若い雄、またその逆の場合の交尾によって明らかになった。年をとった雄親のほうが性的に不活発だが、それを乗り越えると活気にあふれる若い雄と同じような効率で若い雌を妊娠させることができる。その逆の実験をすると、雌の年齢の影響は大きく、一度に生まれる子の数は、雄親が若くても年老いていても若い母親と比べて著しく少なくなる。

人間では女性側の要因を詳細に調べることはむずかしいが、不妊の原因が夫にあり、妻は良好な生殖機能をもっていると思われる場合の非配偶者間人工授精（ＡＩＤ）の研究は、ほぼ理想的な実験である。不妊治療クリニックが準備する提供者《ドナー》は若い男性で、質の高い精子をつくることが確認されている。一九八二年、フランスでＡＩＤを実施してきたセコス（ＣＥＣＯＳ）は、たとえ最初はわずかだとしても、女性の年齢が治療の成果に影響を及ぼすことを客観的に示す二〇〇〇件の結果を公表した。三十五歳以上の女性が妊娠するまでには毎月の精液注入を連続して一二回以上必要としたが、三十歳以下の女性では六回だった。この妊娠しにくくなる傾向は、従来の方法で女性が妊娠する場合と同じである。年齢による多くの変化と同様に生殖能力も徐々に低下するが、影響は年々大きくなっていき、四十五歳になると女性の二〇人に一人は卵巣が永久に仕事を終える。この段階になると、自然の摂理はいささかの手助けを必要とするだろう。

体外受精（ＩＶＦ）サービスを提供するクリニックほど、年齢要因の歴然たる場所はほかにない。この技術は当初、ランカシャー、オールダムのロバート・エドワーズとパトリック・ステプトーによって、卵巣は健康だが卵管の詰まっている女性のために開発された。初の体外受精児、ルイーズ・ブラウンの一九七八年の誕生以来、多方面に応用できることが判明し、ほかの多くのタイプの不妊症をも克服してきた。体外受精は、若いドナーから提供された卵子を用いることで、何人かの女性に閉経をやすやすと乗り越えさせただけでなく、生殖能力の老化の解明に新たな光を投げかけている。

体外受精は多くの不妊のカップルに最大の希望を与えるが、妊娠の成功が約束されているわけではない。

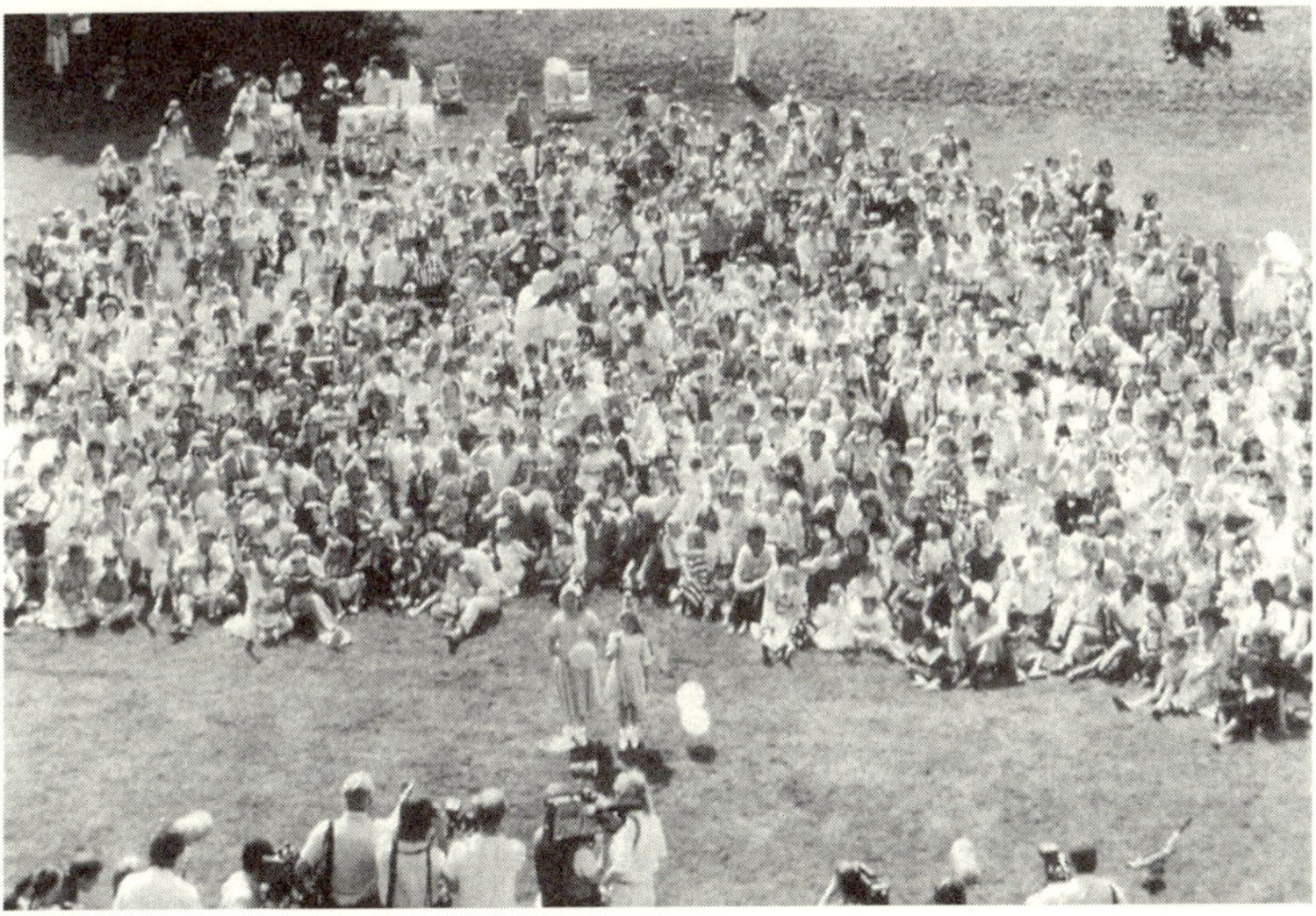

1989年、ケンブリッジのボーンホールで開かれた華やかなガーデンパーティに、病院での体外受精によって生まれた初期の子供たち2000人が両親と共に招待された。前方中央に、初の試験管ベビー、ルイーズ・ブラウン（左）と妹ナタリーがいる。ロバート・エドワーズは群衆の中にいる。（R.G. Edwards の許可を得て掲載）

望みをかけている両親にとって重大な唯一の判断基準である出産率は、クリニックによって異なるものの、二十代の女性で一治療サイクルにつき三〇パーセントを上回ることはまれである。大部分を占める四十代初めの患者は、試験管内で受精させる卵子をまだつくることはできるが、受精卵を子宮に戻してうまく妊娠に至ることはめったにない。アメリカで病院に通う四十二歳すぎの患者の本人の卵子での結果はきわめて悪く、しばしば機械的に若いドナーの元気な卵子が提供される。イギリスでは提供される卵子が少なく、この年齢の女性はたいてい断られる。卵子の提供による成功は、卵子の数だけでなく質が、高齢の女性の妊娠をむずかしくしていることを裏づける。アメリカでは、時間と不快とわずかに伴うリスクに対してドナーにかなりの報酬が支払われるので、卵子が入手しやすい。ドナーと受容者《レシピエント》のあいだで肌色の不一致はないが、遺伝的血統がどこよりも問題にされない人種のるつぼカリフォルニアでは、卵子の提供が人々を驚かせることはほとんどない。日本のように（そして英国王室のように）、何世代も自分の過去をたどれることが重要なところでは、匿名の人からの卵子や精子の提供は忌み嫌われる。

イギリス政府は、一回に女性の子宮に移す受精卵は三つを上限として許可しているが、数を多くすれば妊娠の可能性は高まる。イギリスの立場は、成功の見込みと多胎妊娠のリスクとの折衷案である。多胎妊娠では、正常に育つものを確保するためにいくつかの受精卵を見限ることを余儀なくされるかもしれない。しかし、年齢の影響を考慮して基準をスライドさせる意見もある。たとえば四十歳の母親が単生児を妊娠するチャンスを三十歳の母親と同等にするためには、自分の卵子を用いるなら三つではなく五つの受精卵が必要かもしれない。ドナーの卵子を用いる場合は、成功の見込みがもっとあるので、この基準は妥当でない。

人工授精はジョン・ハンターによって提唱され、それから若い女性への卵子提供が最初に成功するまでに二〇〇年がかかった。その数年後には、五十歳を過ぎた女性に手が差し伸べられた。卵子提供は夢想していたより成功し、中年に達した子宮は想定していたより受容した。エストロゲンとプロゲステロンの短期間の服用は、閉経後の女性の生殖能力の老化を逆戻りさせ、試験管の中で受精したドナーの卵子を用いて妊娠するための子宮を準備する。毎月の月経がなくなって何年かたっていたとしても、子宮はそれほどぐあいの悪い状態にはなっていないし、ホルモンが不活性だった経緯が、出産の成功に寄与さえするのかもしれない。

去る一九七〇年代初め、私が生殖への老化の影響に興味を覚えはじめた頃、そのテーマは、多くの人々の目にとっぴな思いつきの見当違いの袋小路に見えた。いまやそれはステージの中央に据えられている。家族をつくることを後回しにする人たちや、新しいパートナーともう一人赤ちゃんをもとうと決心する人たちが増え、老化の問題をかわすことの優先順位は高くなっている。閉経後の妊娠はもはや新聞紙面をにぎわすほど珍しいことではなくなってきたが、出産年齢の上限を定めるべきか、もしそうなら何歳であるべきかということにはいまだに合意がない。どうも生物学は年齢的上限を決めていないようだ。壮年のカップルが不妊治療を受けるかどうかを決めるにあたって、偏りのない良識のある態度は、生まれてくる子供のためにカップルの合計年齢を考えてみることのように思われる。おそらく合わせて百歳がさしあたり無理のない限度だろうが、こうした微妙な決定は、医師とカウンセラーに相談したうえで個々の判断にゆだねるのが最善である。

赤ちゃんをもつことを考えると五十歳以上の女性の大部分は恐怖に襲われるらしい。閉経の埋め合わせの一つは、それが自然で永続する確実な避妊であることだ。しかし、若いときに不妊治療を受ける機会を逸したり、問題をほうっておいたら手遅れになってしまった人が、どんなときにも多少はいる。旧約聖書のサラの妊娠は奇蹟だとみなされていて、彼女を国々の母にした。私たちのこの時代に、聖書の「彼らは年老いてなお実を結び、いつもみずみずしく、元気に満ちている」という預言の成就を期待する人にとっては、非常に遅くに母親になった最近の数例は何よりの好ましい実例だろう。無謀にもという声もあるが、変わった開業医が最年長の記録の更新をいとわないようで、目下のところはイタリアの女性の六十三歳である。

婦人科医は、三十五歳以上で初めて母親になるすべての人を「高年初産」として注意するようにしている。卵子の提供を受けるのに何歳という生物学的な分岐点があるわけではないが、やはり年齢で医者の頭の中の警報は鳴り出す。母親になる女性が年をとっているほど、出産のときの高血圧や糖尿病や合併症のリスクが大きくなる。けれども、六十歳の女性でも四十歳の女性と同じくらい元気な人もいるし、若い人よりもっと長生きすることもある。生物学的な老化の進み方が人によって違うことが、閉経した女性だけでなく、たとえ自然分娩の最高記録（およそ五十六歳である）を過ぎた女性に対しても不妊治療を提供する一応の理由である。けれども、それは特殊なケースであり、治療の前に厳密な健康チェックとカウンセリングを受ける必要がある。慎重に見きわめれば、ずっと若い女性と同程度の非常に良い結果が得られる。南カリフォルニア大学にいたマーク・サウアが最初に治療した五十歳から五十九歳までの一四人の患者のうち、九人は妊娠し、流産は一人だけだった。

新たなチャンスが生まれたにもかかわらず、五十歳を過ぎた妊娠は例外にとどまっているようで、むしろもっと大きな社会変化は、母親になる年齢が全体的に見て遅くなっていることである。いままでのところ動きはわずかで、産科クリニックの待合室に座っている女性の年齢の違いがひと目でわかるようになるとは考えられない。それでも、イギリスの国民統計によると、ここ数十年で、二十歳から二十五歳の年齢層の出産人数がゆっくり低下していて、三十歳と四十歳のあいだで増加している。アメリカの生活水準の高い地域ではシフトはもっと顕著で、社会、経済的な理由はまったく異なるが大恐慌のときに起こった事態と似ている。三十歳と三十四歳のあいだで最初の子供を産む女性の割合は二倍になり、三十四歳でまだ子供のいない女性の人数は一八パーセントから二八パーセントに増えた。そのうち何人が子供のいないままを選ぶのか、あるいは自分たちの最盛期を過ぎるまで出産を引き延ばすのかはまだわからない。

今日の人々が出産の決定にこれまで以上に真剣であることに私たちは声援を送るべきなのに、遅く母親になることに対する態度にはひどくがっかりさせられる。遅い子供の誕生は冷やかしの種となり、いまだに年をとった母親はいい顔をされず、学校では祖母に間違われることに気をつかう。言うまでもなく、年をとった父親はいい気なもので、子供ができたことを自慢する。私たちは、中年の女性が以前よりも生物学的に若く、良い健康状態であることを知っている。閉経年齢は五十歳のあたりで変化していないのに、寿命はまだ延びている。調査が判断に何か役立つとすれば、年をとっている両親とその子供たちの経験談はだいたいは肯定的である。多くの若い人よりも高齢の両親は子供との絆が強く、子供が必要とするものを賢く、じょうずに与えることができるようだ。

もっと長くもっと健やかに生きることへの期待の高まりを背景に、出産に対する社会意識の変化は生物医学研究にいくつかの重要な優先事項を課していて、それが新しい世紀に引き継がれる。立ち現れた問題は次のようなものだ。いつ妊娠するか、何人産むかを選択する自由を女性が得たいま、その合間に生殖システムを休養させるためにはどうしたらよいか。人々が出産をますます先に延ばしているなら、そして出産の準備ができたときにすでに生殖システムが衰えているとしたら、それを支援するために科学技術にもっとできることはないか。おそらくこれから長期にわたり、こうした課題に研究者の忙しい日々が続く。

第12章　すばらしい新時代？

科学の真の目的は、（もし可能であるとすれば）不死から、もっとも些細な物理的操作に至るまで、すべての働きを発見することである。

フランシス・ベーコン

心理に精通したオスカー・ワイルドの作品の中で、美しい若者が友人の描く肖像画のモデルになる。できあがった作品に目をやったドリアン・グレイはつぶやく。

悲しいことだ！　ぼくは年をとり、みすぼらしく、醜くなる。ところが、この絵はいつまでも若さを失わない。今日という六月のこの日より老いることは決してない……もしそれが逆ならば！〔中略〕そうなるものなら――どんなことでもしてみせよう。そうだ、この世にあるどんなものでも惜しくはない！　そのためなら、魂だってくれてやろう。

『ドリアン・グレイの肖像』は一八九一年に刊行された。ブラウン‐セカールが自分の若返り実験を公表した二年後のことである。一世紀後も私たちは、若さの輝きが色褪せるのを押しとどめるには少しばかりのことしかできていないが、長生きをする可能性は劇的に高くなった。公衆衛生は改善され、医学は進歩し、地球上の富裕な地域では平均余命がおよそ二倍になった。家は暖かく湿気がなくなり、水はきれいになり、子宮の中でもその後も栄養は良くなり、病気と戦う予防接種と薬のおかげで、以前では考えられないほど無事に人生を送れるようになった。だが健康な生活を公平に共有できているわけではないし、社会的落差が小さくなっているわけでもない。

裕福な人たちは貧しい人たちを物質的に凌いでいるだけでなく、それを楽しむ時間の面でも置き去りにしている。そして、自国で落差を縮めるまでに長い道のりがあるとすれば、その課題は発展途上地域ではさらにはるかに前途多難だ。貧困の中で生きている人にまず重要なのは、日々細々と何とか生計を立てることで、明日に関心を払う余裕はほとんどない。恵まれた人は明るい見通しを当然のことと思い、人生の終わりに体が不自由になり、依存せざるを得なくなる個人的社会的不幸について、ますます不安をつのらせている。

十五年ほど前、スタンフォード大学の医師ジェームズ・フリーズは、「ニューイングランド・ジャーナル・オブ・メディシン」に発表した論文で、とんでもなく楽観的な将来の予想を開陳した。彼は出生から老年までの生存曲線は長方形に近づいていくと述べた。それは、ほとんど誰もが目一杯長生きし、突然に逝くという意味である。大勢の人間レミングが、ロンドンからドーバーまでの八〇マイルを大集団で移動しているのを想像してみよう。一マイルは一生の一年一年である。道が安全で捕食者の危険もないとしたら、ほとんどすべてのレミングは海岸までたどり着き、こぞって崖から身を投げるだろう。

フリーズによれば、自分たちの一生を危険のないものにしていけば、平均寿命は生物学的限界に向かって延びていく。大部分の人々は八十五歳の前後一、二年の範囲内で死亡するが、常にもっと長いコースを走る特権を与えられた少数の人たちがいる。病気や機能障害は最終期間に押し込められ、来るべき世代は精神力も肉体も全開の長い一生を期待できる。老化はついには勝利するとしても、もっと長く先延ばしになるだろう。まるでオリバー・ウェンデル・ホームズの詩に出てくる「一頭馬車」のように、何もかもがほとんど最後まで働き続け、突然にばらばらに壊れる。

それが本当ならいいのだが。おおかたの証拠はそうではないことを示しているし、根本的な老化作用とその表れ方を分けることは意味がない。むしろ私たちが手に入れているのは、元気であるより不自由な体で過ごすこれまで以上の長い時間である。このことでさしあたり私たちにできることは、子供たちにできるだけ良い一生のスタートを切れるようにしてやることと、あとで問題が起こるときに一つずつ取り組んでいくことぐらいしかない。結核のような伝染病を防ぐことはすべての年齢層の死亡率を低下させたが、変性疾患は高齢になるほど増加し続けている。一生は、たとえば五十歳の男性をとってみると、曾祖父たちが五十歳のときよりリスクは少なくなっているが、八年ごとに死亡率が二倍になるのはどちらも同じである。老化は打ち負かされていない。根本原因が取り除かれるまで、その問題から私たちは身をかわすことはできず、その打撃を和らげようとするだけだ。

老化の速度が変わっていないとすれば、最大寿命も変わっていない。メトセラをはじめとする旧約聖書の名士たちの神話的な長命を別にすれば、百二十歳あたりよりも長生きする人はいない。実際、ますます多くの百歳以上の人を私たちは見ているが、ジャンヌ・カルマン夫人も長寿記録を長くはもちこたえられなかった。しかし、まわりにギネスブックに載りそうな老人がそれほどたくさんいない理由は簡単に説明できる。今日の私たちも一〇〇万年ほど前に寿命の上限を決めた遺伝子をそのままもっているから、総体として私たちはホモ・エレクトス（直立原人）から少しも進んでいないのだ。ホモ・エコノミクス（経済人）は安全な環境をつくりだし、以前はまだ若くして人々をつまずかせた伝染病や天然痘、結核といったハードルを片づけることに成功した。だが年をとるにつれてハードルはひっきりなしに、すばやく現れ、私たちは一つにつまずかなければもう一つにつまずくだろう。医学者は最後の一線を後退させる方法をまだ発見していないし、それを考えている者さえ少ない。

私たちにとっては心臓血管疾患と癌がもっとも高いハードルとなっているが、これからの人々はまた別の障害物に直面するかもしれない。誰もが非常に驚くが、私たちは心臓病を徐々に減らしつつあり、年齢調整をした死亡率でいうと、アメリカでは一九六〇年代に比べて現在は三四パーセント以上も低くなっている。けれども、たとえ心臓病を徹底的に撲滅したとしても、私たちの平均余命は一五年延びるが、それ以上ではない。

青春のさなかの生命を奪う病気に対する勝利はどんなものでも望ましいが、私は心臓血管疾患の撲滅がそれほど喜ばしいものかどうかには戸惑う。カナダの医師グループが、死期が来たらどういう死に方をしたいかと質問されたとき、彼らは心臓発作を選んだ。「楽しみを手放してまで、もう一年をウェストンスーパーメアの老人ホームで過ごすのはお断りだ」と至言を吐いた作家キングスレー・エイミスと、明らかに彼らは同じ気持ちなのだ。たいていの人は死よりもいっそう悪い結末があると思っているだろう。現在の最大の死因が過去のものと同様に治療可能になっても、何かほかのもの、たとえば腎臓病とか別の種類の癌などが出番を待って潜伏しているだろう。運よくこれらの驚異から生き延びたとしても、遅かれ早かれ生物学的な生死の中間地帯に入り込む。いま人々は、いつ死ぬかということと同じくらいどんなふうに死ぬかということをしきりに心配しはじめていて、それで合法的な安楽死を望む声が高まっている。

天寿を全うする人が増え、地球のほぼすべての場所が老年化している。この人口転換は過大評価しすぎることはないほど重大で、地球上のどの種にも、どの時代にも、こんなことは起きたことがない。人口老化はまもなく政策立案者の第一の関心事として人口増加に取って代わるだろう。出生率が下がりはじめ、寿命が劇的に延びはじめたとき、この社会経済の時限爆弾の導火線に火がついた。私たちの世代が二〇一〇年を過ぎて本格的に退職する前に、その意味を考えるための猶予を第二次世界大戦後のベビーブームが与えてくれている。

出生率がもっとも減少した国で、衝撃は最大になろうとしている。遠からず日本では、十五歳以下の人口より六十五歳以上の人口のほうが多くなる。世界でいちばん人口の多い国の一人っ子政策は、いつかは中国を若者人口の優位から老人人口の優位へと変えるだろう。いま六十五歳以上の中国人は六パーセントしかいないが、二〇五〇年には二〇パーセント、つまり二億七〇〇〇万人までになり、それはアメリカ合衆国の全人口より多い。こうした大規模な人口分布のシフトは、政治、社会、経済にわたる一国の諸制度を混乱させる。願わくば年齢差別に抗する最近の前進が逆行することなく、社会は高齢者の福祉の経費をむやみに強調するのではなしに、むしろ彼らにしかできない貢献を再発見してほしい。年長者はモラルと創造的なリーダーシップの偉大な見本である。ネルソン・マンデラ、マザーテレサ、アーサー・ルービンスタイン、そして人生の終盤で不妊治療に二つの革命をもたらしたパトリック・ステプトーのように。

相当な年の老人はむやみに、たとえいささか変わったものでも長寿の秘密を教えたがる。地元のウィスキーや噛みタバコのメリットと同時に散歩やナチュラルヨーグルトの恩恵を私たちは聞かされる。政府当局は病人に要する経費を気にして、山ほど食事に関する助言を授ける。ある意味では、私たちとは私たちが食べているものであることは否定できない。関係当局は新鮮な果物と野菜を毎日五皿は食べるように勧める。しかし、すでに体にいい食生活への関心は盛り上がっていて、釈迦に説法のきらいがある。

菜食主義の人気が急上昇していて、少なくとも経済的に余裕のある家の冷蔵庫や薬入れの棚は、有機栽培食品、漢方薬、各種ビタミン剤やカプセルの重みでたわんでいる。私たちはいたるところで、低カロリー、高繊維、低脂肪、高ビタミン、あるいはそれを組み合わせた食品や補助食品の広告の標的にされている。効能によると血液の循環をよくし、癌にかかりにくくし、フリーラジカルを抑え、そして自然なものなので、たとえ不自然な量を摂取するよう勧められても、そうした製品に私たちの目は吸い寄せられる。健康によい食事と考えてきたものを否定する他愛ない宣伝文句にころりとだまされる。けれども、もし本気で栄養学を学び、勤勉に論文を調べれば、専門家でさえいつも意見が一致しているわけではないから、私たちはますます混乱することになる。ピーター・メダワーがかつて皮肉ったように、栄養学は「キッチン・サイエンス」なのだ。

われわれの種にとっての自然な食生活について、どの程度のストレスに耐えられるか、どの程度運動すべきか、どの程度の体重をあえて増やすかあえて減らすか、こういう議論はきりがないほどたくさんある。これではたまらないが、研究者が議論しているあいだに彼らの努力を祝して乾杯ぐらいはできる。オックスフォード大学の疫学の第一人者リチャード・ドール卿の最近の論文には、アルコールの適度な摂取が実は死亡率を引き下げるという、なるほどと思わせる事例が載っている。最初は抵抗に遭いながら喫煙は健康に有害であることを立証した彼の偉大な功績は、いまは異論も少なくなった。その問題に関する彼の最新の論文によれば、常習喫煙者の半数はその習慣の直接の結果として寿命を縮める。

私がときどきやるように本を最後から読みはじめる人でなければ、読者には本書が長生きの処方というより生命のシステムの解説であることがわかっていただけるだろう。健康的な食生活やライフスタイルについて、あえて特別のことを言ってみようというのではない。どういう価値があるかはともかく、私自身の考えは、生きていく最適条件を求めるにあたっては進化の本質を心に留めなくてはならないというものである。およそ五百世代前に採集狩猟生活を捨てて農耕を始めた私たちの祖先は、とても現在のライフスタイルを想像できないだろうが、実際には私たちの遺伝子と生理機能は少しも変化していない。進化の時間としてはまばたきをする瞬間に、私たちは自分たちの習性と種として順応してきた環境を改造し、そしておそらくその代価を支払っているのだ。だが、原始的段階に健康的で調和した牧歌のような生活があったわけではないし、正直なところ、自分たちの運命と採集狩猟の暮らしを本当に交換したい人は誰もいないだろう。もっとも、欧米の低所得者用団地や第三世界のスラム街に住むひどく不幸な人たちであればわからないが。私たちはこの現代社会にすべてを賭け、最善をつくして老化の有害な作用を撃退する。

もっとも賢明な道を選ぶには、われわれの起源と科学の成果と自分自身の経験について知っていることを考え合わせなくてはならない。一般的に言えば、若いときに良いものは年をとったときにも良いことに十中八九はなるが、必ずそうだというわけではない。自然淘汰は私たちを老年に適応させてこなかったから、老化は自然の盲点の一つである。若いときには望ましい健康的な食生活や運動、ホルモン量は、老年期の一つの指針ではあってもそれ以上ではない。試行錯誤だけが、私たちのすばらしい新時代に何が最良であるかを教えてくれるだろう。

今日の社会に老人の数が非常に多くなっているのは、長い年月をかけた歯の状態の改善と同じで、生物学的というより社会的な理由からである。口腔衛生学の進歩や飲料水のフッ素添加予防、歯科矯正学がこれまで以上に長く良い状態で歯を維持させているが、それでもやはり最後には駄目になる。老化のプロセスを遅らせることに相当するのは、第三大臼歯（親知らず）を生やすことだろう。これには細胞の遺伝子を再プログラムせねばならないし、まだなかなか実現しそうもないので、老年学は生命科学の中でもっとも見込みがないと思われている。しかし別の見方をすれば、天然痘の撲滅や、試験管の中で人間の卵子を受精させるという考えを人々が嘲笑したのは、それほど昔ではないことを思い出すべきである。

喧伝された生殖過程への介入によって、いかにして生物学的時間の制約を押し返すかということの一端が劇的に示された。多くの人がその見識に異議を唱えるとしても、六十歳の女性の妊娠に手を貸せることは疑いようがない。生殖器官は心臓や腎臓が活動している途中で機能を停止するので、生殖は明らかに特殊な事例である。去勢や閉経で急に寿命が短くなったりはしないが、性ホルモンの突然の撤退に体の他の部分もとうてい無関係ではいられない。

もし妊娠が老化の影響は動かしがたいものではないという明確な証拠になり得るとすれば、それは生殖がホルモンに大きく依存しているからである。若返りの仕掛人たちは性ホルモンをすべての病に効く万能薬だと考えたが、老いの現実は、いかに重要だとしてもただ一つのホルモンの不足を解決してうまく調停できるものではない。老化におけるホルモンの役割はときとして強調されすぎるが、ホルモンに大きな価値があることは確かだ。私たちは自然が命ずるままのホルモンの量で我慢している必要はないし、不足していると思うものは簡単に補うことができる。有効性で遺伝子治療がホルモン療法に取って代わるまでには長い道を歩まねばならないし、いまのところ好むと好まざるとにかかわらず、私たちは自分の遺伝子に縛られている。けれども、ホルモンのレベルを賢くコントロールすれば、さらにいくつかのトリックを手に入れ、もう少し長く元気なままでいるために、自然のワイルドカードを使うことができる。

年をとった人にエストロゲンやテストステロンを補充することはすぐに思いつくが、私たちに調整できるホルモンはそれだけではない。老化の不可思議な病苦のすべてを癒やす新しいホルモンへの期待はいつもあるが、高齢者に対する新しい利用法が最初に発見されそうなのは、たとえば成長ホルモンである。

成長ホルモンは他のホルモンよりずっと大量にたくわえられているので、早々と発見された下垂体ホルモンの一つである。小人症が成長ホルモンの欠乏の結果であることがたちまち確認され、成長ホルモンの注射で小さな子供の身長は画期的に大きくなった。死体から得るしかなかった成長ホルモンは、とても行き渡るほどはなかったが、最近になって遺伝子工学でバクテリアから製造されるようになり、いまやあらゆる年齢層の治療に用いる十分な量がある。

成長ホルモンは、青年期の下垂体から、眠っているあいだに大量に放出される。その量の減少は人によって異なるが、多くの人は一〇年ごとに一〇パーセントから一五パーセント少なくなり、年をとった人たちの血液からはもっと迅速に失われる。最終的な結果として、老年期の成長ホルモンのレベルは性ステロイドホルモン以外のどんなホルモンよりも極端に下がる。思春期のあとで成長ホルモンの産生が自然に徐々に低下していくのは理にかなっているように思われるかもしれないが、そうだろうか。

成長ホルモンのレベルが低くなると、筋肉が減り、脂肪が増え、とくに不健康な男性が影響をこうむる。過剰な体重はホルモン不足をいっそう悪化させ、さらに脂肪がつき、という悪循環に陥る。どの年齢にもどうしても欠かせないものが与えられるわけではないので、物事は常に自然に任せるのがいちばんよいとはかぎらない。成長ホルモンの量を増やすというのは、ホルモン補充療法と同様に自然に反するが、それが欠乏していた高齢者は体力がつき、体が引き締まる。精神的に元気が出るという人もいるが、中毒にはならない。代謝が脂肪の蓄積からタンパク質をしだいに増やすように切り替わるという評判に確証が得られれば、どうしても欲しいと言い出すのは年輩の人たちだけではないだろう。だが、特別のホルモンを山ほど注射する必要はない。ホルモン補充療法を受けている閉経した女性は、エストロゲンが下垂体からの成長ホルモンの放出を増加させるので、すでに余得を享受していることになる。テストステロンは男性に同じ効果をもたらす。

老化のためのホルモン療法として話題になっているのは成長ホルモンだけではない。副腎ステロイドのデヒドロエピアンドロステロン（ＤＨＥＡ）は男女共に中年までに減少し、そのレベルを上げると強壮剤の作用があることを示す研究もあるが、理由は誰も確実なことが言えない。ＤＨＥＡは普通はホルモンとして不活性で、せいぜい弱い活性しかないが、性ステロイドホルモンに転化することがあるので、理由はそこにあるのかもしれない。それ以外にも、メラトニンが老化を乗り越えさせ、抗腫瘍作用があると大げさに主張されている。たとえ時差ぼけであっても、それを生物学的時間をコントロールするために当てにするのはあさはかだろう。メラトニンは体内ですばやく分解される短時間型なので、化学者はもっと効果の高い類似体《アナローグ》を合成することに取り組んでいる。

ホルモンにしても、ビタミンや酵素にしても、最近の老化に対する猛攻撃は、かつてのホルモンの一時的流行をしのばせるし、どうなっていくかはだいたい見当がつく。志願者を募集し、精製したホルモンが注射され、期待を抱く研究者たちによってテストが行われる。人の体質はさまざまだから結果はたいがいまちまちだが、偽薬《プラシーボ》でテストされた人たちからまで良好な結果が報告されるはずだ。若返り科学がたどってきた道を知っている人は、誰でも単純な治療法の報道を一笑に付すが、いずれにせよすべての証拠が出そろうまで、私たちは偏見をもたずにいるほうがいい。また、成長ホルモンと性ステロイドホルモンを補うことのメリットが明らかだとしても、人生後半のホルモン不足のすべてが治療を必要としているという間違った考えにも用心しなくてはならない。

私たちは自然に逆らえば報いを受けるという考えにすっかり慣れているので、朗報を意外に思う。いまやピル（経口避妊薬）は高い避妊効果ばかりか、思いがけず健康への寄与が見つかり重視されている。エストロゲンの低用量処方は、期待どおりに重い生理痛や貧血症を軽減しただけでなく、子宮癌や卵巣癌のリスクを減らした。乳房の良性のしこりもさほど見られない。続けて長期に排卵を抑制することは、私たちが考えてしまうほど自然に反することではない。本来、われわれの種のあり方は、受胎能力とエストロゲンのレベルが低下する長い授乳期を途中にはさむ妊娠の連続だった。それをわれわれの霊長類のいとこ分である類人猿に見ることができるし、いまでもこれをパターンとする共同体が少しはある。現在、欧米で猛威を振るっている婦人科系の癌の多発は、おそらく現代女性の排卵回数が非常に多くなり、多量のエストロゲンにさらされることと大いに関係している。早くなっている思春期と、ことによると遅くなっている閉経が事態をさらに悪化させる。卵巣を休眠状態にすることは今や健康に役立つ選択肢であるように思えるし、独身の女性も考慮するほうがいいだろう。

女性に毎月の月経（メトン周期）とそれに伴う高レベルのエストロゲンがなくてはならないという理由はない。妊娠に必要なホルモン量は、骨粗鬆症《こつそしょう》や心臓発作やそのほかの欠乏症状を寄せつけないために必要な量に比べてはるかに多い。プロゲストーゲンに少ない量のエストロゲンを併用して卵巣自身のホルモンを抑制すれば、女性はあらゆる点で守られる。けれども、ピルにはまだ健康を維持するために必要とされるよりも多くのエストロゲンが入っているので、もっとエストロゲンの量を少なくしてもいいかもしれない。理論的により安全な避妊方法としては、一つの薬で卵巣の機能を止め、ホルモン補充療法を行うことだろう。こうすれば、健康を守るために女性が必要とする最小限の量を投与できる。

南カリフォルニア大学のマルコム・パイクは、臨床実験でこの理論を調べている。彼の狙いは、妊娠を一〇〇パーセント防ぎつつ、アメリカで地域によっては女性七人に一人が罹病する乳癌のリスクをもっと減らそうというものだ。テストの志願者は、視床下部のゴナドトロピン（性腺刺激ホルモン）の放出を促進するホルモンGNRHを抑制することで、下垂体からの卵胞刺激ホルモンと黄体形成ホルモンの放出を止める薬を服用する。少量のエストロゲンが化学的去勢の影響を抑えるために加えられる。プロゲストーゲンは乳癌に対する防護になるものではないが、四カ月ごとに飲んで月経を起こさせ、子宮癌のリスクを回避する。月経の間隔が長くなるので毎月の煩わしさがないと歓迎する女性もいる。骨を保護するために加えられた少量のアンドロゲンは、性欲にもプラスになるかもしれない。

これまでのところ、結果は有望である。避妊は有効で、妊娠可能な状態に戻すこともできる。さらに、乳房の組織は低エストロゲンの状態に管理することで、より健康になる。このホルモンのカクテルは、広く一般に受け入れられるにはいまのところ複雑すぎるが、別の方式で提供されれば乳癌のリスクをもつ女性に魅力のあるものとなるだろう。男性が避妊薬を服用することで、同時に前立腺の病気のリスクを減らすメリットがあるかどうかはもっと疑わしい。男性は妻たちほど試してみることに熱心ではないし、彼らが喫煙の危険を冒し、危険なスポーツをやろうというのであれば、遠い将来のテストステロンからの揺り戻しの可能性を心配しそうには思えない。

今日では多くの人たちが中年まで、それより遅くではないとしても、子供をもつ選択肢を残しておきたいと望んでいる。男女共に不妊手術の数はこれまでの最高に達しているが、逆を望んで手術を受ける人の数も同様に多い。もはや閉経でさえ一方通行のドアではないように思われる。卵子の提供に恵まれれば、どの年齢の女性でもホルモン補充療法のわずかな手助けで妊娠のチャンスがある。これだけでも驚くには十分そうだが、補助生殖技術（ART＝assisted reproductive technology）と呼ばれるものの革命が進行中である。とんでもない空想のように聞こえるかもしれないが、閉経後に用いるための卵巣の凍結保存が、十分あり得ることとして浮上している。

卵巣組織の冷凍は、治療の結果として不妊に直面する若い癌患者に、すでに希望の光を与えている。恐れていた病気であることを告げられて彼女らがいちばん動揺するのは、生命を救うための治療で、にわかに永久的な不妊となる場合があることを知ったときだ。化学療法と放射線療法は癌細胞といっしょに、まるで老化のプロセスを加速するように、卵子や精子を破壊するからである。この問題について若い患者と話し合ったことがある人はみな、本人の生命が風の中の藁のように揺れているのに、いつの日か親になりたいという熱烈な思いを強く訴えられて心を動かされずにはいられない。

女性患者にパートナーがいて、癌治療を始める前に時間があれば、体外受精治療と自分の受精卵の凍結保存を選んでもよい。とはいえこの状況はめったに起こり得ないので、卵巣の一部を保存する可能性のほうが、直ちに行うことができるし、自分の卵子のパートナーを選ぶチャンスを残しておけるので魅力がある。卵子かまたは受精卵として、彼女が子供を産める可能性は摂氏約マイナス二〇〇度の液体窒素タンクに無事に冷凍保存されるはずである。これは生命を無期限にそのままの状態で保つために十分な低温である。

そうしているうちに彼女が閉経したら、解凍した受精卵をホルモン補充療法で準備した彼女の子宮に移植するチャンスが訪れる。卵巣を保存するやり方のほうが、運命の人質のように受精卵をとっておかなくていいので安心だと感じる人もいる（もし母親が死亡したら受精卵はどうなるのか、誰がそれを決めるのか……）。卵巣保存の場合、卵巣全体を凍結することは氷晶の損傷でできないので、卵子の大部分がたくわえられている外側の卵巣皮質が用いられる。その組織は後日、本来の場所に皮膚移植のように戻される。これまでのところ少数の患者が凍結銀行に組織を預けているだけで、それは元に戻すまでの数年である。それがうまくいけば、十年、あるいは二〇年前に終わった月経周期を再開させることができるようになると思う。何であれ保証をするのは早すぎるが、凍結卵子で妊娠したヒツジから判断するなら、卵巣に再び生命の灯をともすことも可能だろう。

この技術の信頼性が証明されたら、ほかの女性もそれを試みたいと思うだろう。それが当を得ているかどうかは別問題である。もし乳癌患者が「万一に備えて」凍結銀行に卵巣を預けることを望むとすれば、エストロゲンを元のレベルに戻し、妊娠すれば、古い病気を刺激するかもしれないリスクがあることを納得する必要がある。健康な女性も不妊に対する保険として、とくに閉経の早い家系であったり、卵子提供を望まない場合は、卵巣組織の保存を考慮するかもしれない。卵子は凍結された日のままに若く、新鮮だが、政府は貯蔵期限を設定したがるだろう。

妊娠に到達するために要する種々の技術に投じる時間や苦労、費用を考えると、女性は生殖治療で貧乏くじを引いたようだ。男性は思いどおりに凍結保存した自分の精子で子供をつくることができる。しかし、癌にかかっている男性は保存しておくものをつくるのがむずかしいかもしれないし、たとえできたとしても欠陥があるかもしれないので、それを見込んでおかないほうがいい。また、たとえ凍結銀行に保存したとしても、化学療法のあとの生殖腺の萎縮もおそらく気がかりだろう。男性の場合、何か別の選択肢はないのか。

睾丸は冷えているのが好きだが、再生を期待して全体を凍結するには、卵巣と同じように大きすぎる。はるかに有望なのは、骨髄を保存する癌患者が珍しくないように、精巣（睾丸）生検で幹細胞を集めることである。どちらも安全なとき、そして必要になったときに、戻すことができる。安全になったとき精巣の細胞を元の精細管に戻すのは、骨髄細胞の注入に比べるとはるかにむずかしいが、これが成功することが立証されれば、患者は生殖力と自分の器官への自尊心を取り戻すだろう。

癌の治療で精液ができなくなる場合があるが、幸いなことに、たいていそれはテストステロンの一時的な影響にすぎない。けれども高齢者の中には化学療法が原因でなくてもテストステロンが減少する人がいて、その場合は補充することが必要かもしれない。テストステロンのインプラント［皮下への埋め込み］で簡単に供給できるが、自然な解決は精巣のライディヒ細胞を補給することである。適合する提供者《ドナー》を見つけることができれば（それは簡単ではないだろうが）、細胞は免疫システムの拒絶をかわし、血液が十分に供給されればよく育つ。精巣は移植された他者の組織を受け入れる数少ない臓器の一つであり、他のホルモン移植も受け入れることができる。膵臓のランゲルハンス島細胞が精巣でうまく生き延びることができれば、糖尿病患者がインシュリンの注射を必要としなくなる日が来るだろう。

血縁でないドナーからの細胞を用いる場合、卵巣には精巣ほど免疫学的な特権はないから立場は不利になる。どうしても子供が欲しくてたまらない女性のなかには、ドナーの卵子順番待ちリストを回避できる卵巣移植のチャンスに飛びつく人もいるだろう。移植は卵子提供より安価だという事情もあるし、たった一回の手術で何十年も月経周期を保つことができるので、閉経を過去の出来事にするかもしれない。下垂体は老化に対して耐久力があり、相当な年齢まで、移植された卵巣を刺激するゴナドトロピンを十分に産生するからである。

こういうことはどれも危険なまでに過激に聞こえるかもしれないが、発想としては少しも目新しいものではない。事実、一九九五年は、ニューヨークのロバート・モリスによって初の卵巣移植の試みが行われてから百年目にあたる。その早発閉経の女性は別の女性から移植を受けて、妊娠に成功したと言われている。他者の臓器は一般にホスト（移植を受けた者）の免疫システムによって拒絶されることがいったん了解されると、モリスの主張はすっかり疑われ、それに続く者はいなかった。今日その問題は、ステロイドホルモンや薬剤による免疫システムの抑制で克服可能となった。リスクがあっても、生命にかかわる心臓移植や骨髄移植の場合はやむを得ないが、子供ができなくても健康な人の卵巣について判断するのはむずかしい。

したがってこの技術は免疫学の躍進を待っている。免疫システムをうまく扱い、感染症や悪性の細胞と戦う力を奪うことなく他者からの移植を受け入れさせることができれば、もっと卵巣移植が行われるようになるかもしれない。ただし、一つの大きな障害は残る。もし近親者が臓器を提供することができない、あるいはそうしたくないときは、誰が提供するだろう。基準は心臓や腎臓よりもずっと厳しくなるはずだ。ドナーは若くて、女性で、ホストの身体的特徴に適合しなくてはならない。臓器を提供する志願者はごく少なく、実際は死後のドナーにたよるしかないだろう。卵子の最大の源泉は、現在は廃物になっている流産した胎児の卵巣だが、それを不妊治療に用いることは、イギリスでは試される以前の一九九四年に法律で禁止された。あとは事故の犠牲者の組織が残されていて、故人が十八歳を越えていれば、とりあえず原則としては是認される。

生殖医療の反対者は、スーパーマーケットの冷凍庫の肉のように移植臓器を選ぶ消費者の妖怪を想像するかもしれないが、彼らの危惧は無用である。卵巣の組織を保存する人は自分自身の必要のためにそうするだろうし、卵子提供は不妊治療の主力であり続ける。移植はホルモンの欠乏に対する当然の医療ではあるが、ホルモン補充療法に代わるとりわけ有益な選択というわけではない。閉経後のエストロゲン欠乏を防ぐことだけが必要なら、ホルモン補充療法がいまもなお最良の治療である。

赤ちゃんを産む新たな方法に関する奇異でセンセーショナルな話の陰で、もっと大きな問題がときには見過ごされる。いま女性は母親の世代が出産したよりも遅くに赤ちゃんを産むようになっていて、これが生殖医療における優先順位に影響を与えはじめている。確実に私たちは、高齢の父親からのさらに多くの突然変異や、高齢の母親からのさらに多くのダウン症と遭遇することになるが、では高齢の両親は後世に何か遺伝的メリットをもたらさないだろうか。マイク・ローズはショウジョウバエで、年をとった母親ばかりから生まれる子総体は、世代を重ねるごとに老化が遅くなり、前の世代より少しずつ長生きになることを示した。私たちの歴史の現段階は、それにかなり似た実験をしていることになるのだろうか。

私はそれは非常に疑わしいと思う。この一世紀を振り返ってみても、出産の傾向は変動が大きく、次の世代では子供を先延ばしにする傾向が逆転する可能性もある。全般的に、子供を産むことは奪うことができない人間の権利とみなされるし、ローズのショウジョウバエのように、人間が画一的に管理されるようにならないことを私たちの誰もが望んでいる。それに、寿命は非常にゆっくりとしか延びてゆかないだろう。ショウジョウバエが死ぬまで繁殖を続けるのに対して、女性の排卵する能力は早い閉経の訪れで奪われる。私たちは比較的短いあいだしか子供をつくれない。結局、私たちは社会的存在だから、遺伝性のいかなる生物学的メリットでも、現れるとすぐに弱めてしまいそうだ。人口の大半が非常に長生きになるためには、高齢化した母親たちの子は、自分が子供をつくるとき、同じような背景をもつパートナーを選ばねばならないだろう。けれども実際問題として、遅くに結婚した人はたいてい子供が少ないし、いつの世もパートナーの選択には予測できない多くの要素が影響するから、どんな種類の偏りも生じそうにもない。

現在の私たちが将来を心配するとしても、次の世代かその次ぐらいまでがせいぜいだ。私たちが生きているうちに寿命が目一杯延ばされるとは期待できないし、すべきでもない。老化を食い止めるよりも病気の予防が、生理機能を最大限に生かすための私たちの定石である。遺伝子を巧妙にあやつり、老化作用を克服する日がいつか来るかもしれないが、生物学と分子医療への驚きと期待に満ちた私たちの時代にあっても、まだこれは手に負えない仕事である。老化の問題に対するさらなる進展を期待することはできるが、老化の原因に対してはまだおぼつかない。二十世紀はホルモンや薬による治療が主流となったが、二十一世紀は遺伝子治療が優位に立つだろう。いよいよ薬や遺伝子導入によって遺伝子の活性に影響を与えることができるようになるので、ほぼ完成したと考えていた治療にも革命がもたらされるだろう。

臓器移植外科は先駆となったアレクシス・カレルの時代以来、衰弱した臓器の治療において大いに進歩してきたが、ドナー不足を克服するためにさらなる一歩を踏み出している。すでに、移植後に人間の身体に受容される臓器をつくるために、ブタが遺伝子を操作した受精卵から育てられている。南アフリカで行われた最初の人間の心臓移植は、この臓器に対する感傷的、慣習的な思いゆえに騒動を引き起こした。ブタの臓器が人間の胸で鼓動を打ったら、私たちはいったいどれほどの大騒ぎを目にすることになるのだろう。そして、ブタの心臓が、ブタ本来の種としての三〇年という寿命の割当てを上回る可能性はどうだろう。生物学と医学の扉は未知へと通じていて、私たちに言えることは、動物のますます多くの部分に、彼らはいやがるとしても、新しい医学的用途が見つかるだろうということである。ショックを受ける人もいるだろうが、人間の生命を救う動物は、日曜日の野外パーティでローストされて一生を終えるより尊ばれることは確実である。

もし動物を研究や治療のために使う必要がないなら、そのほうがいいと誰もが同意する。そして科学は、しばしば自分がつくりだした問題を自分で解決する。いつの日か、身体の小さな修復には注文に合わせてペトリ皿でつくられたヒト細胞を使うことができるようになるはずである。私たちのそれぞれの細胞は、妊娠の日に受け継いだままの同じ遺伝子コードを保持している。理論的には、もういちど遺伝子プログラムを実行することができれば、代わりの細胞や臓器ができあがるだろう。一つの細胞を犠牲にして、たとえば皮膚の細胞から別の細胞、たとえば心臓を修復するための筋肉細胞をつくることができれば、とても魅力的なことのように思われる。じつをいえば、あるタイプの細胞を別のものに変えることは生物学の中でもなかなか扱いにくい問題の一つであり、たとえ障壁が打破されても、手を加えることで有害な変化を誘発することが懸念される。それは一方通行の道を北に向かって運転していて南に行くべきだったと気づくようなもので、当然道に迷うという危険が伴う。新しい胚《はい》幹細胞（ES細胞＝embryonic stem cell）で最初から旅のスタートを切るほうがよさそうである。ES細胞は、不妊患者から提供される「余った」受精卵から取り出して、試験管で培養し続けていくことができるからだ。ES細胞は特定の役割に拘束されていないので、体に移植するために必要な骨髄や神経、あるいはその他の細胞になるように遺伝子的にうまく操作できるかもしれない。

植物や動物の分子遺伝学の最大の成果は、何千とある遺伝病の一つを受け継いだ患者を治療する希望を呼び覚ましてくれることだ。農作物に遺伝子を導入することで、貯蔵寿命や病気への抵抗力を向上させ、窒素固定を行う力をつけることができる。窒素固定ができれば、大地に散布する化学肥料を減らすことができ、誰からも歓迎されるはずである。すでに新種のさまざまな果物や野菜がスーパーマーケットに並んでいる。評判のトマトは、成熟をひき起こすエチレンの生成に関与する遺伝子が破壊されているので、すぐに柔らかくなったりしない。すぐに盛りを過ぎていく私たちも、たやすく保存がきくようになればいいのに！

新たに子孫に受け継がれる変化を動物につくりだすには、卵子か受精卵に遺伝子を導入する必要があり、それは生殖細胞工学と呼ばれている。これは実験室ではいくつかの成功をおさめているが、染色体の厳密な位置を狙って遺伝子を入れることができないし、試みは惨事を引き起こしかねないので、現在のところ医療では用いられていない。遺伝子技術でもっと受け入れやすいものは、嚢胞性線維症《のうほうせい》やハンチントン舞踏病、筋ジストロフィーのような遺伝病の症状の治療を目指す体細胞遺伝子治療である。けれども残念ながら、患者はまだ自分の子供に突然変異体の遺伝子を伝える可能性があり、予防策としては受精卵や胎児の診断を行い、妊娠の中断を選択するしかない。

遺伝病の原因となる遺伝子を膨大な人間のＤＮＡから見つけだすというのは至難の技だが、日進月歩で遺伝子コードが解読され、新しい遺伝子治療の試行結果が報告されている。遺伝子をどうやって送り込むかというのが大きな問題として残っているが、最初のなりゆきまかせの試みを未熟だったと思える日がきっと来るだろう。嚢胞性繊維症患者の肺の治療のために吸入できるものとして、微細な脂肪の粒であるリポソームに目が向けられているが、ＤＮＡの大部分が肺細胞の細胞核に行き着かないのでうまくいかない。気管支の病気の原因となるウイルスには、肺の内層へ直接に遺伝子を送り込めるものがあって、輸送手段としてなかなか魅力的だ。ただし家族全員が風邪で倒れてしまったらどうしようもない！　この技術はまだらっぱ銃の段階で、魔法の弾丸《マジック・ブレット》に至る道は遠い。

はるかに多くの人が先天性の遺伝病より癌や心臓血管疾患にかかるが、これらの病気も遺伝子の知識から得るものは大きい。十八世紀の終わりに、パーシバル・ポット博士がロンドンの煙突掃除夫たちの煤《すす》と陰嚢癌の関連を指摘して以来、癌の環境因子への理解は大いに進歩してきた。長いあいだ同じ有害な物質にさらされて、癌にかかる人とかからない人がいるのは偶然が支配するのだと思われていたが、いまはもっとよくわかってきた。当たりやすい籤《くじ》をもっている人がいるのだ。たとえば乳癌は、ときに一族に共有され、とくに若い人の場合は全症例の五パーセントは二つの遺伝子が原因となっている。私の同僚の男性の一人が、予防としての乳房切除をもっともリスクの高い人たちに提案すべきだと最初に言い出したとき、ジャーナリズムは喧喧囂囂《けんけんごうごう》の論争になったが、この徹底した方針の意味もいまなら了解される。残念なことに、この遺伝子のマススクリーニングは法外に費用のかかる検査のようだ。

癌は遺伝子の仕組みに端を発しているので、癌治療も遺伝子治療によって大変革される可能性がある。成長あるいは死に関与する遺伝子に影響を及ぼすたった一つの不正な細胞の一連の変化が、それとその子孫を成長させ、野蛮な侵略者のように体のあちこちに広がる。その細胞は、薬や放射線や体の免疫機構の監視役の細胞によって破壊されることにも抵抗力を増していくだろう。もし誤りを正すことができれば、化学療法や放射線療法や外科手術の苦痛なしに腫瘍は小さくなる。

しかし、この新しい技術のすべてが老化の進行を押しとどめるために手を貸そうとしているだろうか。この十年で、人間のDNAコードは端から端までCD‐ROMで読むことができるようになる。医師はそれで遺伝病を予言し、診断し、治療する力を得るが、老化のプロセスがどう修正されるのかを予見するのはむずかしい。たった一つの突然変異に取り組むことでさえ大変なことだが、老化の複雑さに比べれば児戯に等しい。たぶん早老症候群には一つの遺伝子に帰因し、突き止めやすいものがあるだろうが、それを克服することは決して容易な仕事ではない。シアトル、ワシントン大学のジョージ・マーティンは、一〇〇〇個の遺伝子のうちのどれか一つが突然変異すると早老症が起きると予測している。

分子生物学は四十年という歴史を歩んできたが、まだ若い科学であり、私たちの寿命の決定に関与する数多くの遺伝子を発見するには、かなりの努力がいるだろう。大多数の人々は見通しを立てることにひるんでいるが、「老化の多くの局面は、遺伝子の形質発現のレベルに介入することで強力に緩和されるはずだ」と述べるキャレブ・フィンチのような楽天家もいる。けれども前進は容易ではないだろう。いくつかの老化遺伝子を破壊したり、有益な遺伝子を導入するというような「簡単な」何かが、一時的な猶予以上のものをもたらすとしたら運がいい。若いミトコンドリアを取り込み、私たちの細胞を元気づけるという考えも、鵜呑みにはできないところがあるが、地球上の初期の生命の反復説として詩的な魅力は備えている。

もうすぐ老化が治せるようになると言うのは変わり者だけだ。万人にとって幸運なのは、この最後にして最大の生物学的課題への挑戦の前進はゆっくりで、その結果に合わせる時間が社会に与えられていることである。未来学は科学ではないし、厳密なものではない。どこに、いつ突破口ができるかを予言するのはむずかしい。しかし、科学は自然と同じくらい驚きに満ちたもので、前進はしばしば不意に起こる。ホルモン研究は百年を越えているし、これからの数十年で分子遺伝学は確実に劇的な進歩をとげるだろう。老いの衰えを不可抗力として受け入れる必要はないというフィンチの信念を私も共有する。人間の精神が老化に果敢に抵抗したすばらしい前例はいくつもあるが、物質に対する精神の優位しか私たちにとるべき道がないとしたら、私はもっと悲観的になるだろう。生物学は私たちに、生物の進歩という希望と、考えるべき多くの材料を与えてくれる。生き物がみな老化するとはかぎらない。衰弱は生命の避けがたい事実ではないし、衰える速度は非常にまちまちである。そのうえ、私たちはすでに、しばらくの時間だとしても、どのように老化が打ち破られるかというドラマチックな実例を見てきた。

危険の一つは、野心的な探究が勝利主義の温床になることである。長寿は禁断の木の実ではないにしても、私たちはより多くの時間を勝ちとることで支払うことになるかもしれない代償に用心すべきである。今日の病気や機能障害のドアを閉めると、また別のドアが開き、新しい悪魔の一行がやってくるということもあり得る。老化は、少数の遺伝子の傷や汚点の積み重なりよりもずっと複雑なものである。老化に関与する遺伝子の多くは、一生のうちのいつか、とくに私たちが若いときに、おそらく有益なものだ。もしその代償が不妊や若い時代の災厄だとしたら、それでも私たちはいまよりもっと長生きすることを選ぶだろうか。私はドリアン・グレイが進んでそうするとは思わない。いずれにしても、生物学的に完全な存在でも稲妻や車にやられることもあるのだから、加わる年月が保証されたものではないことを忘れずにいたい。

老化の怪しげな治療法が安かったためしがないし、本物はさらに高そうだ。生物学の広大な領域を探検するために、人的資源と財源を使うことに異議を唱える人たちの主張ももっともである。世界中の子供に予防接種をすることのほうが優先順位は高いが、原子力潜水艦トライデントよりは老年学が上である。老化を負かすという約束は常にとても魅力的で儲かりそうだ。そこに危険がある。あとで生き返ることを期待して、死体を凍結するために一五万ドルを支払う人がいても、それはカモになるやつがいつの世にもいることでしかない。

現実問題として、理想主義だけで大きな事業が成功しそうにはないし、個人や法人の投資が必要になる。大学の研究者と産業界のあいだで結ばれる提携についてよく話を聞く。こうした関係の背後には利益の追求があるから、しばしば要求される秘密主義は従来の科学の開放性への脅威となる。もし老化を押しとどめる遺伝子が見つかったとして、すぐさま特許庁へ駆け込むなんて想像できるだろうか。ＳＦ作家の最悪の危惧がたちまち現実のものとなり、戦利品も色褪せるだろう。科学者が悪鬼として描かれることもあるが、富の邪神《マモン》が人間の敵であることのほうがずっと多い。

一世紀と少し前、ブラウン - セカールは老化の治療薬を見つけたと思った。彼の治療は、性ホルモンとホルモン補充療法の研究に先鞭をつけたものの、それ自体は効き目がなかった。だが、私たちは立ち止まって、ブラウン - セカールの場合をよく考えてみなければならない。当時の誇張された新聞記事とは裏腹に、彼は法外な要求を何一つしなかったし、製法を秘密にしたり特許を取ろうともしなかった。「秘薬」の無料サンプルまで差し出した。二十一世紀の末、私たちの子孫は時間の克服に立ち合うかもしれないが、はたしてそこで、再び彼のような人物と出会うことができるだろうか。

訳者あとがき

本書はロジャー・ゴスデンの *Cheating Time: Science, Sex and Ageing*（Macmillan, England, 1996）の全訳である。英国のマクミラン社の初版に続いて、米国のW・H・フリーマン&カンパニー社からも若干の加筆をして出版された。本訳書では、こちらも参照している。

著者ゴスデンは、英国リーズ大学の生殖生物学の教授で、生殖医療、老年学の第一人者である。とくに、不妊女性のために中絶胎児の卵子を用いる研究をおこなったことや、卵巣凍結保存法を開発し、癌治療で卵巣の機能を失う三歳の女児に前もって卵巣の摘出手術をおこない、将来の再移植に備えて凍結保存したことでは、賛否両論の注目を浴びた。

この本の翻訳は、編集者の塩浦暲さんに、更年期で仕事がはかどらない話をしたことがきっかけとなった。依頼を受けたとき、自分が切実な読者であることには自信があったが、体調が不安だった。とにかくだるい。目覚めたときから疲れている。電車で座れないとしゃがみたくなる。塩の瓶が見当たらないぐらいのささいなことで気持ちが動揺し、着替えなくてはならないほど汗をかく。ある日、ようやく医師をたずねた。

初回の血液検査では、ＦＳＨ（卵胞刺激ホルモン）が八六・五（mlU/ml）、エストロゲン（卵胞ホルモン）のエストラジオール値が一一（pg/ml）だった。つまり、すでに老化した卵巣はエストロゲンを少ししか出せない。一方で、下垂体はこれまでどおりにエストロゲンを出させようとＦＳＨをどんどん出すという状態だ。ホルモン補充療法を始めて一カ月後の検査では、ＦＳＨが五三・二、エストラジオールが四九になった。ひとは朝起きたときにはけっこう元気なものだということを思い出した。

二〇〇二年五月、米国国立衛生研究所はホルモン補充療法の調査の一部を、乳癌のリスクがあらかじめ設定した範囲を上回ったので中止した（二六一ページの訳注参照）。同十二月、米国の厚生省は、エストロゲンを、紫外線や木工作業で出る木くず等と共に新たに発癌物質リストに加えた。これは、多くの日本人がもっている「ホルモン補充療法は自然に逆らうようでこわい」という先入観を裏打ちすることになるのだろうか。では、ホルモン補充療法やピルで用いられるよりもはるかに大量に、閉経までの成人女性の体内でつくられるエストロゲンはどうなるのか。少ししか子供を産まないライフスタイルは、女性を過剰なエストロゲンにさらすと著者は言う。他の生物と異なり、すでにわたしたちは不自然な一生を選択している。先入観にとらわれ何も見ないようにするのではなく、もっとよく見る必要がありそうだ。

人類は近年、長い寿命をもつ大集団となった。地球には日々老人が増えている。老化はだれもが関心をもたずにいられない。しかし、どう対処するのが賢明かは、だれも確実な答えをもっていない。著者は、老化は科学が正面から取り組むことのできるものだと主張する。老化が、いかに興味深いものであるかを教えてくれる。この本は、老化の研究の最前線からの報告であり、自然の実体を探究し、老いという自然と戦った人たち、いま戦っている人たちの物語でもある。

訳出にあたって、数々の質問に答えてくれた友人たちと、訳稿を通して読み、助言してくれた河畑ひとみさんに、そして、翻訳の機会を与え、作業を支えてくれた新曜社の塩浦さんに心から感謝したい。

二〇〇三年一月二十一日

田中啓子

新曜社の本

書名	著訳者	判型・頁数・価格
病原体進化論 人間はコントロールできるか	ポール・W・イーワルド 池本孝哉・高井憲治訳	四六判482頁 本体4500円
病気はなぜ、あるのか 進化医学による新しい理解	R・M・ネシー／G・C・ウィリアムズ 長谷川眞理子・長谷川寿一・青木千里訳	四六判436頁 本体4200円
成人期のADHD 病理と治療	P・H・ウェンダー 福島　章・延与和子訳	A5判296頁 本体4500円
ワーキングメモリ 脳のメモ帳	苧阪満理子	A5判224頁 本体2500円
ヒューマン・ユニヴァーサルズ 文化相対主義から普遍性の認識へ	ドナルド・E・ブラウン 鈴木光太郎・中村　潔訳	四六判368頁 本体3600円
意識の科学は可能か	苧阪直行編 下條信輔・佐々木正人・信原幸弘・山中康裕	四六判232頁 本体2200円
人間はどこまでチンパンジーか？ 人類進化の栄光と翳り	J・ダイアモンド 長谷川眞理子・長谷川寿一訳	四六判608頁 本体4800円
遺伝子問題とはなにか ヒトゲノム計画から人間を問い直す	青野由利	四六判306頁 本体2200円

＊表示価格は消費税を含みません

訳者紹介

田中啓子（たなか・けいこ）
1952年、兵庫県芦屋市生まれ。中央大学文学部中退。著書に詩集『聖書売捌人』（海草社）ほか。訳書に、ハワード・ラインゴールド『バーチャル・リアリティ——幻想と現実の境界が消える日』（共訳、ソフトバンク）、D・マクニール＆P・フライバーガー『ファジィ・ロジック——パラダイム革新のドラマ』（新曜社）、ケイ・ジャミソン『躁うつ病を生きる——わたしはこの残酷で魅惑的な病気を愛せるか？』（新曜社）がある。

老いをあざむく
〈老化と性〉への科学の挑戦

初版第1刷発行　2003年2月25日©

著　者　ロジャー・ゴスデン
訳　者　田中啓子
発行者　堀江　洪
発行所　株式会社　新曜社
〒101-0051　東京都千代田区神田神保町2-10
電話(03)3264-4973・FAX(03)3239-2958
E-mail　info@shin-yo-sha.co.jp
URL　http://www.shin-yo-sha.co.jp/

印刷　光明社　Printed in Japan
製本　光明社
ISBN4-7885-0838-9　C1047
古紙100%再生紙

索　引

■な　行

■は　行

■わ　行

用語解説

アデノシン三燐酸 adenosine triphosphate（ＡＴＰ） 代謝で用いるエネルギーを供給する分子。

アテローム性動脈硬化症 atherosclerosis　動脈内が狭くなる疾患。

アミノ酸 amino acid　タンパク質の構成単位となっている分子。タンパク質は20種類のアミノ酸からなる。

アンテキヌス *Antechinus*　オーストラリアのネズミに似た有袋動物。

アンドロゲン androgen　雄（男）性ホルモンの総称（テストステロン（項目参照）など）。

１回繁殖 semelparity　１回だけの爆発的な生殖活動と急速な老化を特徴とする生活史（項目参照）のパターン。

遺伝子 gene　細胞内の遺伝をつかさどる単位。人間の細胞にはおよそ70,000個の異なる遺伝子がある。それぞれは非常に長い糸状の染色体（項目参照）のＤＮＡ分子である。

エストロゲン estrogen　雌(女)性ホルモン。主として卵巣でつくられる。

黄体 corpus luteum　排卵後、破裂した卵胞（項目参照）が変化して形成され、月経周期の後半にプロゲステロンを分泌する。

黄体形成ホルモン luteinizing hormone（ＬＨ） 卵胞（項目参照）に排卵を起こさせ、黄体（項目参照）にはプロゲステロンを分泌させ、ライディヒ細胞（項目参照）にはテストステロンを分泌させる下垂体の性腺刺激ホルモン（項目参照）。

下垂体 pituitary gland　脳の下にある大豆くらいの大きさの腺で、黄体形成ホルモン、卵胞刺激ホルモンをはじめ、多くのホルモンをつくる。

カタラーゼ catalase（ＣＡＴ） フリーラジカル（項目参照）の生成と闘う酵素。

幹細胞 stem cell　自己更新型の細胞で、特別な細胞に分化することもできる（たとえば骨髄の幹細胞は赤血球をつくる）。

基礎代謝率 basal metabolic rate（ＢＭＲ） 安静仰臥の状態で身体が消費するエネルギーの割合。

原形質 protoplasm　細胞核（項目参照）や細胞質（項目参照）など細胞内を構成する物質。

甲状腺 thyroid gland　頸（くび）の下部にある腺で、ホルモンのチロキシンをつくる。チロキシンは基礎代謝率（項目参照）を上昇させる。

酵素 enzyme　ある分子を違うものに速やかに特異的に変換するタンパク質。

更年期 climacteric　閉経（項目参照）前後各１、２年の期間で、エストロゲン欠乏による症状（ホットフラッシュ、発汗、膣の乾燥など）を伴う。

コルチコステロイド corticosteroid　副腎（項目参照）から分泌されるステロイド（項目参照）ホルモン。

コルチコステロイド結合グロブリン corticosteroid binding globulin（ＣＢＧ）　肝臓でつくられるタンパク質で、副腎（項目参照）から血流に分泌されるコルチコステロイド（項目参照）と結合し、細胞へのコルチコステロイドの影響を抑える。

コレステロール cholesterol　細胞組織やステロイド（項目参照）ホルモンをつくるために必要な脂質（項目参照）分子だが、動脈壁に蓄積するとアテローム性動脈硬化症（項目参照）を引き起こす。

細胞核 nucleus　各細胞内にある袋で、染色体（項目参照）が入っている。

細胞質 cytoplasm　細胞核（項目参照）以外の細胞の部分。

脂質 lipid　脂肪分子。

視床下部 hypothalamus　脳の一部。とりわけ下垂体をコントロールする。

ジヒドロテストステロン dihydrotestosterone　テストステロン（項目参照）誘導体。テストステロンより強力で、次々と分子にはたらきかけるが、すべてのアンドロゲン感受性組織に等しくは作用しない。

寿命 longevity　その種がもっている生命の続く期間の上限。

松果腺 pineal gland　脳に付属する小さな腺で、メラトニン（項目参照）を分泌して、明暗に対する生理的反応をおこす。

ステロイド steroid　脂質（項目参照）分子の仲間。コレステロール、性ホルモン、エストロゲン（項目参照）、テストステロン（項目参照）など。

スーパーオキシドジスムターゼ（超酸化物不均化酵素）superoxide dismutase（ＳＯＤ）　フリーラジカル（項目参照）の生成と闘う酵素。

生活史 life history　種ごとの成長と老化の時間割（人間の思春期、閉経、寿命など）。

生殖細胞 germ cell　卵細胞（卵子）や精細胞（精子）。

性腺 gonad　卵巣や精巣（睾丸）。

性腺刺激ホルモン gonadotropin　下垂体（項目参照）あるいは胎盤でつくられるタンパク質ホルモンで、卵巣内の卵胞（項目参照）と黄体（項目参照）の成長とホルモン分泌、あるいは精巣からのテストステロン（項目参照）と精子の産生に作用する。卵胞刺激ホルモン、黄体形成ホルモン、ヒト絨毛性ゴナドトロピン（各項目参照）の３種類がある。

性ホルモン結合グロブリン sex hormone binding globulin（ＳＨＢＧ）　肝臓でつくられるタンパク質で、血流中の性ホルモンの大部分を拘束し、細胞への性ホルモンの影響を抑える。

繊維芽細胞 fibroblast　組織に広く分布する繊維性の細胞。

染色体 chromosome　細胞核（項目参照）内にある遺伝子（項目参照）が並んだ糸状の構造体。

前立腺 prostate gland　男性の下腹部にある腺で、精液の一部をつくる。

早老症 progeria　早すぎる老化で、とくに発育遅滞と老化の両方の症状が見られる異常な状態。

体細胞 somatic cell　生殖細胞以外の細胞。

多数回繁殖 iteroparity　繁殖の試みを１度ならず行うことを特徴とする生活史（項目参照）のパターン。

多面発現性 pleiotropy　身体に複数の影響を与えること。

タンパク同化ステロイド anabolic steroid　タンパク合成を促進する作用をもつ。

停留睾丸 cryptorchidism　睾丸が陰嚢内に下降しない状態。

テストステロン testosterone　雄（男）性ホルモンで、主として精巣でつくられる。

テロメア（末端小粒）telomere　染色体（項目参照）の末端部で、タンパク質の遺伝コードはないが、保護機能をもつ。

内分泌学 endocrinology　ホルモンの分泌、はたらき、制御に関する科学。

発情期 estrus　動物が性的に受け入れ可能な受胎期。

ヒト絨毛性ゴナドトロピン human chorionic gonadotropin（ＨＣＧ）　妊娠検査に用いられるホルモンで、胎盤でつくられ卵巣にはたらきかける。

フェロモン pheromone　個体が発する空気によって運ばれる物質で、他の個体の性的活動、生殖活動に影響を与える。

副腎 adrenal gland　各腎臓のそばにある１対の小さな腺。コルチコステロイド（項目参照）やアドレナリンなど、多くのホルモンをつくる。

副腎皮質刺激ホルモン adrenocorticotropic hormone（ＡＣＴＨ） 副腎（項目参照）に、コルチコステロイド（項目参照）の合成、分泌を促進させる下垂体ホルモン。

フリーラジカル free radical　きわめて反応しやすい分子で、細胞組織や他の分子を傷つける。

プロゲステロン progesterone　主として卵巣と胎盤でつくられるステロイドホルモンの１種。妊娠を準備し、維持するために必要。（プロゲストーゲン progestogen はプロゲステロン様作用をするホルモンの総称。プロゲスチン progestin とも称される。）

閉経 menopause　女性の一生における最終の月経。

ヘモグロビン hemoglobin　血液細胞内の赤い色素で、酸素と二酸化炭素を運ぶ。

ホルモン補充療法 hormone replacement therapy（ＨＲＴ） 閉経後の女性を治療するエストロゲン（項目参照）あるいはエストロゲンとプロゲステロン（項目参照）による化学療法。

ミトコンドリア mitochondrion　細胞の中のソーセージ形をした小器官で、アデノシン三燐酸（項目参照）を生産してエネルギーの大部分をつくるはたらきをする。

メラトニン melatonin　夜間に松果腺（項目参照）でつくられるホルモン。１日の身体リズムに作用する。

ライディヒ細胞 Leydig cells　精巣内の細胞で、テストステロンをつくる。

卵管 fallopian tube（oviduct） 卵巣と子宮を連結する卵や精子を運ぶ管。

卵胞 follicle　卵巣にある、１個の卵細胞とそれを包む嚢（ふくろ）状の細胞群。エストロゲンを分泌する。

卵胞刺激ホルモン follicle stimulating hormone（ＦＳＨ） 卵胞（項目参照）を成長させ、エストロゲンを分泌させる下垂体の性腺刺激ホルモン（項目参照）。

老化 senescence　加齢の生物学的諸特徴。

老化遺伝子 gerontogene　遺伝子のうち、他の活動に加えて、老化の進行を早める機能をもつもの。

文　献

第 1 章　狂気の交尾

Lee, A. K. & Cockburn, A., *Evolutionary Ecology of Marsupials* (Monographs in Marsupial Biology) (Cambridge University Press, Cambridge, 1985)

Renfree, M. B., 'Diapausing dilemmas, sexual stress and mating madness in marsupials.' In K. E. Sheppard, J. H. Baublik & J. W. Funder (eds), *Stress and Reproduction* (Serono Symposium No. 86), pp. 347-60 (Raven Press, New York, 1992)

第 2 章　犬の寿命

Brooke, M. & Birkhead, T. (eds), *The Cambridge Encyclopedia of Ornithology* (Cambridge University Press, Cambridge, 1991)

Calder, W. A. III, *Size, Function and Life History* (Harvard University Press, Cambridge, Mass., 1984)

Comfort, Alex, *The Biology of Senescence*, 3rd edn (Churchill Livingstone, Edinburgh, 1979)

Davies, Paul, *God and The New Physics* (J. M. Dent, London & Melbourne, 1983) 戸田盛和訳『神と新しい物理学』(岩波書店, 1994)

Dunnet, G. M., 'Population studies of the fulmar on Eynhallow, Orkney Islands', *Ibis* 133, Supplement 1, 24-7 (1991)

Finch, C. E., *Longevity, Senescence and the Genome* (University of Chicago Press, Chicago, 1990)

Finch, C. E., Pike, M. C. & Written, M., 'Slow increases in the Gompertz mortality rate during aging in humans also occur in other animals and in birds', *Science* 249, 901-4 (1990)

Fraser, J. T., *Time: The Familiar Stranger* (University of Massachusetts Press, Boston, 1987)

Lindstedt, S. L. & Calder. W. A. III, 'Body size and longevity in birds', *Condor* 78, 91-4 (1976)

Masters, P. M., 'Stereochemically altered noncollagenous protein from human dentin', *Calcified Tissue International* 35, 43-7 (1983)

Sacher, G. A., 'Relation of lifespan to brain weight and body weight in mammals', in G. E. W. Wolstenholme & M. O'Connor (eds), *The Lifespan of Animals* (Ciba Foundation Colloquia on Ageing, Vol. 5), pp. 115-33 (Churchill, London, 1959)

Sacher, G. A., 'Life table modification and life prolongation', in C. E. Finch & L. Hayflick (eds), *Handbook of the Biology of Aging*, pp. 582-638 (Van Nostrand Reinhold, New York, 1977)

Schrodinger, E., *What is Life? The Physical Aspect of the Living Cell* (Cambridge University Press, Cambridge, 1951) 岡小天・鎮目恭夫訳『生命とは何か——物理的にみた生細胞』(改版, 岩波書店, 1975)

第3章　老いた父、ウィリアム

Abbot, M. H., Abbey, H., Bolling, D. R. & Murphy, E. A., 'The familial component in longevity - a study of offspring of nonagenarians', III. Intrafamilial studies, *American Journal of Medical Genetics* 2, 105-20 (1978)

Baker, G. T. & Sprott, R. L., 'Biomarkers of aging', *Experimental Gerontology* 23, 223-39 (1988)

Barker, D. J. P., Winter, P. D., Osmond, C., Margetts, B. & Simmonds, S. J. 'Weight in infancy and death from ischaemic heart disease', *Lancet* ii, 577-80 (1989)

Bean, W. B., 'Nail growth: Thirty-five years of observation', *Archives of Internal Medicine* 140, 73-6 (1980)

Doty, R. L., Shaman, P., Applebaum, S., Giberson, R., Sikorski, L. & Rosenberg, L., 'Smell identification ability: changes with age', *Science* 226, 1441-3 (1984)

Finch, C. E., *Longevity, Senescence and the Genome* (University of Chicago Press, Chicago, 1990)

Gompertz, B., 'On the nature of the function expressive of the law of human mortality, and on a new mode of determining the values of life contingencies', *Philosophical Transactions of the Royal Society of London* 115, 513-85 (1825)

Jones, Hardin B., 'Mechanism of aging suggested from study of altered death risks', in J. Neyman (ed.), *Proceedings of Fourth Berkeley Symposium on Mathematical Statistics and Probability*, Vol.4, pp.267-92 (1962)

Kallman, F. J. & Sander, G., 'Twin studies on aging and longevity', *Journal of Heredity* 39, 349-57 (1948)

Katzman, R., Terry, R., DeTeresa, R., Brown, T., Davies, P., Fuld, P., Renbing,

X. & Peck, A., 'Clinical, pathological, and neurochemical changes in dementia: a subgroup with preserved mental status and numerous neocortical plaques', *Annals of Neurology* 23, 138-44 (1988)

Kohn, R. R., 'Cause of death in very old people', *Journal of the American Medical Association* 247, 2793-7 (1982)

Lack, D., *Population Studies of Birds* (Clarendon Press, Oxford, 1966)

Orentreich, N. & Sharp, N.J., 'Keratin replacement as an aging parameter', *Journal of the Society of Cosmetic Chemists* 18, 537-47 (1967)

Rees, T. S. & Duckert, L. G., 'Auditory and vestibular dysfunction in aging', in W. R. Hazzard, R. Andres, E. L. Bierman & J. P. Blass (eds), *Principles of Geriatric Medicine and Gerontology*, 2nd edn, pp. 432-44 (McGraw-Hill, New York, 1990)

Rosen, S., Bergman, M., Plester, D., El-Mofty, A. & Satti, M. H., 'Presbycusis study of a relatively noise-free population in the Sudan', *Annals of Oto-Rhino-Laryngology* 71, 727-43 (1962)

Schneider, E. L. & Rowe, J. W., *Handbook of the Biology of Aging*, 3rd edn (Academic Press, New York, 1990)

Smith, D. W. E., 'Is greater female longevity a general finding among animals?', *Biological Reviews* 64, 1-12 (1989)

Weindruch, R. & Walford, R. L., *The Retardation of Aging and Disease by Dietary Restriction* (C. C. Thomas, Springfield, Illinois, 1988)

第4章　プログラムされた老化

Abbott, M. H., Abbey, H., Boling, D. R. & Murphy, E. A., 'The familial component in longevity - a study of offspring in nonagenarians', III. Intrafamilial studies, *American Journal of Medical Genetics* 2, 105-20 (1978)

Adelman, R., Saul, R. L. & Ames, B. N., 'Oxidative damage to DNA: relation to species metabolic rate and lifespan', *Proceeding of the National Academy of Sciences of the USA* 85, 2706-8 (1988)

Alpha-Tocopherol, Beta Carotene Cancer Prevention Study Group, 'The effect of vitamin E and beta carotene on the incidence of lung cancer and other cancers in male smokers', *New England Journal of Medicine* 330, 1029-35 (1994)

Burness, G. *The White Badger* (George G. Harrap, London 1970)

Carrel, A., *Man, the Unknown* (Harper & Bros, New York, 1935) 渡部昇一訳

『人間この未知なるもの』(新装版, 三笠書房, 1986)

Dexter, T. M., Raff, M. C. & Wyllie, A. H. (eds), 'Death from inside out: the role of apoptosis in development, tissue homeostasis and malignancy', *Philosophical Transactions of the Royal Society Series B* 345, 231-333 (1994)

Finch, C. E., *Longevity, Senescence and the Genome* (University of Chicago Press, Chicago, 1990)

Gelman, R. E., Watson, A. L., Bronson, R. T. & Yunis, E.J., 'Murine chromosomal regions correlated with longevity, *Genetics* 118, 693-704 (1988)

Goldstein, S., 'Replicative senescence: the human fibroblast comes of age', *Science* 249, 1129-33 (1990)

Goodrick, C. L., 'Life span and the inheritance of longevity in inbred mice', *Journal of Gerontology* 30, 257-63 (1975)

Halliwell, B. & Gutteridge, J. M. C., *Free Radicals in Biology and Medicine* (Clarendon Press, Oxford, 1985) 松尾光芳・嶬峨井勝・吉川敏一訳『フリーラジカルと生体』(学会出版センター, 1988)

Harman, D., 'Free radicals in aging', *Molecular and Cellular Biochemistry* 84, 155-61 (1988)

Hayflick, L. & Moorhead, P. S., 'The serial cultivation of human diploid cell strains', *Experimental Cell Research* 25, 585-621 (1961)

Johnson, T. E., 'The increased life-span of *age-1* mutants in *Caenorhabditis elegans* results from lowering the Gompertz rate of aging', *Science* 249, 908-12 (1990)

Kleiber, M., *The Fire of Life* (Wiley, New York, 1961) 亀高正夫・堀口雅昭訳『生命の火――動物エネルギー学』(養賢堂, 1987)

Lane, D. P., '*p53*, guardian of the genome', *Nature* 358, 15-16 (1992)

Leaf, A., 'Long-lived populations (extreme old age)', in W. R. Hazzard, R. Andres, E. L. Bierman & J. P. Blass (eds), *Principles of Geriatric Medicine and Gerontology*, 2nd edn, pp.142-5 (McGraw-Hill, New York, 1990)

Martin, G. M., 'Genetic syndromes in man with potential relevance to the pathobiology of aging', in D. E. Harrison (ed.), *Genetic Effects on Aging, Birth Defects* (Original Article Series, Vol.14), pp.5-39 (Alan. R. Liss, New York, 1978)

Masoro, E. J., Yu, B. P. & Bertrand, H. (1982), 'Action of food restriction in delaying the aging process', *Proceedings of the National Academy of Sciences of the USA* 79, 4239-41 (1982)

Metchnikoff, E., *The Prolongation of Life* (Putnam's Sons, New York, 1910)

Pearl, R., *The Rate of Living* (Knopf, New York, 1928)

Pereira-Smith, O. M. & Smith, J. R. (1983), 'Evidence for the recessive nature of cellular immortality', *Science* 221, 964-6 (1983)

Rubner, M. (1908), *Das Problem der Lebensdauer und seine Beziehungen zu Wachstum und Ernahrung* (Munich and Berlin, 1908)

Rusting, Ricki L., 'Why do we age?' *Scientific American*, pp.86-95 (December 1992)

Takata, H., Susuki, M., Ishii, T., Sekiguchi, S. & Iri, H., 'Influence of major histocompatibility complex region genes on human longevity among Okinawan-Japanese centenarians and nonagenarians', *Lancet* ii, 824-6 (1987)

Tolmasoff, J. M., Ono, T. & Cutler, R. G., 'Superoxide dismutase: correlation with lifespan and specific metabolic rate in primate species', *Proceedings of the National Academy of Sciences of the USA* 77, 2777-81 (1980)

Vaziri, H., Dragowska, W., Allsopp, R. C., Thomas, T. E., Harley, C. B. & Lansdorp, P. M., 'Evidence for a mitotic clock in human hematopoietic stem cells: loss of telomeric DNA with age', *Proceedings of the National Academy of Sciences of the USA* 91, 9857-60 (1994)

Wallace, D. C., 'Mitochondrial DNA sequence variation in human evolution and disease', *Proceedings of the National Academy of Sciences of the USA* 91, 8739-46 (1994)

第5章　大いなるトレードオフ

Austad, S. N., 'Retarded senescence in an insular population of Virginia opossums (*Didelphis virginiana*)', *Journal of Zoology* 229, 695-708 (1993)

Calow, P., 'The cost of reproduction - a physiological approach', *Biological Reviews* 54, 23-40 (1979)

Charlesworth, B., *Evolution in Age-Structured Populations* (Cambridge University Press, Cambridge, 1980)

Darwin, C., *On the Origin of Species by Means of Natural Selection*. 6th edn (John Murray, London, 1876) 八杉龍一訳『種の起原』(上下, 岩波書店, 1990)

Desmond, A. & Moore, J., *Darwin* (Michael Joseph, London, 1991) 渡辺政隆訳『ダーウィン——世界を変えたナチュラリストの生涯』(工作舎, 1999)

Eisenberg, J. F., *The Mammalian Radiations* (University of Chicago Press,

Chicago, 1981)
Haldane, J. B. S., *New Paths in Genetics* (Allen & Unwin, London, 1941)
Hamilton, W. D., 'The moulding of senescence by natural selection', *Journal of Theoretical Biology* 12, 12-45 (1966)
Kirkwood, T. B. L., 'Comparative life spans of species: why do species have the life spans they do?' *American Journal of Clinical Nutrition* 55, 1191S-1195S (1992)
MacArthur, R. H. & Wilson, E. O., *The Theory of Island Biogeography* (Princeton University Press, Princeton, 1967)
Maynard Smith, J. (1958), 'The effects of temperature and of egg-laying on the longevity of *Drosophila subobscura*', *Journal of Experimental Biology* 35, 832-42 (1958)
Medawar, P. B., *An Unsolved Problem in Biology* (H. K. Lewis, London,1952)
Medawar, P. B., *Memoir of a Thinking Radish* (Oxford University Press, Oxford, 1986)
Orr, W. C. & Sohal, R. S., 'Extension of life-span by overexpression of superoxide dismutase and catalase in *Drosophila melanogaster*', *Science* 263, 1128-30 (1994)
Partridge, L. & Barton, N. H., 'Optimality, mutation and the evolution of ageing', *Nature* 362, 305-11 (1993)
Pianka, E. R., 'On *r* and *K* selection', *American Naturalist* 104, 592-7 (1970)
Promislow, D. E. L. & Harvey, P. H., 'Living fast and dying young: a comparative analysis of life-history variation among mammals', *Journal of Zoology* 220, 417-37 (1990)
Rose, M. R., *The Evolutionary Biology of Aging* (Oxford University Press, Oxford, 1991)
Rose, M. & Charlesworth, B., 'A test of evolutionary theories of senescence', *Nature* 287, 141-2 (1980)
Stearns, S. C., 'Life-history tactics: a review of the ideas', *Quarterly Review of Biology* 51, 3-47 (1976)
Tuttle, M. D. & Stephenson, D., 'Growth and survival of bats', in T. H. Kunz (ed.), *Ecology of Bats* (Plenum Press, New York, 1982)
Weismann, A., 'The duration of life', in E. B. Poulton, S. Schonland & A. E. Shipley (eds), *Essays upon Heredity and Kindred Biological Problems*, pp.1-66 (Clarendon Press, Oxford, 1889)

Williams, G. C., 'Pleiotropy, natural selection and the evolution of senescence', *Evolution* 11, 398-411 (1957)

Williams, G. C., *Adaptation and Natural Selection: A Critique of Some Current Evolutionary Thought* (Princeton University Press, Princeton, 1966)

第６章　ブラウン‐セカールの秘薬

Aminoff, M.J., *Brown-Sequard. A Visionary of Science* (Raven Press, New York, 1993)

Borell, Merriley, 'Organotherapy and the emergence of reproductive endocrinology', *Journal of the History of Biology* 18, 1-30 (1985)

Brown-Sequard, C. E., 'Du role physiologique et therapeutique d'un suc extrait de testicules d'animaux d'apres nombre observes chez l'homme', *Archives de physiologie normale et pathologique* (5e ser.) 1,739-46 (1889)

Olmsted, J. M. D., *Charles-Edourd Brown-Sequard: A Nineteenth-Century Neurologist and Endocrinologist* (Johns Hopkins Press, Baltimore,1946)

Ranke-Heinemann, Uta, *Eunuchs for Heaven: the Catholic Church and Sexuality*, trans. John Brownjohn (Andre Deutsch, London, 1990)

第７章　腺移植者たち

Carson, Gerald, *The Roguish World of Doctor Brinkley* (Reinhardt & Co., Inc., New York & Toronto, 1960)

Gosden, R. G. & Aubard, Y., *Transplantation of Ovarian and Testicular Tissues* (R. G. Landes Co., Austin, Texas, 1996)

Hamilton, J. B., *The Monkey Gland Affair* (Chatto & Windus, London, 1986)

Lydston, G. F., 'Sex gland implantation: Additional cases and conclusions to date', *Journal of the American Medical Association* 66, 1540-3 (1916)

Marshall, F. H. A., et al., *Report on Dr Serge Voronoff's Experiments on the Improvement of Livestock* (Ministry of Agriculture and Fisheries, Board of Agriculture for Scotland) (HMSO, London, 1928)

Medvei, V. C., *The History of Clinical Endocrinology* (Parthenon Press, Carnforth, Lancashire, 1993)

Morris, R. T., 'A case of heteroplastic ovarian grafting, followed by pregnancy, and the delivery of a living child', *Medical Record, New York* 69, 697-8 (1906)

Stall, S., *What a Man of Forty-Five Ought to Know* (Vir Publishing Co., Philadelphia, 1929)

Steinach, E., *Sex and Life: Forty Years of Biological and Medical Experiments* (Viking Press, New York, 1940)

Voronoff, Serge, 'Can old age be deferred?', *Scientific American*, pp.226-7 (October 1925)

第 8 章　ホルモンの登場

Bardin, C. W., Swerdloff, R. S. & Stanten, R.J., 'Androgens; risks and benefits'. *Journal of Clinical Endocrinology and Metabolism* 73, 4-7 (1991)

Colditz, G. A., Willett, W. C., Stampfer, M. J., Rosner, B., Speizer, F. E. & Hennekens, C. H., 'Menopause and the risk of coronary heart disease in women', *New England Journal of Medicine* 316, 1105-10 (1987)

Djerassi, C., *The Pill, Pygmy Chimps and Degas' Horse* (Basic Books, New York; HarperCollins, London, 1992)

Grossman, C.J., 'Interactions between the gonadal steroids and the immune system', *Science* 227, 257-65 (1985)

Gwei-Djen, L. & Needham, J., 'Medieval preparations of urinary steroid hormones', *Medical History* 8, 101-21 (1964)

Hamilton, J. B. & Mestler, G. E., 'Mortality and survival: a comparison of eunuchs with intact men and women in a mentally retarded population', *Journal of Gerontology* 24, 395-411 (1969)

Parkes, A. S., 'The rise of reproductive endocrinology, 1926-1940', *Journal of Endocrinology* 34, xix-xxxii (1966)

Pincus, G. & Thimann, K. V., *The Hormones: Physiology, Chemistry and Applications* (Academic Press, New York, 1948)

Royal College of General Practitioners, 'Mortality among oral contraceptive users', *Lancet* ii, 727-31 (1977)

Stampfer, M. J., Willett, W. C., Colditz, G. A., Rosner, B., Speizer, F. E. & Hennekens, C. H., 'A prospective study of postmenopausal estrogen therapy and coronary heart disease', *New England Journal of Medicine* 313, 1044-9 (1985)

Stevenson, J. C., Crook, D. & Godsland, I. F., 'Influence of age and menopause on serum lipids and lipoproteins in healthy women', *Atherosclerosis* 98, 83-90 (1993)

第９章　閉経の意味

Bancroft,.John, *Human Sexuality and its Problems*, 2nd edn (Churchill Livingstone, Edinburgh, 1989)

Brecher, E. M., *Love, Sex and Aging: A Consumer's Union Report* (Little, Brown, Boston, 1984)

Brindley, G. S., 'Pilot experiments on the actions of drugs injected into the human corpus cavernosum', *British Journal of Pharmacology* 87,495-500 (1986)

Dennerstein, L., Burrows, G. D., Wood, C. & Hyman, G., 'Hormones and sexuality: effect of estrogen and progestogen', *Obstetrics and Gynecology* 56, 316-22 (1980)

Faddy, M. J., Gosden, R. G., Gougeon, A., Richardson, S. J. & Nelson, J. F., 'Accelerated disappearance of ovarian follicles in mid-life-implications for forecasting menopause', *Human Reproduction* 7,1342-6 (1992)

Featherstone, M. & Hepworth, M. (1985), 'The history of the male menopause, 1848-1936', *Maturitas* 7, 249-57 (1985)

Goodall, J., *The Chimpanzees of Gombe: Patterns of Behavior* (Belknap Press of Harvard University Press, Cambridge, Mass., 1986) 杉山幸丸・松沢哲郎監訳／杉山幸丸他訳『野生チンパンジーの世界』(ミネルヴァ書房, 1990)

Gosden, R. G., *Biology of Menopause: The Causes and Consequences of Ovarian Ageing* (Academic Press, London, 1985)

Gow, S. M., Turner, E. I. & Glasier, A., 'Clinical biochemistry of the menopause and hormone replacement therapy', *Annals of Clinical Biochemistry* 31, 509-28 (1994)

Greer, Germaine, *The Change: Women, Ageing and the Menopause* (Penguin, 1991)

Hallstrom, T., 'Sexuality of women in middle age: the Goteborg study', *Journal of Biosocial Science*, Supplement 6, 165-75 (1979)

Harman, S. M. & Tsitouras, P. D., 'Reproductive hormones in ageing men. 1. Measurement of sex steroids, basal luteinizing hormone and Leydig cell response to human chorionic gonadotropin', *Journal of Clinical Endocrinology and Metabolism* 51, 35-40 (1980)

Judd, H. L., Judd, G. E., Lucas, W. E. & Yen, S. S. C., 'Endocrine function of the postmenopusal ovary: concentrations of androgens and estrogens in ovarian and peripheral vein blood', *Journal of Clinical Endocrinology and Metabolism*

39, 1020-4 (1974)
Kinsey, A. C., Pomeroy, W. B. & Martin, C. E. (1948), *Sexual Behavior in the Human Male* (W. B. Saunders, Philadelphia, 1948) 永井潜・安藤画一訳『人間に於ける男性の性行為』(上下, コスモポリタン社, 1950)
Kinsey, A. C., Pomeroy, W. B., Martin, C. E. & Gebhard, P. H., *Sexual Behavior in the Human Female* (W. B. Saunders, Philadelphia, 1953) 朝山新一他訳『人間女性における性行動』(上下, コスモポリタン社, 1954)
Masters, V. H. & Johnson, V. E., *Human Sexual Response* (Little Brown, Boston, 1966) 謝国権・ロバート・Y. 竜岡訳『人間の性反応――マスターズ報告』(池田書店, 1966)
Neaves, W. B., Johnson, L., Porter, J. C., Parker, Jr., C. R. & Petty, C. S. (1984), 'Leydig cell numbers, daily sperm production, and serum gonadotropin levels in aging men', *Journal of Clinical Endocrinology and Metabolism* 59, 756-63 (1984)
Nesheim, B. I. & Saetre, T., 'Changes in skin blood flow and body temperatures during climacteric hot flushes', *Maturitas* 4, 49-55 (1982)
Tenover, J. S., 'Effects of testosterone supplementation in the aging male', *Journal of Clinical Endocrinology and Metabolism* 75, 1092-8 (1992)
Tilt, E.J., *The Change of Life in Health and Disease*, 3rd edn (Churchill, London, 1870)
Treloar, A. E., Boynton, R. E., Behn, B. G. & Brown, B. W. (1967), 'Variation of the human menstrual cycle through reproductive life', *International: Journal of Fertility* 12, 77-126 (1967)
Vermeulen, A., 'Sex hormone status of the postmenopausal woman', *Maturitas* 2, 81-9 (1980)
Whitehead, M. & Godfree, V., *Hormone Replacement Therapy — Your Questions Answered* (Churchill Livingstone, Edinburgh, 1992)

第10章 ステロイドホルモンのしわざ

Albright, F., Smith, P. H. & Richardson, A. M., 'Postmenopausal osteoporosis', *Journal of the American Medical Association* 116, 2465-74 (1941)
Bardin, C. W. & Catterall, J. F., 'Testosterone: a major determinant of extragenital sexual dimorphism', *Science* 211, 1285-94 (1981)
Barker, D. J. P., Hales, C. N., Fall, C. H. D., Osmond, C., Phipps, K. & Clark, P. M. S. (1993), 'Type 2 (non-insulin-dependent) diabetes mellitus, hypertension

and hyperlipidaemia (syndrome X): relation to reduced fetal growth', *Diabetologia* 36, 62-7 (1993)

Christiansen, C., Riis, B. J. & Rodbro. P., 'Prediction of rapid bone loss in postmenopausal women', *Lancet* i, 1105-7 (1987)

Darwin, C., *The Descent of Man and Selection in Relation to Sex* (John Murray, London, 1871) 長谷川眞理子訳『人間の進化と性淘汰』(文一総合出版, 1999)

Fraser, D., Padwick, M. L., Whitehead, M. I., Coffer, A. & King, R. J. B. (1991), 'Presence of an oestradiol receptor-related protein in the skin: changes during the normal menstrual cycle', *British Journal of Obstetrics and Gynaecology* 98, 1277-82 (1991)

Hartz, A. J., Rupley, D. C. & Rimm, A. A., 'The association of girth measurements with disease in 32,856 women', *American Journal of Epidemiology* 119, 71-85 (1984)

Jones, B. M., 'Surgical treatment of male pattern baldness,' *British Medical Journal* 292, 430 (1986)

Kissebah, A. H. & Krakower, G. R., 'Regional adiposity and morbidity', *Physiological Reviews* 74, 761-811 (1994)

Lees, B., Molleson, T., Arnett, T. R. & Stevenson, J. C., 'Differences in proximal bone density over two centuries', *Lancet* 341, 673-5 (1993)

Reaven, G. M., 'Role of insulin resistance in human disease', *Diabetes* 37, 1595-1607 (1988)

Tanner, J. M., *Foetus into Man: Physical Growth from Conception to Maturity.* 2nd edn (Castlemead Publications, Ware, Hertfordshire,1989) 林正監訳『成長の「しくみ」をとく——胎児期から成人期までの成長のすすみ方』(東山書房, 1994)

Vague, J., 'The degree of masculine differentiation of obesities: A factor determining predisposition to diabetes, atherosclerosis, gout and uric calculous disease', *American Journal of Clinical Nutrition* 4, 20-34 (1956)

第11章　極端に少産の種

Berryman, J. C. & Windridge, K., 'Having a baby after 40: II. A preliminary investigation of women's experience of motherhood', *Journal of Reproductive and Infant Psychology* 9, 19-33 (1991)

Bond, D. J. & Chandley, A. C., *Aneuploidy* (Oxford Monographs on Medical

Genetics, No.11) (Oxford University Press, Oxford, 1983)
Carlsen, E., Giwercman, A., Keiding, N. & Skakkebaek, N. E., 'Evidence for decreasing quality of semen during past 50 years', *British Medical Journal* 305, 609-13 (1992)
Cummins, J. M., Jequier, A. M. & Kan, R., 'Molecular biology of human male infertility: links with aging, mitchondrial genetics, and oxidative stress?' *Molecular Reproduction and Development* 37, 345-62 (1994)
Federation CECOS, Schwartz, D. & Mayoux, N. J., 'Female fecundity as a function of age. Results of artificial insemination in 2193 nulliparous women with azoospermic husbands', *New England Journal of Medicine* 306, 404-6 (1982)
Meldrum, D. R., 'Female reproductive aging-ovarian and uterine factors', *Fertility and Sterility* 59, 1-5 (1993).
Menken, J., Trussell, J. & Larsen, U. (1986), 'Age and infertility', *Science* 233, 1389-94 (1986)
Navot, D., Bergh, P. A., Williams, M. A., Garrisi, G. J., Guzman, I., Sandler, B. & Grunfeld, L., 'Poor oocyte quality rather than implantation failure as a cause of age-related decline in fertility', *Lancet* 337, 1375-7 (1991)
Ober, W. B., 'Reuben's mandrakes: infertility in the Bible', *International Journal of Gynecological Pathology* 3, 299-317 (1984)
Paulson, R. J. & Sauer, M. V., 'Pregnancies in post-menopausal women', *Human Reproduction* 9, 571-2 (1994)
Sharpe, R. M. & Skakkebaek, N. E., 'Are oestrogens involved in falling sperm counts and disorders of the male reproductive tract?' *Lancet* 341, 1392-5 (1993)
Silber, S. J., *How to Get Pregnant with the New Technology* (Warner Books, New York, 1990)
Tietze, C. (1957), 'Reproductive span and rate of reproduction among Hutterite women', *Fertility and Sterility* 8, 89-97 (1957)
Wallace, D. C. (1992), 'Mitochondrial genetics: a paradigm for aging and degenerative diseases?' *Science* 256, 628-32 (1992)
Winston, Robert M. L., *Infertility*, rev. edn (Optima, London, 1994)

第12章　すばらしい新時代？

Brinster, R. L. & Zimmermann, J. W., 'Spermatogenesis following male germ-

cell transplantation', *Proceedings of the National Academy of Sciences of the USA* 91, 11298-302 (1994)

Corpas, E., Harman, S. M. & Blackman, M. R., 'Human growth hormone and human aging', *Endocrine Reviews* 14, 20-39 (1993)

Doll, R., Peto, R., Hall, E., Wheatley, K. & Gray, R., 'Mortality in relation to consumption of alcohol: 13 years' observations on male British doctors', *British Medical Journal*, 309, 911-18 (1994)

Doll, R., Peto, R., Wheatley, K., Gray, R. & Sutherland, I., 'Mortality in relation to smoking: 40 years' observations on male British doctors', *British Medical Journal* 309, 901-10 (1994)

Eaton, S. B., Pike, M. C., Short, R. V. et al., 'Women's reproductive cancer in evolutionary context', *Quarterly Review of Biology* 69, 353-67

Fries, James F. & Crapo, Lawrence M., *Vitality and Aging: Implications of the Rectangular Curve* (W. H. Freeman & Co., Oxford, 1981)

Gosden, R. G. & Aubard, Y., *Transplantation of Ovarian and Testicular Tissues* (R. G. Landes Co., Austin, Texas, 1996)

Gosden, R. G., Baird, D. T., Wade, J. C. & Webb, R., 'Restoration of fertility to oophorectomised sheep by ovarian autografts stored at -196%C', *Human Reproduction* 9, 597-603 (1994)

Henderson, B. E., Ross, R. K. & Pike, M. O. (1993), 'Hormonal chemoprevention of cancer in women', *Science* 259, 633-38 (1993)

Medawar, P. B., *Memoir of a Thinking Radish* (Oxford University Press, Oxford, 1986)

Olshansky, S. J., Carnes, B. A. & Cassel, C. K., 'The Aging of the Human Species', *Scientific American*, pp.18-24 (April 1993)

Paulson, R. J. & Sauer, M. V., 'Pregnancies in post-menopausal women', *Human Reproduction* 9, 571-2 (1994)

Short, R. V., 'The evolution of human reproduction', *Proceedings of the Royal Society of London* 195, 3-24 (1976)